国家卫生和计划生育委员会"十三五"规划教材
全国高等医药教材建设研究会"十三五"规划教材

全国高等学校药学类专业第八轮规划教材
供药学类专业用

药物毒理学

第 4 版

主　编　楼宜嘉

副主编　李运曼　刘　铮　郝丽英

编　者（以姓氏笔画为序）

朱丹雁（浙江大学药学院）

任立群（吉林大学药学院）

刘　铮（沈阳药科大学）

李运曼（中国药科大学）

林　菁（福建医科大学）

郝丽英（中国医科大学）

胡长平（中南大学药学院）

郭秀丽（山东大学药学院）

楼宜嘉（浙江大学药学院）

秘　书　吴博文（浙江大学药学院）

人民卫生出版社

图书在版编目（CIP）数据

药物毒理学/楼宜嘉主编.—4 版.—北京：人民卫生出版社,2016

ISBN 978- 7- 117- 22371- 3

Ⅰ.①药… Ⅱ.①楼… Ⅲ.①药物学- 毒理学- 医学- 院校- 教材 Ⅳ.①R99

中国版本图书馆 CIP 数据核字（2016）第 148249 号

人卫社官网	www.pmph.com	出版物查询，在线购书
人卫医学网	www.ipmph.com	医学考试辅导，医学数据库服务，医学教育资源，大众健康资讯

药物毒理学
第 4 版

主　　编：楼宜嘉
出版发行：人民卫生出版社（中继线 010- 59780011）
地　　址：北京市朝阳区潘家园南里 19 号
邮　　编：100021
E - mail：pmph @ pmph.com
购书热线：010- 59787592　010- 59787584　010- 65264830
印　　刷：中农印务有限公司
经　　销：新华书店
开　　本：850×1168　1/16　　印张：17
字　　数：468 千字
版　　次：2003 年 8 月第 1 版　　2016 年 2 月第 4 版
　　　　　2020 年 8 月第 4 版第 7 次印刷（总第 22 次印刷）
标准书号：ISBN 978- 7- 117- 22371- 3/R · 22372
定　　价：46.00 元

打击盗版举报电话：010- 59787491　E- mail：WQ @ pmph.com
（凡属印装质量问题请与本社市场营销中心联系退换）

　　全国高等学校药学类专业本科国家卫生和计划生育委员会规划教材是我国最权威的药学类专业教材,于1979年出版第1版,1987~2011年间进行了6次修订,并于2011年出版了第七轮规划教材。第七轮规划教材主干教材31种,全部为原卫生部"十二五"规划教材,其中29种为"十二五"普通高等教育本科国家级规划教材;配套教材21种,全部为原卫生部"十二五"规划教材。本次修订出版的第八轮规划教材中主干教材共34种,其中修订第七轮规划教材31种;新编教材3种,《药学信息检索与利用》《药学服务概论》《医药市场营销学》;配套教材29种,其中修订24种,新编5种。同时,为满足院校双语教学的需求,本轮新编双语教材2种,《药理学》《药剂学》。全国高等学校药学类专业第八轮规划教材及其配套教材均为国家卫生和计划生育委员会"十三五"规划教材、全国高等医药教材建设研究会"十三五"规划教材,具体品种详见出版说明所附书目。

　　该套教材曾为全国高等学校药学类专业唯一一套统编教材,后更名为规划教材,具有较高的权威性和较强的影响力,为我国高等教育培养大批的药学类专业人才发挥了重要作用。随着我国高等教育体制改革的不断深入发展,药学类专业办学规模不断扩大,办学形式、专业种类、教学方式亦呈多样化发展,我国高等药学教育进入了一个新的时期。同时,随着药学行业相关法规政策、标准等的出台,以及2015年版《中华人民共和国药典》的颁布等,高等药学教育面临着新的要求和任务。为跟上时代发展的步伐,适应新时期我国高等药学教育改革和发展的要求,培养合格的药学专门人才,进一步做好药学类专业本科教材的组织规划和质量保障工作,全国高等学校药学类专业第五届教材评审委员会围绕药学类专业第七轮教材使用情况、药学教育现状、新时期药学人才培养模式等多个主题,进行了广泛、深入的调研,并对调研结果进行了反复、细致地分析论证。根据药学类专业教材评审委员会的意见和调研、论证的结果,全国高等医药教材建设研究会、人民卫生出版社决定组织全国专家对第七轮教材进行修订,并根据教学需要组织编写了部分新教材。

　　药学类专业第八轮规划教材的修订编写,坚持紧紧围绕全国高等学校药学类专业本科教育和人才培养目标要求,突出药学类专业特色,对接国家执业药师资格考试,按照国家卫生和计划生育委员会等相关部门及行业用人要求,在继承和巩固前七轮教材建设工作成果的基础上,提出了"继承创新""医教协同""教考融合""理实结合""纸数同步"的编写原则,使得本轮教材更加契合当前药学类专业人才培养的目标和需求,更加适应现阶段高等学校本科药学类人才的培养模式,从而进一步提升了教材的整体质量和水平。

　　为满足广大师生对教学内容数字化的需求,积极探索传统媒体与新媒体融合发展的新型整体

3

教学解决方案，本轮教材同步启动了网络增值服务和数字教材的编写工作。34 种主干教材都将在纸质教材内容的基础上，集合视频、音频、动画、图片、拓展文本等多媒介、多形态、多用途、多层次的数字素材，完成教材数字化的转型升级。

需要特别说明的是，随着教育教学改革的发展和专家队伍的发展变化，根据教材建设工作的需要，在修订编写本轮规划教材之初，全国高等医药教材建设研究会、人民卫生出版社对第四届教材评审委员会进行了改选换届，成立了第五届教材评审委员会。无论新老评审委员，都为本轮教材建设做出了重要贡献，在此向他们表示衷心的谢意！

众多学术水平一流和教学经验丰富的专家教授以高度负责的态度积极踊跃和严谨认真地参与了本套教材的编写工作，付出了诸多心血，从而使教材的质量得到不断完善和提高，在此我们对长期支持本套教材修订编写的专家和教师及同学们表示诚挚的感谢！

本轮教材出版后，各位教师、学生在使用过程中，如发现问题请反馈给我们（renweiyaoxue@163.com），以便及时更正和修订完善。

全国高等医药教材建设研究会

人民卫生出版社

2016 年 1 月

国家卫生和计划生育委员会"十三五"规划教材
全国高等学校药学类专业第八轮规划教材书目

序号	教材名称	主编	单位
1	药学导论(第4版)	毕开顺	沈阳药科大学
2	高等数学(第6版)	顾作林	河北医科大学
	高等数学学习指导与习题集(第3版)	顾作林	河北医科大学
3	医药数理统计方法(第6版)	高祖新	中国药科大学
	医药数理统计方法学习指导与习题集(第2版)	高祖新	中国药科大学
4	物理学(第7版)	武宏	山东大学物理学院
		章新友	江西中医药大学
	物理学学习指导与习题集(第3版)	武宏	山东大学物理学院
	物理学实验指导★★★	王晨光	哈尔滨医科大学
		武宏	山东大学物理学院
5	物理化学(第8版)	李三鸣	沈阳药科大学
	物理化学学习指导与习题集(第4版)	李三鸣	沈阳药科大学
	物理化学实验指导(第2版)(双语)	崔黎丽	第二军医大学
6	无机化学(第7版)	张天蓝	北京大学药学院
		姜凤超	华中科技大学同济药学院
	无机化学学习指导与习题集(第4版)	姜凤超	华中科技大学同济药学院
7	分析化学(第8版)	柴逸峰	第二军医大学
		邸欣	沈阳药科大学
	分析化学学习指导与习题集(第4版)	柴逸峰	第二军医大学
	分析化学实验指导(第4版)	邸欣	沈阳药科大学
8	有机化学(第8版)	陆涛	中国药科大学
	有机化学学习指导与习题集(第4版)	陆涛	中国药科大学
9	人体解剖生理学(第7版)	周华	四川大学华西基础医学与法医学院
		崔慧先	河北医科大学
10	微生物学与免疫学(第8版)	沈关心	华中科技大学同济医学院
		徐威	沈阳药科大学
	微生物学与免疫学学习指导与习题集★★★	苏昕	沈阳药科大学
		尹丙姣	华中科技大学同济医学院
11	生物化学(第8版)	姚文兵	中国药科大学
	生物化学学习指导与习题集(第2版)	杨红	广东药科大学

续表

序号	教材名称	主编	单位
12	药理学（第8版）	朱依谆	复旦大学药学院
		殷 明	上海交通大学药学院
	药理学（双语）★★	朱依谆	复旦大学药学院
		殷 明	上海交通大学药学院
	药理学学习指导与习题集（第3版）	程能能	复旦大学药学院
13	药物分析（第8版）	杭太俊	中国药科大学
	药物分析学习指导与习题集（第2版）	于治国	沈阳药科大学
	药物分析实验指导（第2版）	范国荣	第二军医大学
14	药用植物学（第7版）	黄宝康	第二军医大学
	药用植物学实践与学习指导（第2版）	黄宝康	第二军医大学
15	生药学（第7版）	蔡少青	北京大学药学院
		秦路平	第二军医大学
	生药学学习指导与习题集★★★	姬生国	广东药科大学
	生药学实验指导（第3版）	陈随清	河南中医药大学
16	药物毒理学（第4版）	楼宜嘉	浙江大学药学院
17	临床药物治疗学（第4版）	姜远英	第二军医大学
		文爱东	第四军医大学
18	药物化学（第8版）	尤启冬	中国药科大学
	药物化学学习指导与习题集（第3版）	孙铁民	沈阳药科大学
19	药剂学（第8版）	方 亮	沈阳药科大学
	药剂学（双语）★★	毛世瑞	沈阳药科大学
	药剂学学习指导与习题集（第3版）	王东凯	沈阳药科大学
	药剂学实验指导（第4版）	杨 丽	沈阳药科大学
20	天然药物化学（第7版）	裴月湖	沈阳药科大学
		娄红祥	山东大学药学院
	天然药物化学学习指导与习题集（第4版）	裴月湖	沈阳药科大学
	天然药物化学实验指导（第4版）	裴月湖	沈阳药科大学
21	中医药学概论（第8版）	王 建	成都中医药大学
22	药事管理学（第6版）	杨世民	西安交通大学药学院
	药事管理学学习指导与习题集（第3版）	杨世民	西安交通大学药学院
23	药学分子生物学（第5版）	张景海	沈阳药科大学
	药学分子生物学学习指导与习题集★★★	宋永波	沈阳药科大学
24	生物药剂学与药物动力学（第5版）	刘建平	中国药科大学
	生物药剂学与药物动力学学习指导与习题集（第3版）	张 娜	山东大学药学院

续表

序号	教材名称	主编	单位
25	药学英语（上册、下册）（第5版）	史志祥	中国药科大学
	药学英语学习指导（第3版）	史志祥	中国药科大学
26	药物设计学（第3版）	方 浩	山东大学药学院
	药物设计学学习指导与习题集（第2版）	杨晓虹	吉林大学药学院
27	制药工程原理与设备（第3版）	王志祥	中国药科大学
28	生物制药工艺学（第2版）	夏焕章	沈阳药科大学
29	生物技术制药（第3版）	王凤山	山东大学药学院
		邹全明	第三军医大学
	生物技术制药实验指导★★★	邹全明	第三军医大学
30	临床医学概论（第2版）	于 锋	中国药科大学
		闻德亮	中国医科大学
31	波谱解析（第2版）	孔令义	中国药科大学
32	药学信息检索与利用★	何 华	中国药科大学
33	药学服务概论★	丁选胜	中国药科大学
34	医药市场营销学★	陈玉文	沈阳药科大学

注：★为第八轮新编主干教材；★★为第八轮新编双语教材；★★★为第八轮新编配套教材。

全国高等学校药学类专业第五届教材评审委员会名单

顾　　问　　吴晓明　中国药科大学

　　　　　　周福成　国家食品药品监督管理总局执业药师资格认证中心

主 任 委 员　毕开顺　沈阳药科大学

副主任委员　姚文兵　中国药科大学

　　　　　　郭　姣　广东药科大学

　　　　　　张志荣　四川大学华西药学院

委　　员（以姓氏笔画为序）

王凤山　山东大学药学院　　　　　　　　陆　涛　中国药科大学

朱依谆　复旦大学药学院　　　　　　　　周余来　吉林大学药学院

朱　珠　中国药学会医院药学专业委员会　胡长平　中南大学药学院

刘俊义　北京大学药学院　　　　　　　　胡　琴　南京医科大学

孙建平　哈尔滨医科大学　　　　　　　　姜远英　第二军医大学

李晓波　上海交通大学药学院　　　　　　夏焕章　沈阳药科大学

李　高　华中科技大学同济药学院　　　　黄　民　中山大学药学院

杨世民　西安交通大学药学院　　　　　　黄泽波　广东药科大学

杨　波　浙江大学药学院　　　　　　　　曹德英　河北医科大学

张振中　郑州大学药学院　　　　　　　　彭代银　安徽中医药大学

张淑秋　山西医科大学　　　　　　　　　董　志　重庆医科大学

　　《药物毒理学》第4版作为全国高等学校药学类专业国家卫生和计划生育委员会"十三五"规划教材,全国高等医药教材建设研究会"十三五"规划教材,将在药学高等教育中发挥重要作用。随着医药科学不断发展及对生命现象本质认识不断深入,迫切需要药学类专业学生充分理解药物对机体作用两重性的内涵。药物在应用过程中,由于其固有的理化性质及不同人群对其易感性差异,会不可避免地对机体产生程度不同的毒性作用。其次,在新药研发非临床安全性评价时,也需对药物毒性作用靶器官、特征及可逆性做出充分评估。因此全面掌握药物毒理学知识,将能高屋建瓴地指导合理用药,力求趋利避害;也能在医药研究实践中发挥作用,达到高级药学人才培养的基本要求。

　　《药物毒理学》第3版被列为教育部"十二五"普通高等教育本科国家级规划教材,并被部分高等学校药学类专业列为精品课程教材,提示其在我国高等药学类专业课程教学中的重要地位。第4版教材在内容上力求科学性、系统性、实用性和指导性,突出毒理学基本理论在药物使用和新药研究过程中的体现。全书在原有内容的风格上,进一步结合我国药学类专业高等教育的实际需要,突出以下两个方面知识结构:其一是尽可能结合临床合理用药方面的知识,更突出药物作用的两重性,让学生通过系统学习,从药物是"双刃剑"的角度,认识"是药三分毒"的本质,从而实现防范于未然;其二是突出靶器官毒理学基础知识,以利于引导学生对药物毒性作用及非临床安全性评价内容的系统理解。

　　第4版教材内容大致分为3个板块:药物毒理学的基本理论,药物对机体各器官的毒性作用及机制,新药非临床安全性评价的基本知识,旨在使学生的专业知识结构能满足药学领域整体发展的需要。本教材适用于高等学校药学类本科生及相关专业研究生教学用,推荐在学完《药理学》课程掌握相关知识后讲授,以利于学生更好地理解与把握药物作用的两重性、药物的体内过程等专业知识。

　　本教材第3版在使用过程中,获得了第一线教学工作者的重视,提出了宝贵的建设性意见。在第4版教材编写过程中,在内容取舍和风格上,充分兼顾同行的建议,在此编者谨向所有关心本教材建设的同行致敬意。本教材编写人员均有丰富的药物毒理学授课经历,但仍会存在尚待完善之处,恳请同行在讲授过程中予以指正。

编　者

2016 年 1 月

目 录

第一章　总论 …………………………………………………………………………………………… 1

一、药物毒理学的性质和任务 ……………………………………………………………………… 1

二、药物毒性作用类别 ……………………………………………………………………………… 3

三、药物毒理学在新药研究中的应用 ……………………………………………………………… 6

四、药物毒性作用机制 ……………………………………………………………………………… 7

第二章　药物的毒代动力学 …………………………………………………………………………… 18

第一节　药物体内过程与毒性 ……………………………………………………………………… 18

一、药物吸收环节的毒性 …………………………………………………………………………… 19

二、药物分布环节的毒性 …………………………………………………………………………… 21

三、药物代谢环节的毒性 …………………………………………………………………………… 24

四、药物排泄环节的毒性 …………………………………………………………………………… 25

第二节　毒代动力学概述 …………………………………………………………………………… 27

一、毒代动力学的研究目的与价值 ………………………………………………………………… 27

二、毒代动力学的研究内容 ………………………………………………………………………… 28

三、毒代动力学研究的实验设计 …………………………………………………………………… 31

四、毒代动力学研究的特殊问题 …………………………………………………………………… 33

五、反复给药的组织分布研究 ……………………………………………………………………… 34

第三章　药物对肝脏的毒性作用 ……………………………………………………………………… 35

第一节　肝脏损伤的组织形态学与生理学基础 …………………………………………………… 35

一、组织形态学基础 ………………………………………………………………………………… 35

二、生理学基础 ……………………………………………………………………………………… 36

第二节　药物对肝脏损伤的类型及常见肝毒性药物 ……………………………………………… 37

一、药物对肝脏损伤的类型 ………………………………………………………………………… 37

二、常见肝毒性药物 ………………………………………………………………………………… 41

第三节　药物对肝脏损伤的评价 …………………………………………………………………… 43

一、血液学检查 ……………………………………………………………………………………… 43

二、形态学评价 ……………………………………………………………………………………… 44

三、药物肝毒性的一般表现 ………………………………………………………………………… 44

第四章　药物对肾脏的毒性作用 ………………………………………………………………… 46

　第一节　肾脏损伤的组织形态学与生理学基础 …………………………………………………… 46

　　一、组织形态学基础 ……………………………………………………………………………… 46

　　二、生理学基础 …………………………………………………………………………………… 46

　第二节　药物对肾脏损伤的类型及常见肾毒性药物 ……………………………………………… 47

　　一、按损伤部位分类 ……………………………………………………………………………… 47

　　二、按临床表现分类 ……………………………………………………………………………… 48

　　三、常见肾毒性药物 ……………………………………………………………………………… 49

　第三节　药物对肾脏损伤的评价 …………………………………………………………………… 51

　　一、肾小球滤过率 ………………………………………………………………………………… 51

　　二、肾血流量 ……………………………………………………………………………………… 51

　　三、其他 …………………………………………………………………………………………… 51

第五章　药物对心血管系统的毒性作用 ………………………………………………………… 53

　第一节　心血管损伤的形态学与生理功能基础 …………………………………………………… 53

　　一、形态学基础 …………………………………………………………………………………… 53

　　二、生理功能基础 ………………………………………………………………………………… 54

　第二节　药物造成心血管损伤的类型 ……………………………………………………………… 56

　　一、心力衰竭 ……………………………………………………………………………………… 57

　　二、心律失常 ……………………………………………………………………………………… 57

　　三、心肌炎与心肌病 ……………………………………………………………………………… 58

　　四、心包炎 ………………………………………………………………………………………… 58

　　五、心脏瓣膜病 …………………………………………………………………………………… 59

　　六、高血压 ………………………………………………………………………………………… 60

　　七、低血压 ………………………………………………………………………………………… 60

　　八、血管炎 ………………………………………………………………………………………… 60

　第三节　药物对心血管系统损伤的评价 …………………………………………………………… 61

　　一、在体评价 ……………………………………………………………………………………… 61

　　二、临床病理学评价 ……………………………………………………………………………… 62

　　三、动力学评价 …………………………………………………………………………………… 63

第六章　药物对呼吸系统的毒性作用 …………………………………………………………… 64

　第一节　呼吸系统损伤的组织形态学与生理学基础 ……………………………………………… 64

　　一、呼吸道 ………………………………………………………………………………………… 64

　　二、肺 ……………………………………………………………………………………………… 64

　　第二节　肺对药物的代谢与肺损伤 ……………………………………………………… 65

　　第三节　药物对呼吸系统毒性作用与常见类型 ………………………………………… 65

　　　　一、抑制呼吸 ………………………………………………………………………… 66

　　　　二、呼吸道反应 ……………………………………………………………………… 67

　　　　三、肺水肿 …………………………………………………………………………… 67

　　　　四、肺炎及肺纤维化 ………………………………………………………………… 67

　　　　五、肺气肿 …………………………………………………………………………… 69

　　　　六、肺栓塞 …………………………………………………………………………… 69

　　　　七、肺出血 …………………………………………………………………………… 69

　　　　八、肺动脉高压 ……………………………………………………………………… 69

　　　　九、肺癌 ……………………………………………………………………………… 69

　　第四节　药物对呼吸系统毒性作用的评价 ……………………………………………… 70

第七章　药物对消化道的毒性作用 …………………………………………………… 72

　　第一节　消化道损伤的形态学与生理学基础 …………………………………………… 72

　　　　一、消化道的结构与功能 …………………………………………………………… 72

　　　　二、消化道的结构功能与药物毒性的关系 ………………………………………… 73

　　第二节　药物对消化道损伤的类型与机制 ……………………………………………… 74

　　　　一、药物对消化道的损伤类型 ……………………………………………………… 74

　　　　二、对消化道产生毒性的常见药物 ………………………………………………… 75

　　　　三、药物对消化道毒性作用机制 …………………………………………………… 76

　　第三节　药物对消化道毒性作用的评价 ………………………………………………… 76

　　　　一、消化道分泌功能检测 …………………………………………………………… 77

　　　　二、消化道运动功能检测 …………………………………………………………… 77

　　　　三、动物离体标本实验 ……………………………………………………………… 77

第八章　药物对神经系统的毒性作用 ………………………………………………… 79

　　第一节　神经系统损伤的形态学与生理学基础 ………………………………………… 79

　　　　一、组织形态学基础 ………………………………………………………………… 79

　　　　二、生理学基础 ……………………………………………………………………… 80

　　第二节　药物对神经系统损伤的类型及机制 …………………………………………… 82

　　　　一、药物对神经系统损伤的类型 …………………………………………………… 82

　　　　二、药物对神经系统毒性的作用机制 ……………………………………………… 86

　　第三节　药物对神经系统毒性的评价 …………………………………………………… 87

　　　　一、产生神经系统毒性的药物种类 ………………………………………………… 87

　　　　二、药物对神经系统毒性的检测和研究方法 ……………………………………… 88

第九章　药物对内分泌系统的毒性作用 …………………………………………… 91

第一节　内分泌系统的生理学特点 …………………………………………… 91

一、内分泌系统的组成 ………………………………………………………… 91

二、分泌方式 …………………………………………………………………… 91

三、激素分泌的调节 …………………………………………………………… 91

第二节　药物对内分泌系统损伤的类型及常见药物 ………………………… 92

一、药物对甲状腺的毒性作用 ………………………………………………… 92

二、药物对肾上腺的毒性及常见药物 ………………………………………… 94

三、药物对性腺的毒性作用 …………………………………………………… 95

四、药物对下丘脑及垂体的毒性作用 ………………………………………… 96

五、药物对胰腺的毒性作用及药源性低血糖症 ……………………………… 97

第三节　药物对内分泌毒性作用的评价 ……………………………………… 98

一、甲状腺 ……………………………………………………………………… 98

二、肾上腺 ……………………………………………………………………… 98

三、性腺 ………………………………………………………………………… 99

第十章　药物对免疫系统的毒性作用 …………………………………………… 100

第一节　免疫反应生物学 ……………………………………………………… 100

一、免疫器官 …………………………………………………………………… 100

二、免疫细胞 …………………………………………………………………… 101

三、免疫分子 …………………………………………………………………… 102

第二节　药物对免疫系统的毒性作用 ………………………………………… 103

一、药物引起的免疫抑制 ……………………………………………………… 103

二、药物引起的过敏反应 ……………………………………………………… 103

三、药物引起的自身免疫反应 ………………………………………………… 108

第三节　药物免疫毒性的检测及防治原则 …………………………………… 109

一、临床检测药物免疫毒性试验 ……………………………………………… 109

二、实验动物检测药物免疫毒性试验 ………………………………………… 110

三、药物免疫毒性的防治原则 ………………………………………………… 111

第十一章　药物对血液系统的毒性作用 ………………………………………… 113

第一节　血液系统的组成和血细胞的生成 …………………………………… 113

一、血液系统的组成 …………………………………………………………… 113

二、血细胞的生成 ……………………………………………………………… 113

第二节　药物对血液系统的毒性类型与机制 ………………………………… 114

一、对红细胞的毒性 ……………………………………………………………………………… 114

二、骨髓抑制 ……………………………………………………………………………………… 117

三、对白细胞的毒性 ……………………………………………………………………………… 118

四、对血小板及止血功能的影响 ………………………………………………………………… 119

第三节　药物对血液系统毒性作用评价 ………………………………………………………… 120

一、动物试验 ……………………………………………………………………………………… 120

二、体外检测法 …………………………………………………………………………………… 121

第十二章　药物对皮肤黏膜的毒性作用 ……………………………………………………… 123

第一节　皮肤黏膜损伤的生理学基础 …………………………………………………………… 123

一、皮肤的组织形态学 …………………………………………………………………………… 123

二、黏膜的组织形态学 …………………………………………………………………………… 124

三、皮肤黏膜的生理学基础 ……………………………………………………………………… 125

四、药物经皮肤黏膜的吸收过程 ………………………………………………………………… 126

第二节　药物对皮肤黏膜损伤的类型与机制 …………………………………………………… 129

一、药疹 …………………………………………………………………………………………… 129

二、药物的光敏反应 ……………………………………………………………………………… 131

三、原发性刺激 …………………………………………………………………………………… 132

四、皮肤黏膜过敏反应 …………………………………………………………………………… 133

五、药物超敏反应综合征 ………………………………………………………………………… 133

六、氨苯砜综合征 ………………………………………………………………………………… 133

七、红人综合征 …………………………………………………………………………………… 134

八、经过皮肤黏膜吸收产生全身中毒反应 ……………………………………………………… 134

九、药物对黏膜及皮肤附属器的影响 …………………………………………………………… 134

第三节　药物对皮肤黏膜损伤作用的评价 ……………………………………………………… 134

一、皮肤用药的一般毒性试验 …………………………………………………………………… 134

二、皮肤刺激性试验 ……………………………………………………………………………… 135

三、皮肤吸收试验 ………………………………………………………………………………… 136

四、皮肤过敏性试验 ……………………………………………………………………………… 137

五、皮肤光敏试验 ………………………………………………………………………………… 138

六、皮肤光毒性试验 ……………………………………………………………………………… 139

七、滴鼻剂和吸入剂的毒性试验 ………………………………………………………………… 140

八、直肠、阴道制剂的毒性试验 ………………………………………………………………… 140

第十三章　药物对眼的毒性作用 ……………………………………………………………… 142

第一节　眼损伤的形态与生理学基础 …………………………………………………………… 142

一、眼及视觉系统的结构功能特点 ································· 142

二、眼的药物毒性易感性 ·· 143

第二节　药物对眼损伤的类型 ·· 144

一、角膜、结膜损伤 ·· 144

二、眼周变态反应 ·· 145

三、眼睑损害及眼球运动障碍 ·· 145

四、晶状体混浊或白内障 ·· 145

五、视网膜病变 ·· 145

六、视神经病变 ·· 146

七、眼压及瞳孔大小改变 ·· 146

八、眼局部给药的全身毒性 ·· 147

第三节　药物对眼损伤的评价 ·· 147

一、药物对眼损伤评价的主要内容 ···································· 147

二、眼睛用药刺激性试验的方法 ······································ 147

第十四章　药物致癌作用 ··· 149

第一节　化学致癌物的分类 ·· 149

一、按作用方式分类 ·· 150

二、按致癌作用机制分类 ·· 150

第二节　药物的致癌作用及其机制 ···································· 151

一、可能致癌的药物 ·· 151

二、化学药物致癌作用机制 ·· 152

第三节　药物致癌作用的评价 ·· 154

一、药物构效关系分析 ·· 154

二、致突变筛检试验 ·· 155

三、培养细胞恶性转化试验 ·· 155

四、哺乳动物中短期致癌试验 ·· 155

五、哺乳动物长期致癌试验 ·· 156

六、动物致癌性机制评价 ·· 157

第十五章　药物的生殖和发育毒性 ···································· 159

第一节　药物的生殖毒性作用 ·· 159

一、药物的生殖毒性 ·· 159

二、药物对男性的生殖毒性 ·· 159

三、药物对女性的生殖毒性 ·· 161

第二节　药物的发育毒性作用 ·· 162

第三节　药物的致畸作用 ……………………………………………………………………………… 163

第十六章　药物遗传毒性 …………………………………………………………………………… 166

第一节　药物致突变作用的类型与机制 ……………………………………………………………… 166
一、突变的类型 ………………………………………………………………………………………… 166
二、化学物质致突变作用 ……………………………………………………………………………… 167
三、突变的后果 ………………………………………………………………………………………… 167
四、药物致突变作用机制 ……………………………………………………………………………… 168

第二节　药物致突变作用的评价 ……………………………………………………………………… 170
一、基因突变检测方法 ………………………………………………………………………………… 170
二、染色体畸变检测方法 ……………………………………………………………………………… 172
三、DNA 损伤检测方法 ……………………………………………………………………………… 174

第十七章　人类药物成瘾和依赖性 ……………………………………………………………… 177

第一节　药物成瘾性和依赖性生理基础 …………………………………………………………… 177
一、基本概念 …………………………………………………………………………………………… 177
二、生理学基础 ………………………………………………………………………………………… 178

第二节　药物成瘾性和依赖性特征与机制 ………………………………………………………… 180
一、药物成瘾性和依赖性特征 ………………………………………………………………………… 180
二、药物成瘾性和依赖性机制 ………………………………………………………………………… 182

第三节　药物成瘾性与依赖性作用评价 …………………………………………………………… 186
一、药物生理依赖性作用评价 ………………………………………………………………………… 186
二、药物心理依赖性作用评价 ………………………………………………………………………… 187

第十八章　药物临床应用的毒性问题 …………………………………………………………… 190

第一节　临床用药的毒理学特征 …………………………………………………………………… 190
一、呼吸系统 …………………………………………………………………………………………… 190
二、消化系统 …………………………………………………………………………………………… 191
三、精神神经系统 ……………………………………………………………………………………… 192
四、循环系统 …………………………………………………………………………………………… 193
五、血液系统 …………………………………………………………………………………………… 193
六、泌尿系统 …………………………………………………………………………………………… 194
七、生殖系统 …………………………………………………………………………………………… 194
八、皮肤 ………………………………………………………………………………………………… 194
九、眼、耳 ……………………………………………………………………………………………… 195
十、过敏 ………………………………………………………………………………………………… 196

十一、肌肉、骨骼 ……………………………………………………………………… 196

第二节　临床用药毒性作用的判断与防治 ………………………………………… 197

一、判断方法 …………………………………………………………………………… 197

二、防治措施 …………………………………………………………………………… 198

第三节　临床易混淆的药物毒性 …………………………………………………… 199

第四节　药物不良反应的监测和报告 ……………………………………………… 200

一、常用的不良反应监测系统 ……………………………………………………… 201

二、药物不良反应监测技术的开发 ………………………………………………… 202

三、药物不良反应监测的社会性与国际合作 ……………………………………… 202

四、药物不良反应资料的获取 ……………………………………………………… 203

第十九章　生物技术药物安全性及评价 …………………………………………… 204

第一节　生物技术类药物的安全性 ………………………………………………… 204

一、生物技术类药物的特殊性 ……………………………………………………… 204

二、生物技术类药物的安全性评价的目的与内容 ………………………………… 205

三、生物技术类药物临床前安全性评价的总体原则 ……………………………… 207

四、预防用生物制品的临床前安全性评价 ………………………………………… 207

第二节　基因治疗的安全性 ………………………………………………………… 209

第二十章　药用纳米技术类材料的安全性 ………………………………………… 212

一、药用纳米技术类材料生物效应的特殊性 ……………………………………… 212

二、纳米技术类材料生物学效应研究的现状 ……………………………………… 213

第二十一章　药物非临床评价与 GLP 实验室 …………………………………… 214

第一节　新药非临床安全性评价概述 ……………………………………………… 214

一、评价内容 …………………………………………………………………………… 214

二、目的与意义 ………………………………………………………………………… 215

第二节　新药非临床评价 GLP 实验室 …………………………………………… 216

一、GLP 概念 ………………………………………………………………………… 216

二、硬件建设 …………………………………………………………………………… 216

三、软件建设 …………………………………………………………………………… 218

四、GLP 认证和监督检查 …………………………………………………………… 221

第三节　全身用药的毒性研究 ……………………………………………………… 221

一、急性毒性试验 …………………………………………………………………… 221

二、长期毒性试验 …………………………………………………………………… 226

第四节　安全药理学研究 …………………………………………………………… 230

一、概念和研究目的 ……………………………………………………… 230

二、试验设计要求 ………………………………………………………… 231

三、核心组合试验 ………………………………………………………… 232

四、追加的安全药理学研究 ……………………………………………… 234

五、补充的安全药理学研究 ……………………………………………… 234

六、其他研究 ……………………………………………………………… 234

第五节　制剂的刺激性、过敏性和溶血性研究 ……………………………… 234

一、刺激性试验 …………………………………………………………… 235

二、过敏性试验 …………………………………………………………… 236

三、溶血性试验 …………………………………………………………… 237

索引 ………………………………………………………………………………… 239

第一章 总　论

学习要求

1. 掌握　药物毒理学的性质与任务。
2. 熟悉　药物毒性作用的类别。
3. 了解　药物毒性作用的机制。

毒理学（toxicology）的词义是指"毒物研究"，其词根 toxic 约在 1655 年从拉丁语 toxicus（指有毒的）引入英语，该词本身是从古希腊语 toxikón 派生而来。毒理学研究已有悠久的历史。早期毒理学主要研究不同毒物的使用，着重关注毒物对机体的急性危害或致死作用。现代毒理学则是一门研究在特定情况下，机体接触化学、生物或物理物质而呈现有害作用（毒性）的科学。其任务既涉及定性地鉴定环境中导致机体伤害作用的有害物质，又定量地检测导致机体危害/毒性的接触环境。毒理学也是一门实验性科学，研究毒性物质对机体有害作用的发生发展表观特征和机制、最终结果及其危险因素，主要用于揭示外源性物质对机体损伤作用的本质，相关安全性评价和危险性评估。

现代毒理学已与众多学科交叉渗透，研究内容也随着学科本身的发展而不断充实，成为一门重要的生命科学学科，并形成若干分支。药物毒理学（drug toxicology）作为其中的一个分支，在人类健康科学中处于越来越重要的地位。研究范围包括对药物在使用过程中，不可避免地出现的不良反应的规律与特征的归纳，相关机制的探索与阐明等；还广泛体现在新药非临床安全性评价（drug non-clinical safety evaluation）、临床研究（clinical trials）及临床合理用药（clinical rational drug use）等方面。

20 世纪 60 年代以沙利度胺为代表的严重"药害事件"（drug-induced disaster），使人们认识到新药临床前研究阶段，安全性评价的重要性与必要性。60 年代：沙利度胺导致 12 000 多位婴儿海豹肢畸形（英国等欧洲国家），氯碘羟喹引起的亚急性脊髓视神经炎（SMON 综合征事件，日本），导致 10 000 多人残疾，约 500 多人死亡；70 年代：普拉洛尔引起的眼-皮肤-黏膜综合征（100万/年，世界范围），异维 A 酸导致的婴儿心脏畸形；80 年代：替尼酸、佐美酸从美国药品市场撤销，苯噁洛芬、吲哚美辛在英国停止销售；90 年代：替马沙星引起的溶血性贫血、肾功能衰竭（英美等 7 个国家），服用含有马兜铃酸的植物药导致马兜铃酸肾病并引发肾癌（荷兰等国家）；21世纪以来：盐酸苯丙醇胺引起的血压升高、心律失常、过敏（美国、中国等均停止使用），调脂药西立伐他汀钠引起的横纹肌溶解（德国拜耳公司宣布全球停止销售），非甾体抗炎药罗非昔布连续服用超过 18 个月，患心脏病和脑卒中的概率显著增加（美国默沙东公司紧急召回）。这些事件的严重教训，足以使药物使用与研发机构明白研究药物毒性及其规律的重要意义，也使各国政府主管部门及学术界、制药企业重视新药临床前安全性评价与临床研究人体安全性评价，各国政府主管部门相继制定并多次修改相应法规与细则。

一、药物毒理学的性质和任务

药物毒理学是一门研究药物对机体有害作用及其规律的科学。主要研究人类在使用药物防病治病过程中，药物不可避免地导致机体全身或局部病理学改变，甚至引起不可逆损伤或致死作用；同时也研究药物对机体有害作用的发生发展与转归、毒理机制及其危险因素，因此也包

笔记

1

括对新药上市前的安全性评价和危险性评估。由于药品的属性是专供人类防治疾病使用的特殊物质，正确地认识药物使用过程中本身固有的两重性（药效作用和不良反应），做到趋利避害，是药物毒理学区别于其他各毒理学分支的基本特征。充分重视药物临床使用安全性，并将其始终放在第一位，是药学类专业学生首先要树立的使命感与责任感。

与药物毒理学相关的术语有：有毒（toxic），是指具有对机体产生一种未预料到或（并）有损健康作用的特征；毒性（toxicity），是指理化或生物物质对机体产生的任何有毒（危害）作用。药物在机体发挥药理作用或产生毒理作用的组织器官可完全不同，如氨基苷类药物主要用于治疗泌尿道或胃肠道细菌感染，但却可造成听神经或肾组织特异性损伤。药物吸收进入机体分布于全身，通常仅对其中某些部位造成损害，只有被药物造成损害的部位，才是药物毒性靶部位（target site of toxicity），但药物产生毒性作用的靶部位并不一定是其分布浓度最高的组织。被损伤的组织器官相应地称为毒性靶组织（target tissue of toxicity）或毒性靶器官（target organ of toxicity）。同一药物可能有一个或若干个毒性靶部位，而若干个药物可能具有相同的靶部位。如氨基苷类药物可分别导致听神经或肾组织特异性损伤，强心苷可分别对神经系统和心脏有毒性作用；而利福平、第一代头孢菌素则可对肝脏有损伤作用。必须强调的是对同一组织有损伤作用的药物合用时，可提前出现对该组织的损伤，并加重对该组织的损伤程度。药物对器官组织的毒性作用可有直接毒性作用和间接毒性作用两种，直接毒性作用必须是药物或活性代谢产物到达靶部位产生的危害；而间接毒性作用则可能是药物首先改变了机体某些调节功能，继而影响其他部位。

毒理学研究任务根据目的不同，通常可分为以下三个方面，许多内容符合药物毒理学的知识范畴。

1. 描述性药物毒理学（descriptive drug toxicology）　通常仅直接考虑药物毒性的结果，为药物安全性评价和其他常规需要提供毒理学信息。通过设计实验动物试验而获得毒性资料，评估药物使用时对人类的毒性作用，如药物的半数致死量（median lethal dose，LD_{50}），最大耐受量（maximal tolerance dose，MTD）等。有时也兼顾药品生产过程的环境因素对鱼、鸟、植物等影响评估，如对某一药物生产过程产生废气、废水和废物的污染情况与后果作出预测。通常商业性或政府机构的毒性实验室，所进行的研究目的均为获得药物基本毒性信息（数据库等），用于确定大多数用药情况下对各种器官的毒性（危害）。内容有试验品的急性或长期毒性，包括遗传毒性、生殖毒性和致癌性；机体对毒物的代谢和清除，毒物的吸收、分布与蓄积；以及产生毒性作用的量效试验。

2. 机制药物毒理学（mechanistic drug toxicology）　通过药物对细胞或组织产生的生理生化改变研究，阐明药物对机体毒性作用的机制。通常在整体动物获取药物有损健康作用的组织学与功能改变的宏观信息，并在细胞生物学（含生物化学）和分子生物学水平明确产生毒性的过程。因此在确定某一有害事件（如癌症、出生缺陷等）是否可能在人类出现的危险性评估中很有价值；在新药研究的药物发现阶段，对指导设计或优化安全有效的化学结构也很有参考价值。

3. 应用药物毒理学（applied drug toxicology）　基于描述性毒理学和（或）机制毒理学提供的资料，并通过系统的毒性研究明确特定受试药物是否能呈现足够低的危险，新药非临床安全性评价内容类似该研究范畴。根据应用毒理学研究资料，政府机构如美国食品药品监督管理局（FDA），我国的国家食品药品监督管理总局（CFDA）有权决定某个药品、化妆品、保健食品、食品添加剂是否足够安全可以上市。

临床毒理学（clinical toxicology）与药物毒理学研究角度不同，但有相关性。临床毒理学在国际上特指治疗中毒的患者，并着重阐明药物（包括非处方药）因其毒性作用所引起疾病的鉴别与救治，因而与急症医学也有关。在药物毒理学范畴考虑临床毒理学，尚应兼顾新药临床研究和药物流行病学研究的任务。

尽管药物毒理学研究任务可分为上述几种,但都具有以下内涵:①验证理化或生物因素对机体有害作用的特征与本质;②评价特定染毒情况下毒性出现的可能性(危险度评估)。因此,药物毒理学的基本目的是认识并掌握某种药物的毒性作用,为新药研发和临床安全用药提供科学依据,以便在用药过程中避免或减轻这些有毒作用的发生。

二、药物毒性作用类别

药物毒理学涉及的具有毒性作用的物质,既可是合成小分子化合物或生物类药物,又可是天然存在的活性成分。药物在使用过程中可能产生毒性作用,但药物与纯粹的有毒物质无论在用途、染毒方式与防治措施上都有很大差异,药物对人体的危害应尽量降低,而有毒物质对人体的损伤则应尽量避免。毒物(toxicant)通常是指人工制造的毒性物质,广义上可涉及合成的或生物类药物;而毒素(toxin)则一般是指天然存在的毒性物质,如蛇毒,箭毒,砒霜等。特殊情况下,少数也因其在极低剂量时具有治疗价值而被列入药物。药物毒性可根据不同目的和需要来分类,常采用的方式有根据毒物对靶器官(如肝、肾、造血系统等)、用途(药物、化妆品、溶剂、食品添加剂等)、来源(合成、动物和植物毒素)及其毒性作用(致癌、致突变等)来分类。毒性物质若按其作用的生化机制分类(如巯基抑制剂、高铁血红蛋白形成剂等),则比上述分类意义更明确。

与通常所指的毒物不同,药物在上市前经过严格的临床前安全性评价和临床研究,安全范围小的药物通常由于缺乏实用价值而被淘汰。因此药物在常用剂量下,一般很少出现对机体的危害作用,通常只有在剂量过高、用药时间过长,或者用药者本身为过敏体质、遗传异常者才会出现毒效应。若药物及其代谢产物在体内未达到一定浓度或滞留一定时间,一般不会对机体产生毒性作用。许多原形药物毒性较低,但经由体内代谢酶作用后,其活性代谢物却能产生间接毒性作用。因此某种特定的药物毒性是否产生,取决于该药物本身的理化性质、给药情况及其如何被机体代谢。要全面确定一个药物具有的危害,不仅要知道其产生的毒性类型、毒性作用的剂量,而且要知道其给药的情况,及机体对其的处置等。其中对某一特定药物而言,影响其毒性的最重要相关因素是给药途径、体内滞留时间和给药频率,因为这些因素可以影响靶组织的药物浓度。

药物对机体产生的毒效应与毒物产生的效应有许多相同之处,但是值得强调的是在临床常用剂量下,药物不应出现毒效应,只有超过了一定的阈值,即最小中毒量(minimal toxic dose, MTD),才会出现药物毒性作用。

药物的毒效应与剂量在一定的范围内成比例,称为量毒效关系(dose-toxic effect relationship)。其中有些毒效应强弱呈连续增减的量变,称为毒效应量反应(quantitative response),如心率快慢、粒细胞数多少、血压升降等,可用具体数字或最大反应的百分率表示。以毒效应为纵坐标,并将药物浓度用对数值为横坐标作图,其量效关系呈典型的对称 S 形曲线,曲线中段斜率较陡的提示毒效应较剧烈,而较平坦的则提示毒效应相对较缓和。

有些毒效应只能用全或无、阴性或阳性等表示,称为毒效应质反应(qualitative response, all-or-none response),如死亡与生存、惊厥与不惊厥等,必须用多个动物或标本进行实验,以阳性率表示毒效应,用累加阳性率与对数剂量(或浓度)作图,也呈典型的对称 S 形质反应曲线。在该曲线上可看出半数毒效应浓度或剂量,即能引起 50% 的动物或实验标本产生毒性反应的浓度或剂量。如效应为死亡,则称为半数致死量(LD_{50})。通常将药物实验动物的 LD_{50} 和半数有效量(median effective dose, ED_{50})的比值称为治疗指数(therapeutic index, TI),用以表示药物的安全性,比值越大安全性越高。

$TI = LD_{50}/ED_{50}$,治疗指数大的药物相对较治疗指数小的药物安全。但如有效量曲线和致死量曲线的斜率不一样,以 TI 评价药物的安全性并不可靠,因为斜率较小的有效量曲线在接近最大有效量处,有可能已经落在最小致死量范围内。因此,较好的药物安全性指标是 $ED_{95} \sim LD_5$

笔记

（或 $ED_{99} \sim LD_1$）之间的距离，称为安全范围（safety range），该值越大越安全。

从药物的临床使用角度来看，药物的毒性作用属于药物不良反应（adverse drug reaction）的范畴，但有时往往程度更严重，可出现难以恢复的药源性疾病（drug-induced disease），如庆大霉素引起的神经性聋，肼屈嗪引起的系统性红斑狼疮样综合征等，甚至死亡。药物不良反应的定义通常是指符合适应证且在常用剂量下，出现不符合用药目的并为患者带来不适或痛苦的有害反应，包括副作用、毒性反应（含特殊毒性）、后遗效应、停药反应、变态反应和特异质反应等。药物毒性作用除了上述特定用药情况出现的不良反应外，还包括误用、滥用和不正当目的的使用时出现的对机体损伤作用，由于这些情况并非治疗目的的用药，不能称其为药物不良反应。药物毒性作用往往是药物本身固有的，在剂量过大或蓄积过多时，对靶组织（器官）呈现的危害性反应。通过临床前安全性评价和临床研究，通常可以预知，但不一定可避免。变态反应和特异质反应通常也被归属于药物毒性作用，前者的发生与药物固有作用无关，而后者与药物固有作用基本一致，但通常基于药理遗传异常时出现，即特定遗传缺陷是某一毒性反应的先决条件。

从药物研制开发（药物非临床研究）的角度来看，药物的毒性作用可分为急性毒性作用、长期毒性作用、特殊毒性作用（药物对生殖与发育的毒性，对遗传物质的损伤以及致癌性）和对给药部位的局部反应。新药非临床研究时，对创新药物除了评价上述内容外，通常要进行药物的一般药理学研究（次要药效学和安全药理学研究），评价在接近推荐临床使用的剂量下，不可避免地出现的与治疗疾病无关的其他药理作用。这主要是某些药物药理作用选择性较低，治疗剂量涉及多个靶组织（器官）所致。

从临床使用角度可将药物毒性作用列为以下几种：

（一）变态反应

变态反应（allergic reaction）是一类免疫反应，是指非肽类药物作为半抗原与机体蛋白结合后，经过敏感化过程而发生的反应，也称过敏反应（hypersensitive reaction），常见于过敏体质患者。临床表现各药不同，出现的反应也因人而异，反应性质与药物固有的效应及所用剂量均无关，用药理拮抗药解救无效。反应严重程度差异很大，从轻微的皮疹、发热，至造血系统抑制、肝肾功能损伤、休克甚至死亡。可能只出现一种症状，也可能多种症状同时出现，停药后反应逐渐消失，再用时可能再发。致敏物质可能是药物本身，也可能是其代谢物或制剂中的杂质。临床用药前做皮肤过敏试验，可发现某些类型的变态反应，如青霉素，但许多类型变态反应仍无法预知。

新药非临床安全性评价阶段，可能发现一些具有变态反应的药物，但由于动物与人的种属差异，研究结果外推到人时其代表性仍受到局限，如某些变态反应是动物不具有的，有些变态反应如皮疹可能不易被观察。豚鼠是目前研究药物过敏性最理想的动物，从豚鼠试验获得过敏试验阳性结果，对人类具有很大的参考价值；但如获得过敏试验阴性结果，并不能替代人类用药情况，药物用于人类时，则仍应引起高度重视。由于变态反应发生率较低，而Ⅱ、Ⅲ期临床试验的受试患者数量有限，不一定能反映药物是否可致变态反应，因此该类药物毒性作用通常在药物上市后，在较大用药群体中才会被发现。

（二）毒性反应

毒性反应（toxic reaction）是指在药物剂量过大或在体内蓄积过多时，对用药者靶组织（器官）发生的危害性反应。一般比较严重，但通过新药非临床药物安全性评价一般可预知，因此应该避免在临床使用时发生。其中急性毒性一般多损害循环、呼吸及神经系统，而慢性毒性一般多损害肝、肾、骨髓、内分泌等系统。如采用利福平治疗结核病时，由于抗结核病治疗疗程较长，常用量也可导致毒性作用靶器官——肝造成损伤。

在新药非临床评价时，常通过急性毒性试验数据获得药物的治疗指数，并尽可能发现动物死亡前的症状，以初步了解涉及药物急性毒性反应的靶器官。而长期毒性试验则采用远高于推荐的临床用药剂量(可达数十倍),以及远长于临床用药疗程的给药期限(可达数倍),目的就是用于了解人类用药剂量过大或体内药物蓄积过多时,出现毒性反应的靶器官、损伤程度及其可逆性,以指导临床合理用药,尽量避免或减轻药物对机体的伤害。

（三）致癌性

药物的致癌性(carcinogenesis)可通过遗传物质损伤或非遗传物质损伤途径产生(见第十四章图 14-1)。如马兜铃酸 Ⅰ 可诱发人类泌尿道肿瘤,也可在短期给以常用量导致实验动物肝脏等多器官肿瘤,其机制分别涉及诱导 p53 基因加成反应(遗传物质损伤)或干预转录后调控、蛋白翻译后修饰(非遗传物质损伤)。

（四）生殖毒性和发育毒性

生殖毒性(reproductive toxicity)主要针对育龄人群,研究药物分别对生殖系统、与生育相关的神经系统或内分泌系统产生的毒效应,如配子细胞(精子、卵细胞)异常、下丘脑与垂体功能异常所致不孕不育、流产等。而发育毒性(developmental toxicity)则特指孕期用药,药物直接对胚胎产生的影响,如导致形态学改变的通常也称为致畸性(teratogenicity)。如胚胎器官形成期接触致畸剂(teratogen)/药物可致形态畸形,而怀孕后期接触发育毒性药物,则可出现以功能异常或发育迟缓为主的毒性反应。沙利度胺药害事件,就是孕妇在孕期前三分之一阶段服用所致,而胚胎发育的后三分之一阶段,神经、生殖系统分化尚未完善,受药物影响可分别致出生后生理反射和行为异常,生殖系统形态功能异常。对药物的生殖毒性评价还可涉及药物对子代的生殖系统影响,即多代生殖毒性评价。

（五）致突变与遗传毒性

致突变与遗传毒性(mutagenesis and genetic toxicity)主要关注药物对遗传物质引起的损害。少数药物(如肿瘤化疗药)可损伤人类的遗传物质而发生突变作用,产生对用药个体本身及后代的影响。药物诱发的突变作用类型,按其引起的遗传物质变化程度,分成显微镜下可见的细胞染色体畸变(chromosomal aberration)、细胞微核形成(micronuclei formation),或是显微镜下不能观察到的发生在生物大分子水平的基因突变(gene mutation)。前者包括细胞染色体数目与结构的改变,后者则包括碱基取代和移码突变。药物对遗传物质损伤后如不能使细胞成活,后果相对较轻;如果细胞尚能成活,则后果相当严重。往往根据损伤的细胞类型不同而呈现不同的遗传毒性作用,如导致骨髓细胞遗传物质损伤,可引起血液系统疾病(含恶变),对体细胞或孕早期胚胎遗传物质损伤,甚至可出现癌变与畸变等后果。

（六）特异质反应

特异质(idiosyncrasy)反应是指由于用药者有先天性遗传异常,仅对某些药物反应特别敏感,出现的反应性质可能与常人不同,但仍与药物固有药理作用基本一致的反应。反应的严重程度与剂量成比例,药理拮抗药解救可能有效。这种反应不是免疫异常反应,因此没有预先致敏过程。而是一种药理遗传异常所致的反应,如红细胞内缺乏葡糖-6-磷酸脱氢酶的特异质患者,服用抗疟疾药伯氨喹后,由于不能迅速补充 NADPH,体内还原型谷胱甘肽急剧下降,因此不能保护红细胞膜而发生溶血,并因不能将高铁血红蛋白还原为血红蛋白,而引起高铁血红蛋白血症。近年来兴起的药物基因组学(pharmacogenomics)和毒物基因组学(toxicogenomics)的崭新领域,基于个体遗传学特征(genetic makeup)制订给药方案,从而提高疗效,降低毒性,提供了确定个体遗传易感性并保护其免受药物毒性损伤的可能。

上述毒性反应大多是在治疗过程中给药后不久出现的,称为速发性毒性作用(immediate toxicity),少数药物的毒性作用可在给药后很久才出现,称为迟发性毒性作用(delayed toxicity)。如母亲为了防止流产服用己烯雌酚,胎儿在宫内接触到己烯雌酚,可在出生后 20～30 年后发生阴道癌,确切机制尚不明。又如有机磷酸酯类抑制胆碱酯酶,可出现迟发性神经毒性。

药物的毒性作用在停药或减量后可逐渐减轻消失,称为可逆性毒效应(reversible toxic

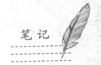

笔记

effects），如肝组织在药物损伤后具有高度的再生能力，大部分损伤可以逆转；而有的药物毒性作用一旦出现就不可逆转，称为不可逆毒效应（irreversible toxic effects），如链霉素所致的耳聋。其他如药物的致癌性和致畸性也通常被看成是不可逆毒效应。

药物仅在所接触的局部产生毒效应，称为药物的局部毒性（local toxicity），而药物被吸收进入循环分布于全身产生效应，则称为全身毒性（systemic toxicity）。药物的全身毒性作用并非对全身器官组织都相似，通常只对 1~2 种靶组织产生毒效应，产生毒性作用的程度也可不一样。

三、药物毒理学在新药研究中的应用

（一）新药非临床安全性评价

任何药物当剂量足够大或疗程足够长，都具有不可避免的毒性作用。这一方面是由于药物本身固有的药理作用往往不可能是单一的，可体现在常用量短期给药时出现的副作用，及长期治疗过程中，药物在体内蓄积后，对靶器官的毒性作用；另一方面则可由用药个体的遗传学差异、特殊生理状态（年龄、性别、妊娠等）和病理状态的易感性所决定。上述情况在很大程度上可通过临床前动物实验，获得初步的药物毒性信息，预测用于临床的安全性。

新药临床前毒理学研究（也称非临床安全性评价）涉及全身毒性和局部毒性研究，是为新药临床用药安全性提供实验依据，并为临床用药毒副作用监测提供重要信息。因此，新药临床前安全性评价的目的主要为：

1. **发现中毒剂量** 了解受试药物单次给药的中毒剂量，必要时测出半数致死量（LD_{50}）；初步了解反复给药时产生毒性反应的剂量范围，为进一步毒性研究和（或）临床研究剂量设计提供依据。

2. **发现毒性反应** 发现动物对药物产生毒性反应，为临床用药安全性和毒副作用观察与解救提供信息。

3. **确定安全范围** 了解单次或反复给药时，在什么剂量范围内有效（治疗作用）而不产生毒副作用。

4. **寻找毒性靶器官** 发现动物出现毒性反应时，药物毒性所累及的器官或组织，为临床用药毒副作用监测及新药开发化学结构改造提供依据。

5. **判断毒性的可逆性** 了解药物对机体的毒性作用是否可恢复，及其恢复的程度和所需时间，为新药是否有价值进一步研究提供取舍依据，也为指导临床合理用药提供依据。

此外，通过新药非临床安全性评价，对毒性作用强、毒性症状发生迅速、安全范围小的药物，尚应为临床研究解毒或解救措施提供参考防治依据。

因此，新药临床前毒理学研究的目的、意义，概括地讲是通过动物实验以确立：①出现毒性反应的症状、程度、剂量、时间、靶器官以及损伤的可逆性；②安全剂量及安全范围。通过上述资料的获得，达到预测人类临床用药的可能毒性，以制订防治措施，同时推算临床研究的安全参考剂量和安全范围（定量）的目的。

但现有的新药非临床安全性评价仍存在局限性，原因有以下几方面。其一，由于进化而产生遗传背景不同的种属差异。由于人与动物间及动物不同种属间的差异，可使实验结果出现假阳性或假阴性。如沙利度胺对动物与人类（除胚胎）毒性很低，上市前未测出动物半数致死量，但人类胚胎器官形成期孕妇服用，通过胎盘到达胚胎，却导致 12 000 余名短肢畸形婴儿出生的药害事件。其二，毒理实验动物数量有限，发生率很低的毒性反应在现行的评价方法中很难发现。据统计，要确定发生率为 5% 的反应（$P = 0.05$）至少需要 58 只动物；确定发生率为 1% 或 0.1% 的反应，则分别需要 299 只及 2995 只动物。用如此多的动物作实验，无论人力、物力、时间都是难以达到的，因此在现有条件下，所谓的毒理学研究往往是在有限的资料、人为控制的条件下获得的。其三，常规毒理实验用动物多为实验室培育的健康动物品种，年龄及其他生理状态较一致;而临床用药对象通常为患者,处于不同的年龄及病理生理状态,可对药物的敏感性不同,因而对药物的反应也可能相差很大,某种疾病的存在可能会成为某种毒性反应的必要条件。其四,现有的毒理学评价指标及研究方法尚不能完全满足新药非临床安全性评价的需要。

了解临床前药物毒理学研究的局限性,能更全面地认识新药在临床研究时,甚至在获得新药证书生产上市后,仍有可能出现在动物试验阶段未观察到的药物毒效应。因此仍应密切关注药物作用的两重性,尽可能降低药物在发挥治病作用时对人类造成的毒性危害。

（二） 新药研发早期毒性快速评估

21 世纪兴起并日臻成熟的新药研发毒性预测方法有很多,由于新药研发早期,供试品量少而种类多,体外试验被用于早期毒性预测,以期发现先导化合物或候选化合物毒性,可以加快研究进程,降低成本。其中干细胞用于药物研发早期毒性预测,已成为广泛接受的评估体系,欧盟已推荐其作为药物或环境有害物质常规检测方法。

四、药物毒性作用机制

根据药物剂量及给药途径不同,毒性作用可分为药物对机体的功能损伤和结构损伤两种。某一药物毒性作用的质量特征,可作为其是否具有潜在危害的依据。因此,阐明药物产生毒性作用的机制具有以下理论价值:即药物(毒物)是如何进入器官,如何与靶分子相互作用,如何表现其有害的作用,而机体最终又是如何呈现这种毒效应的。

药物毒性作用机制在理论与实践上均有重要性,如可用以预测药物毒性作用的结果、估计药物引起有害作用的可能性、建立防护或对抗毒效应的措施、指导设计低毒性的药物等。药物毒性机制的阐明,能对药物基本毒性作用有更好的理解,如在神经递质(如箭毒型毒素)环节的毒性作用、在 DNA 修复(如烷化剂)环节的毒性作用等。

由于不同药物(毒物)毒效应的多样性,而机体生理结构又具有可被损害的多重性,因此可存在多重潜在毒性作用。药物进入体内后潜在的药物毒性作用发展进程如图1-1所示。

药物仅存在于机体的特定关键部位而没有与靶分子相互作用,则所引起的毒性作用是最直接的方式(如途径 A)。如药物进入肾小管,阻碍尿生成,出现直接毒性作用。这种毒性作用类型产生的结果(步骤1)是最重要的。

较复杂的毒性作用通路(途径 B)是诸如河豚毒素(解痉、镇静、镇痛效应)所引起的毒性作用。该毒素被摄入机体后,到达运动神经元 Na^+ 通道(步骤1),并与该靶位的分子相互作用(步骤2),导致 Na^+ 通道阻滞,抑制运动神经元活动(步骤3),最终导致骨骼肌麻痹。迄今没有任何修复机制可以防止该毒性作用发生。

最复杂的毒性作用通路(途径 C)涉及多种步骤。首先是毒物到达一个或数个靶点(步骤1),此后毒物与内部靶分子相互作用(步骤2),启动对细胞功能和(或)结构的干预效应(步骤3),继而激发分子、细胞和(或)组织的修复作用(步骤4)。当毒物引起的干预效应超过机体修复能力和(或)修复功能失常时,就产生毒性作用。药物途径 C 的毒性作用后果可呈现组织坏死、癌症和纤维化。

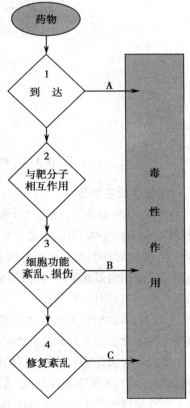

图 1-1 药物毒性作用发展的
潜在阶段

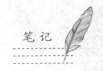

笔记

（一）终毒物从给药部位到靶组织

药物毒效应强度主要取决于终毒物（ultimate toxicant）在靶部位的浓度及持续时间。终毒物是指能与内源性靶分子（如受体、酶、DNA、大分子蛋白、脂质）起作用，并导致其结构和（或）功能改变的有毒性作用的化学物质。终毒物可以是原形药物、药物活性代谢产物或药物在生物转化中产生的活性氧和活性氮。

靶分子部位的终毒物浓度，取决于其在靶部位增减的相对动态过程。终毒物在靶部位的蓄积取决于其在该部位的吸收、分布、再吸收和代谢活化。

（二）终毒物与靶分子的反应

药物毒性作用最初由终毒物与靶分子发生初始反应，触发一系列下游级联反应，最终导致靶组织多水平的功能障碍或结构损伤，如靶分子本身、细胞器、细胞、组织和器官。终毒物由于和靶分子初始反应而激发毒效应，因此必须考虑：①终毒物和靶分子反应的类型；②靶分子的属性；③终毒物对靶分子的毒效应。（见图 1-2）

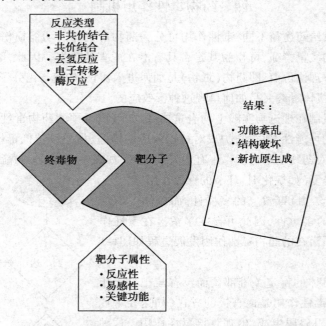

图 1-2　终毒物与靶分子反应：毒性发展继发步骤

1. 毒性反应类型

（1）非共价键结合：该类结合由于极性作用（如氢键和离子键）形成，通常呈现在终毒物与膜受体、细胞内受体、离子通道或某些酶的相互作用。如士的宁与脊髓棘突运动神经甘氨酸受体结合；佛波醇酯与蛋白激酶 C 结合；华法林与维生素 K 2,3-环氧还原酶结合等。非共价键结合由于键能相对低而呈可逆性，因此停药后靶部位毒效应通常也随之减轻，但对机体已造成的损伤需要一定的时间修复。

（2）共价键结合：具有非离子和阳离子基团的亲电子药物可形成共价加成物，这些终毒物与机体生物大分子如蛋白和核酸中的亲核基团反应，由于共价键结合具有不可逆性，因而能完全改变体内生物大分子。如 1991 年比利时妇女服用含马兜铃酸 I 植物减肥药，马兜铃酸 I 与 p53 抑癌基因的 DNA 发生加成反应，可导致马兜铃酸肾病，其中 50% 进一步出现泌尿道上皮癌。药物生物转化过程产生的中性自由基，如 $HO^{\cdot}$ 和 $CCl_3^{\cdot}$ 也能与生物大分子共价结合。如 $CCl_3^{\cdot}$ 在脂质或脂肪基团双键碳原子上加成，可产生含氯甲基脂肪酸的脂质。而亲核性药物则可与体内亲电子物质反应。由于生物分子中亲电子物很少，这种反应不常见，典型的例子有体内电子转移反应中，如亲核性药物与血红蛋白反应。

笔记

（3）氢键吸引：药物结构的中性自由基易获得某些内源性分子上的 H 原子，使内源性分子成为自由基。如从内源性分子的巯基（R-SH）上获取氢，可使其生成（R-S·），进一步成为其他巯基氧化产物如磺酸类（R-SOH）和双硫键产物（R-S-S-R）的前体。药物结构中的羟基还能从游离氨基酸和蛋白氨基酸残基的 CH_2 基团上除去氢而使其成为羰基，后者能与胺类反应，从而与 DNA 或其他蛋白形成交叉联结。还有些化合物从脂肪酸上获取氢，使其生成脂肪基团并激发脂质过氧化。

（4）电子转移：有些药物可使血红蛋白上的 Fe^{2+} 氧化成 Fe^{3+}，导致高铁血红蛋白血症及亚硝基氧化血红蛋白（如伯胺喹），而苯胺类（如非那西丁），酚类化合物（如 5-羟基伯氨喹）则能与血红蛋白共氧化，形成高铁血红蛋白和过氧化氢。

总之许多药物及其活性代谢物作用于体内生物大分子，都基于它们的化学活性。其中具有一种以上化学活性的药物（或活性代谢物），作为终毒物有可能经由多种机制与各种靶分子发生反应。

2. **靶分子属性**　机体中所有内源性分子均是药物及其活性代谢物的潜在作用靶点。探索靶分子呈现的药物毒效应特征，是药物毒理学的主要内容之一。药物毒效应靶分子通常是大分子，如核酸，DNA 和蛋白（包括酶）；膜脂质是小分子，但也是药物毒效应靶分子。

内源性靶分子必须与足够高浓度的终毒物接触才会产生毒性反应，作为靶点的内源性分子必须具有很好的反应性和（或）空间构型，使终毒物能与其进行反应。活性代谢物首先接触的靶分子，通常是催化其生成产物的酶或邻近细胞的酶。例如，抗甲状腺药甲巯咪唑通过抑制甲状腺过氧化物酶活性而抑制甲状腺素合成，甲巯咪唑具有亲核性可与过氧化物酶形成活性自由基代谢物，这是该药在抗甲状腺时又具有致甲状腺癌风险的毒效应基础。

确定靶分子与药物毒性是否有关，可概括为终毒物是否：①能够与靶点结合并进一步影响其功能；②在靶位达到产生毒效应浓度；③毒效应与其改变靶点的机制相一致。

3. **靶分子的毒效应**　终毒物与内源性分子反应导致后者功能障碍和损害的情况有以下几类。

（1）靶分子功能障碍：某些毒物能激活蛋白靶分子而模拟内源性配基作用。如吗啡激活阿片受体，氯贝丁酯是过氧化物酶体增殖-活化受体激动剂；而佛波醇酯类则能刺激细胞激酶 C。

较常见的是药物抑制靶分子的功能，如阿托品、筒箭毒碱、士的宁通过与受体位点结合或干预离子通道功能而阻滞神经递质受体。药物可阻滞离子转运、抑制线粒体电子转移复合物、抑制酶的活性。一些药物如长春碱与微管蛋白、松胞菌素与肌动蛋白结合，则可影响细胞骨架蛋白聚合和（或）解聚。

蛋白与终毒物相互作用而改变构象或结构时，其功能会受到损伤。许多蛋白分子具有关键部位，尤其是含有游离巯基的酶与激素，巯基对保持酶催化活性或二硫键聚合成大分子复合物非常重要。药物如与该类基团反应，可干扰相应功能。因此许多蛋白（如含有游离半胱氨酸的蛋白）易被巯基反应剂（thiol reagent）损伤而呈现功能障碍。

药物（毒物）尚可影响 DNA 的模板功能。终毒物与 DNA 共价结合，可造成复制时核苷酸错配。如黄曲霉毒素第 8、9 位氧与鸟嘌呤第 7 位 N 共价结合，可造成腺嘌呤取代胞嘧啶与鸟嘌呤加成物配对，从而形成模板错码，导致蛋白翻译时表达错误氨基酸。这种情况与黄曲霉毒素引起的 *ras* 原癌基因和 *p53* 抑癌基因突变作用有关。阿霉素可嵌入 DNA 双螺旋折叠间，推动邻近碱基对分开，由于阅读框移位而造成 DNA 模板功能产生较大的错误。

（2）靶分子结构破坏：除了加成物形成外，终毒物尚可通过形成交叉联结而改变内源性分子的基本结构。双功能亲电子基如氮芥类烷化剂能分别在细胞骨架蛋白、DNA，或 DNA 与蛋白间形成交叉联结。羟基也能使大分子亲电子基（如蛋白的羰基）产生交叉联结，或者与另一大分子

笔记

亲核位点或基团相互作用,导致靶分子结构与功能都受到影响。

某些靶分子在受化学品攻击后极易自动降解。诸如 $Cl_3COO^{\cdot}$ 和 $HO^{\cdot}$ 这样的自由基,可激发脂质通过从脂肪酸去掉氢而过氧化降解。所形成的脂肪基团($L^{\cdot}$)极易通过固定氧而形成脂质过氧基($LOO^{\cdot}$),获取氢而形成氢过氧化物($LOOH$),以及经由铁催化反应形成脂质烷氧基($LO^{\cdot}$)。因此脂质过氧化作用不仅破坏细胞膜脂质双分子层,而且还能产生内源性毒物,包括自由基(如 $LOO^{\cdot}$,$LO^{\cdot}$)。这些物质极易与邻近的一些分子如膜蛋白等反应,也可渗透到较远靶部位与 DNA 反应。

蛋白除了被毒素水解降解外,其他的例子还有细胞色素 P450 被其催化的烯丙基-异丙基-乙酰胺产生的活性代谢物破坏。其原因是细胞色素 P450 的血红蛋白修复基团被烷化,导致变性血红蛋白丢失并引起卟啉症。

(3)新抗原形成:外源性化学物质或其代谢物与体内大分子共价结合时,通常对免疫系统功能影响不大,但在某些个体,经修饰的蛋白被免疫系统识别为异物,可激发免疫反应。如细胞色素 P450 将氟烷生物转化为亲电子基氯化三氟乙酰基,后者作为半抗原与肝内各种微粒体或细胞表面蛋白结合,诱导抗体生成,一般认为这与氟烷敏感患者肝炎样综合征有关。药物-蛋白加成物激发的免疫反应,可介导药源性系统性红斑狼疮样综合征及药源性粒细胞缺乏症。引起上述反应的药物具有典型的亲核基团,包括芳香胺类(如普鲁卡因胺、磺胺类),肼类(如肼屈嗪、异烟肼),巯基类(如丙硫氧嘧啶、甲巯咪唑、卡托普利)。这些药物可被活化的粒细胞释放的髓过氧化物酶氧化,活性代谢物结合在细胞表面,使其具有抗原性。

(三) 细胞功能紊乱导致的毒性

药物毒性发展的第三步是终毒物与靶分子反应而损伤细胞功能(图1-1)。细胞是具有生命活动的最小单位,多细胞器官的协调活动能顺利进行,有赖于每个细胞执行精确的程序。长期程序决定细胞的命运,即细胞经历分裂、分化(特异功能蛋白表达)或凋亡等。而短期程序则控制分化细胞进行的活动,决定其分泌物质的多少,紧张或松弛,转运或代谢营养成分的节奏。为了协调这些生命活动,细胞具有可被外部信号分子活化或灭活的调节网络。而为了执行这些生命活动,细胞具有合成功能、代谢功能、转运功能,以及形成大分子复合物的能量产生系统。与细胞膜和细胞器一起维持其自身统一性(内部功能),并支持其他细胞生命活动(外部功能)。

药物毒性引起细胞功能紊乱类型取决于受影响靶分子本身的作用(图1-3)。如靶分子与调节作用有关,可呈现基因表达失控和(或)短暂的细胞活动失调。若靶分子主要与维持细胞内环境有关,可影响细胞存活。如终毒物与调控细胞外部功能的靶点作用,还能影响其他细胞及所组成的器官或系统的活动。

1. 细胞调节紊乱　特定受体的信号分子活化可调节细胞生命活动,受体活化可导致:改变基因表达和(或)特殊蛋白的化学修饰,如经由磷酸化作用活化或抑制这些蛋白。

(1)基因表达失调:基因表达失调可直接发生在与转录相关的环节,如信号转导通路组成,信号分子合成、储存或释放等。

1)转录失调:遗传信息从 DNA 转录到 mRNA,主要通过一系列转录因子和基因调控或启动子区的相互作用。通过与该区域核苷酸序列结合,活化的转录因子促进前启动复合物形成,启动相邻的基因转录。药物等可与基因启动区域、转录因子等其他成分相互作用,其中转录因子活性改变最为常见,可从功能上分为配基激活和信号激活。许多天然化合物,如激素(如甾体类、甲状腺激素)和维生素(类视黄醇、维生素 D)与转录因子结合并使其活化而影响基因表达。药物可模拟天然配基,如贝特类调脂药和邻苯二甲酸酯取代多不饱和脂肪酸,成为过氧化物酶体增殖体-活化受体的配基;Cd^{2+} 取代 Zn^{2+},作为金属-反应元素转录因子(MTF-1)的内源性配体。当以极量或在个体发育的关键时刻(如胚胎器官形成期)给药时,药物作为外源性配基均可

笔记

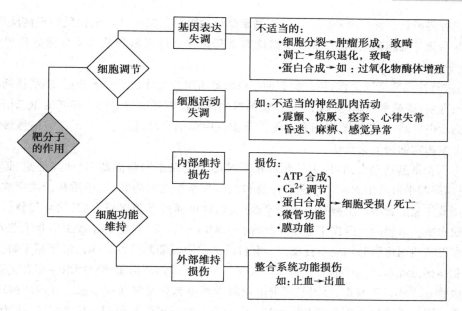

图 1-3　毒性发展第三步:细胞的调节或维持功能改变

能活化相应的转录因子产生毒性(表 1-1)。

表 1-1　作用于配基活化转录因子的药物毒性

配基活化转录因子	内源性配基	外源性配基	毒效应
雌激素受体	雌二醇	乙炔雌二醇,乙烯雌酚	乳房癌,肝癌
糖皮质激素受体	皮质醇	地塞米松	淋巴细胞凋亡,致畸(腭裂)
视黄酸受体	全反式视黄酸	13-顺-视黄酸代谢物	致畸(颅面、心脏、胸腺畸形)
过氧化物酶增殖体-活化受体	聚不饱和脂肪酸	贝特类(如氯贝丁酯)邻苯二甲酸酯	肝癌(大鼠),过氧化物酶体增殖,蛋白合成改变(如 CYP4A1↑)
金属-反应元素结合转录因子	Zn^{2+}	Cd^{2+}	金属硫蛋白合成↑

2)信号转导失调:许多细胞外信号分子,诸如细胞因子、激素、生长因子最终都能活化转录因子。磷酸化是转录因子最常见的活化机制,继而促进基因表达。蛋白激酶和磷酸化酶控制信号激活转录因子的磷酸化,任何干扰信号转导到转录因子的因素,包括磷酸化和脱磷酸化,都能影响转录因子调控基因表达。如药物(毒物)影响活化蛋白-1(AP-1)信号激活转录因子,易导致基因表达改变。细胞与药物(毒物)形成共价加成后,信号转导受到干扰,基因表达可由此发生改变。氧化剂能活化蛋白磷酸激酶和某些转录因子如 AP-1 和 NF-κB。具有对这些转录因子易感因素的基因,如金属硫蛋白基因和血红素加氧酶基因可被活化。各种药物(毒物)引起的细胞凋亡可能与干扰信号通路和基因表达调节有关,如使用烷化剂后胸腺细胞凋亡、抗肿瘤化疗后肠上皮细胞凋亡和服用某些肝毒物后肝细胞凋亡。

3)信号形成失调:垂体前叶分泌促激素释放激素,促进外周相应的内分泌腺细胞有丝分裂并释放激素。垂体促激素释放激素产生又可受外周多种腺体激素水平反馈性调控,反馈调节通路如受药物干扰,可严重影响垂体促激素释放激素分泌,并依次影响外周靶腺激素分泌功能。如影响甲状腺激素产生(如抗真菌药代谢物亚乙基硫脲)或增强甲状腺激素分泌(如苯巴比妥)的药物,可相应降低或增高血液甲状腺激素水平,由此反馈性促进或抑制促甲状腺激素(TSH)分泌。抗真菌药代谢物亚乙基硫脲引发 TSH 分泌增加刺激甲状腺体细胞分裂,这是该类毒物引起甲状腺肿或甲状腺肿瘤的原因。垂体促激素释放激素分泌减少则产生相反的不良反应,导致外周靶腺退化与细胞凋亡,如雌激素反馈性抑制垂体促性腺激素释放激素分泌导致男性睾丸萎缩。

(2)进行性细胞活动失调:细胞固有的生命活动可受膜受体信号分子调控,膜受体通过调节 Ca^{2+} 进入胞浆,或刺激细胞内催化第二信使的酶生成促使信号转导。Ca^{2+} 和其他第二信使最终改变功能蛋白磷酸化,进而改变细胞功能。药物在中毒剂量时,能通过干预任何信号转导偶联环节而严重影响细胞生命活动。

1)电兴奋细胞活动失调:许多外源性物质可影响电兴奋细胞活动,如神经细胞、骨骼肌细胞、心肌细胞和平滑肌细胞。神经递质释放和肌肉收缩等细胞功能,受递质和调质合成控制及神经元调节释放的影响。①神经递质水平改变:药物可通过干预递质合成、储存和释放而改变突触递质水平。酰肼的惊厥作用是由于其降低 GABA 的合成;利血平导致去甲肾上腺素、5-羟色胺和多巴胺耗竭可引起相应不良反应。有机磷抑制胆碱酯酶活性影响乙酰胆碱水解,导致其在胆碱受体部位堆积产生严重中毒。可卡因或三环类抗抑郁药抑制神经摄取去甲肾上腺素,使骨骼肌血管 α 受体过度兴奋,是引发可卡因误服者严重鼻黏膜溃疡和心肌梗死的原因;而 β 受体过度激动则与威胁生命的心律失常有关。误用苯丙胺可产生类似的心脏并发症,因为苯丙胺可增强肾上腺素能神经释放去甲肾上腺素,竞争性抑制神经对该递质的摄取。三环类抗抑郁药与单胺氧化酶抑制剂合用,通过不同机制阻断去甲肾上腺素清除,可引起高血压危象。②药物-神经递质受体相互作用:激动剂和激活剂可拟似内源性配基的生理反应,而拮抗剂和抑制剂则可阻断这些生理反应。如蘑菇毒素蝇蕈醇(muscimol)是抑制性 GABA$_A$ 受体激动剂,而巴比妥类、苯二氮䓬类、全身麻醉药和乙醇则为激活剂。随着剂量大小,这些毒素或药物都可出现镇静、全身麻醉、昏迷,最终导致延脑呼吸中枢抑制。③药物-信号转导相互作用:许多化学物质可通过干预信号转导过程而改变神经和(或)肌肉活动。电压-门控 Na^+ 通道可传递并扩增由配基-门控阳离子通道产生的兴奋信号,该通道可被许多植物、动物毒素和合成毒物激活;而阻断电压-门控 Na^+ 通道的物质则可产生相反作用,如出现麻痹。Na^+ 通道在感觉神经信号转导也同样重要,Na^+ 通道激活剂可诱发感觉和反射,Na^+ 通道抑制剂则可产生麻醉作用,如摄入附子类植物后出现反射性心动过缓和口腔烧灼感,Na^+ 通道抑制剂普鲁卡因和利多卡因则可用作局部麻醉药。④药物-信号终端相互作用:由正电流产生的细胞信号可通过通道或传递部位阳离子去除而被终止,抑制阳离子输出可延长兴奋。如洋地黄毒苷抑制 Na^+,K^+-ATP 酶,增加细胞 Na^+ 浓度,由此通过 Ca^{2+}/Na^+ 交换而减少 Ca^{2+} 输出,导致细胞 Ca^{2+} 浓度积聚,增强心肌收缩性和兴奋性,甚至造成严重心律失常。

2)其他细胞活动失调:非兴奋细胞也存在许多信号机制,这些过程受到干扰通常较少产生相应结果。大鼠肝细胞具有 $α_1$ 受体,兴奋时可诱发代谢改变,如细胞 Ca^{2+} 浓度提高而导致糖原分解和谷胱甘肽输出增加,这具有毒理学意义。许多外分泌细胞由 M 受体调控,胆碱酯酶抑制药中毒后出现的流涎、流泪、支气管分泌等现象均为激动这些受体而致。阿托品对 M 受体的阻断效应,可出现相反作用,如腺体分泌抑制、心率加快和体温升高。磺酰脲类可降低实验动物血糖,这些药物可阻滞胰腺 β 细胞 K^+ 通道,进一步导致去极化,Ca^{2+} 通过电压-门控 Ca^{2+} 通道进入胞内,导致胰岛素从胞内外排,口服降血糖药的问世受此启发。

2. 细胞维持的毒性改变   细胞必须维持其结构和功能完整性,并为其他细胞提供支持功能。药物可影响这些功能而产生毒性作用。

(1)细胞内环境维持受损——中毒细胞死亡机制:细胞是维持生命活动的最小单位,细胞的生命活动为:合成内源性分子,整合大分子复合物、膜和细胞器以维持细胞内环境,产生能量供机体生命活动。终毒物如干扰这些功能可影响细胞生存,主要机制有以下几个方面。①ATP 合成受损:影响线粒体 ATP 合成的终毒物可分成 4 类。第一类可干扰氢传递电子的传输链,如氟

笔记

乙酸盐抑制三羧酸循环和辅因子产生;第二类如鱼藤酮和氰化物抑制电子经由输送链传递给氧;第三类干扰氧传递给终端电子运载体——细胞色素氧化酶,所有引起低氧症的化合物最终均作用在该靶点;第四类抑制氧化磷酸化关键酶 ATP 合酶的活性。②细胞内 Ca^{2+} 持续上升:细胞内 Ca^{2+} 可被高度精确地调节,细胞膜对 Ca^{2+} 的不透性使细胞内外 Ca^{2+} 浓度差 10 000 倍,并可经由转运机制将 Ca^{2+} 从胞浆中除去。Ca^{2+} 能从胞浆通过生物膜被泵入内质网和线粒体。由于线粒体具有低亲和力载体性质,在隔绝 Ca^{2+} 上起到重要作用,只有当胞浆 Ca^{2+} 水平高达线粒体范围时才可进入,该情况下大量 Ca^{2+} 以磷酸钙的形式聚集在线粒体内。药物(毒物)可通过打开 Ca^{2+} 通道或损伤生物膜促进 Ca^{2+} 内流,抑制 Ca^{2+} 外流。线粒体 Ca^{2+} 超载是许多器官组织的病变基础,如心肌细胞 Ca^{2+} 超载是凋亡的始发环节。③其他机制:药物(毒物)可通过影响其他基本结构和功能导致细胞死亡。较典型的有以下 4 种情况:直接损伤细胞膜,如脂溶性溶剂、表面活性剂等;损伤溶酶体,如氨基苷类抗生素等;损坏细胞骨架,如毒素次毒蕈环肽等;干扰线粒体蛋白合成,如鹅膏蕈碱、乙醛。

(2)细胞外维持功能受损:药物也可干预对其他细胞、组织和器官提供特定支持的细胞。以作用于肝脏的药物为例,肝细胞合成并向循环血释放蛋白和营养成分,并从血液中除去胆固醇和胆红素,分别将其转化为胆酸和胆红素葡糖醛酸苷而排入胆汁。调控上述过程的功能如被药物毒效应中断,则无论对机体还是肝脏均有害;又如药物影响肝脏凝血因子产生,并未损伤肝脏本身,却可导致机体出血致死,这也是华法林类灭鼠药的作用机制。糖异生抑制剂降糖氨酸 A 可由于快速限制向脑组织供应葡萄糖而产生致死作用。

(四) 修复或错误修复

药物毒性发展的第四步是不适当的修复。被终毒物改变的生物大分子如修复不当,可影响毒性损伤的进程。修复机制可发生在分子、细胞和组织层面,其中分子层面的修复涉及蛋白、脂质和 DNA,而组织层面的修复则体现为凋亡和增生(包括细胞和细胞外基质)。

1. 分子修复 损伤的生物大分子可通过不同的方式进行修复。某些化学修饰,如蛋白巯基氧化和 DNA 甲基化可被简单地逆转。在 DNA 化学修饰或脂质过氧化时,损伤分子的一个或数个单位被水解除去,并插入一个或数个新合成的单位。在某些情况下,损伤的分子可整个降解并重新合成,该过程需要较长时间,如有机磷中毒时胆碱酯酶的再生。

(1)蛋白修复:许多蛋白的巯基是其功能所必需的,如受体、酶、细胞骨架蛋白和转移因子等。蛋白巯基(Prot-SHs)氧化成蛋白二硫化物(Prot-SS,Prot$_1$-SS-Prot$_2$)、蛋白-谷胱甘肽混合二硫化物和蛋白二硫化物酸(Prot-SOH)可被酶还原逆转。内源性还原物硫氧还蛋白和谷氧还蛋白在体内广泛存在,是两个活性中心带有氧化还原作用半胱氨酸的小分子蛋白。这些蛋白中的活性巯基被氧化,在戊糖磷酸途径中,通过葡萄糖-6-磷酸脱氢酶和6-磷酸葡糖酸脱氢酶使 NADPH 还原而得以循环再生。通过 NADH-依赖性细胞色素 b_5 还原酶再生,从细胞色素 b_5 转移电子产生氧化血红蛋白。

(2)脂质修复:脂质过氧化通过复杂的过程而修复,该过程通过一系列还原剂及谷胱甘肽过氧化物酶和还原酶得以进行。含有脂肪酸过氧化氢的磷脂易被磷脂酶 A_2 水解,伴随过氧化的脂肪酸被游离脂肪酸取代,该过程需要 NADPH 参与。

(3)DNA 修复:尽管核 DNA 具有高度活泼的亲电子基和自由基,但由于其折叠在染色体中并存在若干修复机制可修复损伤,核 DNA 相当稳定。①直接修复:某些共价 DNA 修饰直接由酶逆转。较小的加成如附着于鸟嘌呤 O^6 位的甲基,可由烷基转移酶去除。而 DNA 修复时,烷基转移酶可将加成物转移在其半胱氨酸残基上,其结果是酶自身灭活和降解。②切除修复:碱基切除和核苷酸切除是 DNA 分子去除损坏碱基的两种机制。尚未引起主要螺旋扭转结构的损害由碱基切除方式除去,在该过程中改变的碱基由能水解 N-糖键相关底物-特异性 DNA-糖基酶辨认,释放出经修饰的碱基,在 DNA 分子中生成脱嘌呤或脱嘧啶(AP)位点。水解临近缺失位点磷

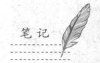
笔记

酸脱氧核糖键的 AP 核酸内切酶辨认该位点,在除去该位点后,由 DNA 聚合酶将正确的核苷酸取代无用的糖并以连接酶封口。③再结合(后复制)修复:在 DNA 复制开始前,如没有形成庞大的加成或螺旋内嘧啶二聚体,就会出现再结合(后复制)修复。在复制时,这样的损害可使 DNA多聚酶避免沿着携带损害的亲代链延长大小适当的子链。

2. 细胞修复 细胞损伤的修复并不多见。大多数组织的细胞在损伤后就会死亡,余下的活细胞会分裂而取代丢失的细胞。值得注意的是神经组织,因为成熟的神经元失去增殖能力。外周神经轴突损伤后需要巨噬细胞和施旺(Schwann)细胞参与修复。巨噬细胞通过吞噬作用除去碎屑,并产生细胞因子激活施旺细胞增殖,同时产生神经生长因子(NGF),在细胞表面表达 NGF受体、分泌神经细胞黏附分子和细胞基质分子。在与新生的轴突一起移行时,施旺细胞起到向导作用而在化学上则起到诱导轴突与靶细胞连接的作用。

3. 组织修复 组织由于细胞能够增殖,在其损伤后可通过对损害细胞去除和组织增生而再生。受损的细胞可以通过凋亡和坏死两种方式去除。

(1)凋亡:损害细胞的一种主动清除,所以又称为程序性死亡,通常是机体清除不需要的细胞(组织)所启动的方式。但当药物严重损害一些组织而产生的凋亡现象,可出现二重作用,一方面凋亡过程可阻止损伤细胞坏死和炎症反应继续进行,阻止由于炎症释放细胞因子而造成损伤;另一方面如发生在特殊组织却往往有较严重的病理后果,如药物损伤神经元诱发凋亡,神经元较难再生,由胶质细胞充填而可诱发癫痫。

(2)增生:可通过有丝分裂使丢失的细胞获得取代。也可通过细胞外取代,药物引起组织损伤后不久,周边细胞会黏附到损害区域并进入细胞分裂周期。

(3)组织修复的负面作用:被药物损伤的细胞可激活巨噬细胞和内皮细胞产生其他调节因子,引起组织一系列反应,如引起炎症、急性期蛋白异常合成和发热等。

1)炎症:巨噬细胞诱发微循环改变和炎症细胞聚集。巨噬细胞在组织损伤处被激活,能分泌细胞因子,如肿瘤坏死因子(TNF)和白细胞介素-1(IL-1)等。这些细胞因子刺激临近的基质细胞,如内皮细胞和纤维母细胞,释放调节因子,引起局部微循环扩张及毛细血管渗透性增加。激活的内皮细胞也通过释放化学趋化因子、脂质产物和细胞间黏附分子(ICAM)促进循环中的白细胞向损伤组织游走聚集。浸润在损伤组织的白细胞合成调节因子扩散炎症反应。巨噬细胞及白细胞被募集到损伤部位产生自由基和水解酶,包括具有高度反应性羟自由基(HO·),可在炎症组织以三种形式产生,每种方式都涉及一种特异的酶:NAD(P)H 氧化酶、一氧化氮合酶、髓过氧化物酶。

在呼吸爆发过程中,膜结合 NAD(P)H 氧化酶在巨噬细胞及粒细胞都呈活化态,从分子氧产生超氧阴离子基($O_2^{\cdot-}$)。

$$NAD(P)H + O_2 \rightarrow NAD(P)^+ + O_2^{\cdot-}$$

$O_2^{\cdot-}$ 通过以下两步生成 HO·:首先在自发的或被超氧歧化酶催化,然后被过渡态金属离子催化。

$$2O_2^{\cdot-} + 2H^+ \rightarrow O_2 + HOOH$$

$$HOOH + Fe^{2+} \rightarrow Fe^{3+} + HO^- + HO^\cdot$$

细菌内毒素和细胞因子 IL-1 和 TNF 诱导巨噬细胞内 NO 合酶,催化从精氨酸生成另一种细胞毒自由基一氧化氮(NO·)。

$$L\text{-精氨酸} + O_2 \rightarrow L\text{-胍氨酸} + NO^\cdot$$

在活化巨噬细胞产生的 $O_2^{\cdot-}$ 和 NO· 能进一步相互反应,生成过氧亚硝酸离子(ONOO⁻,活性氮),能够使蛋白硝基化,导致细胞死亡。活性氮可衰变为氧化氮和羟自由基。

$$O_2^{\cdot-} + NO^\cdot \rightarrow ONOO^-$$

$$ONOO^- + H^+ \rightarrow ONOOH$$

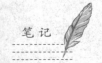
笔记

$$ONOOH \rightarrow NO_2 + HO^{\cdot}$$

粒细胞释放溶酶体酶髓过氧化物酶到细胞外,催化过氧化氢和氯离子生成强氧化基次氯酸（HOCl）。

$$HOOH + H^+ + Cl^- \rightarrow HOH + HOCl$$

HOCl 与 HOOH 一样能形成 HO$^{\cdot}$,结果电子从 Fe^{2+} 或 O$_2^{\cdot-}$ 转移到 HOCl：

$$HOCl + O_2^{\cdot-} \rightarrow O_2 + Cl^- + HO^{\cdot}$$

所有这些活性化学物质及释放的溶酶体酶,都是炎症细胞的毁坏性产物。虽然可在炎症部位抗致病微生物活性,但也不可避免地损伤正常组织。

2）改变蛋白合成:从药物毒效应损伤组织的巨噬细胞和粒细胞释放的细胞因子,还能改变急性期蛋白合成,这种情况主要发生在肝脏。IL-6、IL-1 和 TNF 激活其细胞表面受体,分别调控编码某些阳性或阴性急性期蛋白基因转录活性。许多肝脏急性期蛋白如 C-反应蛋白被释放到血液,血清中 C-反应蛋白水平升高,是诊断药物毒效应引起组织损伤、炎症和肿瘤的指标之一。红细胞沉降加快,也表示上述病理情况,因为血浆富含诸如纤维蛋白原阳性急性期蛋白。

阴性急性期蛋白包括一些血浆蛋白,如白蛋白、甲状腺运载蛋白、转铁蛋白、某些细胞色素 P450 和谷胱甘肽 S-转移酶。由于后几种酶在药物毒性和去毒性中起重要作用,在组织损伤急性期可显著改变药物的生物转化和毒性。

急性期反应在发生学上相对保守,但某些急性期蛋白却有种属特异性。如在组织损伤或炎症的急性期,C-反应蛋白和血清淀粉样蛋白 A 水平在人类急剧增高,而在大鼠却未见如此;但 α_1-酸性糖蛋白和 α_2-巨球蛋白浓度在大鼠显著增高,而在人类却变化不大。因此新药非临床安全性评价结果,还要结合种属间差异综合考虑。

3）无显著特点的反应:药物毒效应损伤部位,活化的巨噬细胞和内皮细胞释放炎性细胞因子,也能激发神经激素反应。例如 IL-1,TNF 和 IL-6 可改变下丘脑体温调定点而导致发烧。IL-1 也可引发组织损伤的其他无显著特点的全身反应,如嗜睡、休克样状态。此外 IL-1 和 IL-6 作用在垂体,导致 ACTH 释放,依次刺激肾上腺皮质释放皮质醇。由于甾体激素抑制细胞因子基因表达,上述过程造成了一种负反馈机制。

4. 修复不全导致的毒性　药物毒性作用损伤组织时,修复不全的情况可发生在分子、细胞和组织水平。许多毒性类型夹杂不同水平的机制,其中严重的结果有组织坏死、纤维症和化学致癌。

（1）组织坏死:药物毒效应分子水平的损伤多数可被修复机制逆转或终止。如在微粒体膜 α-维生素 E 耗竭前,促氧化毒物不会引起脂质膜碎裂,只有在机体不能提供修复过氧化自由基损伤脂质的内源性抗氧化剂时,才会出现膜损伤,转化为细胞坏死。细胞损伤发展为组织坏死常由于细胞凋亡和细胞增殖两种修复机制被阻断。损伤的细胞可激发凋亡,凋亡过程阻止损伤细胞坏死和炎症反应继续进行,终止毒性伤害的进展。另一个能终止药物毒性损伤扩大的重要过程,是与损伤细胞相邻细胞的增殖,在细胞损伤后不久增殖就已开始。在给予大鼠低剂量（非坏死剂量）四氯化碳后数小时内,就可检测到肝脏中大量有丝分裂细胞。这种早期分裂细胞是迅速完全地修复损伤组织和防止坏死所必需的。

确定引起组织坏死的药物毒性量效关系很重要,组织坏死只在药物达到一定毒性剂量时才会发生,通常终毒物在靶部位有足够浓度,且引起的损伤足以抵抗修复才出现。因此组织出现坏死是由于药物毒性剂量使损伤过重,或下列修复机制能力不足:①损伤分子的修复;②损伤细胞通过凋亡而去除;③丢失的细胞通过细胞分裂取代。

（2）纤维症:纤维症是一种以异常组分在细胞外过度沉积为特征的病理状态。除了病毒和寄生虫感染外,肝纤维症或肝硬变常由于长期饮酒、服用肝毒性药物或其他化学物质而引发。

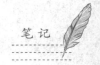

笔记

除了长期吸氧、吸入矿物粒子外,药物如博来霉素和胺碘酮可导致肺纤维症;阿霉素可造成心脏纤维症;接触离子化射线可引起多器官纤维症。修复不全是纤维症的主要因素,通常在损伤组织重建时,损伤细胞激发大量细胞增殖和细胞外基质生成,如细胞外基质连续生成可发展为纤维症。细胞外基质过度生成由非实质细胞产生的细胞因子控制,转化生长因子-β(TGF-β)是调节基质过度生成的主要细胞因子。

(3)致癌:化学致癌与各种修复机制功能障碍有关,包括 DNA 修复失败;凋亡失败;细胞增殖终止失败。

1)DNA 修复失败:为致突变、致癌的始发阶段。理化因素可引起遗传毒性和非遗传毒性机制造成肿瘤生成。与 DNA 反应的药物可引起 DNA 损害,如加成形成、氧化修饰、螺旋断裂。大多数情况下,这些损伤可被修复或通过损伤细胞被清除而避免机体出现严重后果。如果 DNA 损伤未修复或细胞未被清除,亲代 DNA 的损伤会引起可遗传的改变(即突变)出现在子代 DNA 复制中。当突变基因没有改变蛋白质编码,或者突变引起的氨基酸组分没有影响蛋白的功能,突变可没有显性反应。当突变基因表达可改变细胞生长和增殖的突变体蛋白时,机体就会出现严重的后果。当这种细胞生存并进行有丝分裂,其子代细胞也具有相同的增殖特征。

2)凋亡失败:受损细胞如不能通过凋亡去除,可促进突变并纯系(clone)生长。临床手术切除肝癌有 40% 呈克隆状,提示可能由单个突变细胞增殖而成。马兜铃酸Ⅰ可致犬肝细胞大量凋亡,伴有肿瘤祖细胞形成,即为典型的例子。

药物的毒性途径变化多而复杂,如一种药物可以产生数种终毒物,一种终毒物又可与多种类型靶分子反应,而与一种类型靶分子反应又可有数种结果。因此一种药物的毒性可涉及上述数种机制,这些机制可以复杂的形式互相反应,互相影响。

近年来涉及系统生物学的毒理学研究日渐兴起,在整体性、动态性、网络调控性的内涵下,关注外来物质对机体的损伤评估与预测。药物与生物大分子作用涉及网络调控系统的巨大复杂性,使得对药物毒性作用机制的理解难度也随之增加。应用计算与实验系统生物学,药物毒理学研究从生物组织扩大到多重尺度网络分析,并由此说明治疗作用和不良反应。系统毒理学依靠实验"组学"技术,在大量可变因素中能测量多重变化,通常在全基因组水平建立网络分析药物作用。组学技术由于将个体基因组状态联系到所用药物的治疗效能和毒性反应,通常在全基因组水平建立分析药物毒性的网络系统。通路与网络分析相结合,毒效应与毒代动力学模型,以及基因多态性知识,将发展为预测毒性作用的模型。如动力学模拟,代谢调控,鲁棒性和流量分析,确实有助于理解网络介导的毒性。最近,基于药物处置关键因素的个体差异表征与多因素系统重建,以实现精准用药核心环节的"精准药学"正在兴起,有望对药物毒理学基本核心理论予以充实。

参考文献

1. Riviere JE. Biological concepts and techniques in toxicology:an integrated approach. New York:Taylor & Francis Group,2006.

2. Green S. Toxicology and regulatory process. New York:Taylor & Francis Group,2006.

3. Klaassen CD. Casarett & Doull's Toxicology:the basic science of poisons. 8th ed. New York:McGraw-Hill Companies,Inc. ,2013.

4. Roberts SM,James RC,Williams PL. Principles of toxicology:environmental and industrial applications. 3nd ed. New York:A Wiley-Interscience Publication John Wiley & Sons,Inc. ,2015.

5. 秦伯益. 新药评价概论. 第 2 版. 北京:人民卫生出版社,1998.

6. 刘昌孝,孙瑞元. 药物评价实验设计与统计学基础. 北京:军事医学科学出版社,1999.

笔记

7. Huang X, Zhu DY, Lou YJ. The use of human embryonic stem cells in high-throughput toxicity assays. High-Throughput Screening Methods in Toxicity Testing, 2013, First Edition: 97-105.

8. Jin K, Su KK, Li T, et al. Hepatic premalignant alterations triggered by human nephrotoxin aristolochic acid I in canines. Cancer Prev Res, 2016, 9(4): 324-334.

（楼宜嘉）

笔记

第二章 药物的毒代动力学

学习要求

1. 掌握　药物在体内分布环节中的毒性。
2. 熟悉　毒代动力学研究的特殊问题。
3. 了解　毒代动力学研究实验设计的相关内容。

　　某种物质接触或进入有机体后,侵害机体的组织与器官,并能在组织与器官内发生化学或物理化学反应,破坏了机体的正常生理功能,引起机体功能性或器质性病理改变。具有上述作用的物质,称为毒物。药物对机体发生毒性作用,从药物毒理学的角度,就可视其为毒物。药物和机体之间的相互作用从机体接触开始,经过吸收(absorption)、分布(distribution)、代谢(metabolism)、排泄(excretion)过程,即是机体对药物进行一系列处置(disposition)的过程。将药动学的原理和方法应用在研究药物的毒性和不良反应上,研究药物在体内的动态变化过程(图2-1),称为毒代动力学(toxicokinetics)。

　　本章主要论述药物毒代动力学的相关概念和研究内容,为药物毒性实验的剂量设计、确定动物在药物中的实际暴露水平、解释药物出现毒性的原因以及将毒性资料外推到人类等方面提供科学和定量的依据。

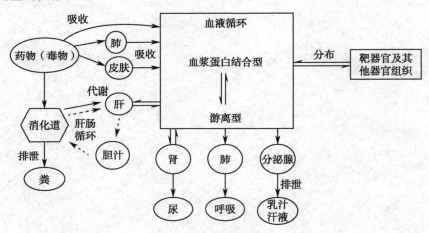

图 2-1　药物在体内的动态变化过程

第一节　药物体内过程与毒性

　　药物与机体接触后,一般都经过吸收、分布、代谢和排泄过程。药物由与机体接触部位进入血液的过程为吸收;然后由血液分散到全身组织细胞中即为分布;在组织细胞内经酶类催化发生化学结构与性质变化的过程,称为代谢,在代谢过程中可能形成新的衍生物以及分解产物,即为代谢物;最后药物及其代谢物通过排泄过程离开机体,即为排泄。本节主要讨论药物在体内的吸收、分布、代谢、排泄过程(即 ADME 过程)及其每个过程中可能产生的毒性,探讨药物毒性作用的发生和发展的规律。通过这一过程的研究,了解药物在体内被吸收的程度,贮留于何种

笔记

18

器官组织,停留时间的长短,代谢转化产物的性质,以及由体内排泄的速度和途径等,对阐明其在体内可引起的损害作用具有重要意义。

一、药物吸收环节的毒性

吸收(absorption)是指药物通过各种途径透过机体的生物膜转运到血液的过程,吸收途径主要包括胃肠道、呼吸道和皮肤。但在毒理学试验中,有时也采用注射方法,如腹腔、肌内、皮下注射,经注射部位组织吸收。不同的吸收途径会影响化学物质进入血中的速度和浓度以及毒效应。各种给药途径的吸收效率:肺泡呼吸膜吸收效率 > 消化道黏膜吸收效率 > 皮肤吸收效率。如氯碘羟喹是1933年上市的抗阿米巴药物,最初只是外用来防治皮肤伤口化脓,后来使用范围扩大到口服治疗阿米巴痢疾。但从20世纪50年代中期开始,在使用的国家陆续发现服用氯碘羟喹的患者出现亚急性脊髓视神经炎(SMON)。直到70年代才确认口服氯碘羟喹是引起此病的原因,同年9月此药在日本停止出售。到1976年为止,日本各地因服用此药而患SMON的达万人之多,其中死亡几百人。

(一)经消化道吸收

消化道是药物的主要吸收部位,从口腔到直肠的各个部位都可吸收外源化学物质。小肠是消化道中最长的部分,且小肠黏膜的皱襞很多,因此药物经消化道吸收主要在小肠内进行。进入消化道内的药物主要以单纯扩散方式通过消化道黏膜上皮层到达黏膜的血液中。单纯扩散被认为是最基本最重要的吸收方式,因此脂溶性大、解离度小的药物容易被吸收。

由于胃液酸度极高(pH 1.0),弱有机酸类物质多以未解离形式存在,所以容易吸收;但弱有机碱类物质,在胃中离解度较高,一般不易吸收。小肠内酸碱度相对趋向中性(pH 6.6),化合物离解情况与胃内不同,弱有机碱类在小肠主要呈非离解状态,因此易被吸收。弱有机酸与此相反,例如苯甲酸,在小肠中不易被吸收。但由于小肠具有极大表面积,绒毛和微绒毛可使其表面积增加600倍左右,因此小肠也可吸收相当数量的苯甲酸。由于小肠黏膜细胞膜上的亲水性孔道直径为0.4nm左右,所以还可通过膜孔过滤吸收相对分子质量为100、200的小分子。

除了药物本身的理化性质外,经消化道吸收还主要受胃肠液的pH(胃液和胆汁分泌)、胃肠蠕动(滞留时间,胃肠蠕动增强会使吸收减少)、胃肠道内食物的量和质(如果胃内充满食物、蛋白质和黏液蛋白质等可减缓毒物的吸收)。有些水溶性差的物质,遇油脂则易吸收。钙、镁、铝、磷酸盐或草酸盐等可与某些药物结合,降低溶解度而影响吸收;重金属及其盐类可与蛋白质结合成不溶性沉淀物也能影响其吸收。首关效应也是影响药物吸收的一个主要因素,就好像第一道关口,一般会使进入体循环中的化学物质原形的量低于入肝之前,但增加了部分代谢产物,另一部分代谢产物不进入体循环而排入胆汁。如果肝是非靶器官,并且经首关效应的化学物质活性下降,则首关效应具有积极的保护作用。其他接触部位(如肺、口腔和皮肤)的吸收,由于解剖学的原因就不经过肝的首关效应而进入体循环。

(二)经呼吸道吸收

肺是呼吸道中的主要吸收器官,肺泡上皮细胞层极薄而且血管丰富,所以气体、挥发性液体的蒸气和细小的气溶胶在肺部吸收迅速完全。吸收最快的是气体、小颗粒气溶胶(例如烟雾)和脂/水分配系数较高的物质。

气态物质水溶性影响其吸收部位,易溶于水的气体药物等在上呼吸道吸收。如果吸入和喷雾给的药具水溶性,或可与黏膜细胞表面物质反应,则可在鼻黏膜处滞留,因此鼻黏膜可减轻水溶性气体和高反应性气体对肺部的损伤。水溶性较差的气体药物则可深入肺泡,并主要通过肺泡吸收。气态物质到达肺泡后,主要经简单扩散透过呼吸膜而进入血液,其吸收速度受多种因素影响,主要是肺泡和血液中物质的浓度(分压)差和血/气分配系数。

笔记

当粉状物质或气溶胶进入呼吸道时,可在气管、支气管和肺泡表面附着。凡直径大于 $5\mu m$ 的颗粒,一般附着于鼻咽部;小于 $2\mu m$ 者附着于气管支气管部位。前者很快被咽下,并经食管进入胃肠道;后者可被气管支气管黏膜纤毛细胞向上推送到喉部,而被清除。液体喷雾剂和颗粒(通常直径小于 $1\mu m$)也能被肺泡吸收。经由肺泡吸收颗粒相对不容易,从肺部清除颗粒主要靠溶解作用和血管运输。

被吸收的气体药物进入血液后可被转运到靶细胞或靶组织;可溶于血浆脂质中,也可与血浆蛋白结合或发生化学反应等。此时到达靶部位的药物浓度取决于其在血液中的溶解度;有的气体尚可与血红蛋白结合后使后者失去携氧能力。因此气体或者可挥发药物的毒性,与其在血液中的溶解度及血细胞对其结合程度有密切关系。溶解度越大,对机体产生的潜在毒性也可能越大。

经肺吸收的药物与经胃肠道吸收者不同,前者不通过门静脉血流进入肝,未经肝中的生物转化过程,即直接进入循环并分布全身。首先,气体和挥发性溶剂为非离子型分子,可不考虑其酸碱性和脂溶性;其次,覆盖于肺泡的上皮非常薄,毛细血管紧贴肺泡细胞,经吸入的药物非常容易通过;最后,血液流过整个肺部毛细血管网只要 0.75 秒,因而经由肺部吸收的药物可迅速进入血液循环。

(三) 经皮肤吸收

人类皮肤经常与许多外来化合物接触,皮肤并不具有高度通透性,从而形成相对较好的屏障,将机体与外界环境隔离。但确有不少药物可通过皮肤被吸收,如四氯化碳和一些杀虫剂等高脂溶性物质,其吸收量足以引起全身中毒。

药物经皮吸收有两条途径:①通过表皮脂质屏障吸收,是经皮吸收的主要途径,即药物通过角质层到透明层到颗粒层到生发层和基膜再到达真皮层,最后进入血液。②通过汗腺、皮脂腺和毛囊等皮肤附属器,绕过表皮屏障直接进入真皮。

一般说来,药物从皮肤的吸收量与其脂溶性成正比,与分子量成反比。皮肤的结构和通透性随体表部位有所不同,人体不同部位皮肤对药物的通透性不同,阴囊 > 腹部 > 额部 > 手掌 > 足底。药物极易通过阴囊皮肤,因为它很薄且通透性很好,西方国家历史上曾有过扫烟囱工人睾丸癌发病率高的记载,原因就是工作时跨在烟囱上接触致癌物质所致。不同物种动物皮肤通透性不同,大鼠及兔的皮肤较猫的皮肤更易通透,而豚鼠、猪和猴子的皮肤通透性则与人相似。

经皮肤吸收主要机制是简单扩散,扩散速度与很多因素有关。在药物经皮肤吸收的主要途径中,其吸收过程一般可分为两个阶段。第一阶段是穿透阶段,即药物透过皮肤表皮,即角质层的过程。这是一个限速过程,皮肤具有较好的屏障作用,一般情况下,大部分物质不易经皮肤吸收,仅少数药物可经皮肤吸收。第二阶段为吸收阶段,即由角质层进入乳头层和真皮,并被吸收入血液。该层组织由多种细胞组成,屏障作用较差,药物可通过扩散作用通过这层皮肤,并经过丰富的淋巴毛细血管被吸收。在表皮层药物吸收的速率取决于局部血流、空隙液体运动等。

(四) 注射吸收

静脉注射(intravenous injection, i. v.)可使药物迅速而准确地进入体循环,没有吸收过程。肌内注射(intramuscular injection, i. m.)及皮下注射(subcutaneous injection, s. c.)药物也可全部吸收,一般较口服快。吸收速度取决于局部循环,局部热敷或按摩可加速吸收,注射液中加入少量缩血管药则可延长药物的局部作用。动脉注射(intraarterial injection, i. a.)可将药物输送至该动脉分布部位发挥局部疗效以减少全身反应。注射给药如果计算剂量有误,过量注入将无法回收引起毒性反应。

笔记

二、药物分布环节的毒性

分布(distribution)是药物吸收进入体循环后,随血液向体内各个可分布到的脏器和组织转运的过程。药物在体内的分布取决于组织局部的血流量、游离型化学物质的浓度梯度、从毛细血管向实质细胞的转运速度、药物与组织的结合点和亲和程度等因素。因此,血流量大的器官就有可能含有较多的转移药物,如肝、肾、脑等器官。通常药物分布初期主要靠血流,而分布后期则主要有赖于组织的亲和力。药物进入细胞的过程包括被动扩散或主动转运,水溶性小分子和离子、脂溶性分子易进入细胞,极性大的分子则必须通过特殊转运机制进入细胞。

(一)表观分布容积

表观分布容积(apparent volume of distribution,V_d)是指体内药物总量待平衡后,按测得的血浆药物浓度计算时所需的体液总容积(即理论上药物均匀分布所占有的体液容积)。表观分布容积越大,血浓度越低,组织分布越广泛。例如,药物在人体内分布只限于血浆、细胞外液或全身的水分中时,相应的 V_d 分别约为40ml/kg、170ml/kg 和580ml/kg;脂溶性药物主要分布在富含脂肪的组织和器官中,V_d 可大于1000ml/kg。药物发生毒性作用的靶组织或靶器官并非一定是其分布浓度最高的组织。例如毒物铅在成人体内有90%以上分布在骨骼,但却对分布较少的肾、中枢和外周神经及造血系统有选择毒性。因此对药物毒性作用而言,不能简单地考虑药物分布的体液区域和比率,更要关注药物与细胞组织的特殊亲和力及其蓄积储存组织,如肝、脂肪、骨等。

(二)药物在组织器官中的蓄积

进入机体内的药物常出现在特定器官的现象称为蓄积。靶器官常有蓄积现象,但靶器官以外的蓄积现象也不少见,统称为贮存库(storage depot)。药物在贮存库和血液的游离型之间存在着平衡,当体内的一部分被排除后,就会从贮存库再游离出来进入血液循环,使生物学半衰期延长。

1. **血浆蛋白结合(plasma protein binding)** 药物吸收进入循环后首先与血浆蛋白结合,还有少数与球蛋白结合。由于毒物和血浆蛋白结合形成的分子较大,不易透过毛细血管而进入其他器官,因而也不显示毒性。但这种结合是可逆的和暂时的,并有一定的饱和性、选择性和竞争性。结合后药理活性暂时消失,结合物分子变大不能通过毛细血管壁暂时"储存"于血液中。在吸收过程中游离药物穿透毛细血管壁进入血液后与血浆蛋白结合,有利于吸收;在消除过程中,血中游离药物被除去,有利于消除。

药物的血浆蛋白结合量受药物浓度、血浆蛋白的质和量及解离常数(K_d)影响,各药不同而且结合率(血中与蛋白结合的药物与总药量的比值)随剂量增大而减小。药物与血浆蛋白结合特异性低,而血浆蛋白结合点有限,两个药物可能竞争与同一蛋白结合而发生置换现象。如某药结合率达99%,当被另一种药置换而下降1%时,则游离型(具有药理活性)药物浓度在理论上将增加100%,可能导致中毒。因此,在临床上同时使用两种以上药物时要慎重。例如,血栓患者服用抗凝血药华法林,同时服用非甾体抗炎药时,如服用与白蛋白结合力强的保泰松,就会使血液中游离型华法林浓度增加,引起出血。药物也可能与内源性代谢物竞争与血浆蛋白结合,例如磺胺药置换胆红素与血浆蛋白结合,在新生儿可能导致核黄疸症。血浆蛋白过少(如肝硬化)或变质(如尿毒症)时药物血浆蛋白结合率下降,也容易发生毒性反应。

血浆蛋白与药物的结合物重新分离后,将有一定的药物可能在血液中呈游离状态,相对分子质量较小,则较易透过毛细血管,到达某一组织器官,造成损害,具有一定的毒理意义。

除血浆蛋白外,各种外源化学物质还可与许多其他组织成分结合,而且此种结合的亲和力远较与血浆蛋白的亲和力强,并具有较强的专一性。所以毒物往往还聚集在其他组织,如肝、

笔记

肾、脂肪和骨骼等组织中。

2. 在肝、肾中蓄积　机体各种组织器官中,肝和肾与药物的亲和力较强,有利于药物的消除,但也有一定的蓄积作用。肝和肾还可通过主动转运并利用某种结合力特别强的组织成分,借助置换将已与血浆蛋白结合的外源化学物质转运至肝、肾组织。如在肝和肾细胞内有一类含巯基氨基酸的蛋白能与锌、锡、汞、铅等重金属结合形成的复合物称金属硫蛋白。因此,肝和肾中这些毒物的浓度可远远超过血浆中的浓度,达到 100~700 倍。在肝细胞中又有一种 y 蛋白,与很多有机酸具有高度亲和力,因此它对转运有机阳离子进入肝细胞起重要作用。

3. 在脂肪组织中蓄积　一些脂溶性高的毒物,如多氯联苯类(PCB)和有机氯农药如滴滴涕(DDT)等,又由于不易被机体代谢,所以进入体内后容易储存在脂肪组织。脂溶性毒物能大量贮存在脂肪中而不显示毒效应,但其贮存量有一定限度,一旦达到饱和,那些脂溶性毒物就要分布于作用部位。肥胖者体脂多(约占体重的 50%),贮存能力大,对某些脂溶性毒物的耐受性较消瘦者高(脂肪约占体重的 20%)。但是,如果毒物的毒作用部位是含脂肪较多的组织,则容易中毒。

在脂肪组织中蓄积的药物并不呈现生物学活性,对机体具有一定的保护意义。但已经沉积或贮存的药物可重新成为游离状态。例如,机体处于饥饿状态时,储备脂肪将被动使用而供给能量,其中贮存的外源化学物质可重新成为游离状态,随同血液到达靶器官或毒作用部位,造成对机体的损害。

4. 在骨骼中蓄积　骨骼也是外源化学物质沉积贮存的场所,骨骼是活性相对低的组织。铅、钡、锶、镭、镉等金属,药物中有四环素、喹诺酮等有机物都能贮存在骨骼中。这种贮存的机制是由于细胞间液中的药物与骨组织中的无机盐经磷酸盐结晶的互换吸附作用。体内 90% 的铅可沉积在骨骼内;氟蓄积量大时可能妨碍骨组织对钙等元素的摄取,造成骨的明显损害(氟骨症);镭在骨中可能以其放射性影响近旁的骨骼或其他器官;锶可诱发骨肉瘤。

其他一些具有特殊重要性的器官如大脑、内分泌器官和生殖器官在反复接触药物后,有时也会发生药物原形或代谢产物在这些器官的蓄积现象。

（三）体内屏障

某些外来化合物向某些组织器官的分布过程,往往与外来化合物的理化性质不相符合,分布的特征也不能用分布的一般原则来解释此种现象,这可能与体内存在一些屏障有关。血-器官屏障就是以特异化的毛细血管壁为主的一种限制化学物质分布的结构,主要生理功能是阻止或减缓组织中具有损害作用的外来物质进入,同时也保障组织需要的物质能够进入。

1. 血脑屏障（blood brain barrier）　是保护脑部免受血液循环中有毒物质损伤的天然屏障,对维持脑内环境稳定起着重要作用,其形态学基础是微血管内皮细胞及其细胞之间的紧密连接(tight junction,TJ)(图 2-2)。许多中枢神经系统疾病的治疗药物也因为不能通过血脑屏障而中止研究。研究表明,大约 98% 的药物不能通过血脑屏障,这主要是因为血脑屏障上存在多种药物转运体,其中 P-糖蛋白(P-glycoprotein,P-gp)与其关系最为密切。只有未解离的脂溶性化合物和未与蛋白质结合的小分子化合物才有可能透过血脑屏障,解离的极性化合物则不易通过血脑屏障。在新生儿阶段血脑屏障还没有完全形成,所以新生儿的脑组织容易受到外源化学物质的影响。有些药物在治疗量时,虽有部分可通过血脑屏障,但不会呈现明显的毒性,只有当剂量过高时才产生明显的毒性。如青霉素毒性非常小,当大剂量快速静脉给药时,可有较多量通过血脑屏障,引起头痛和惊厥。

2. 胎盘屏障（placental barrier）　胎盘除在母体与胎儿之间进行营养物质、氧、二氧化碳和代谢产物的交换外,还有阻止一些外来物质由母体透过胎盘进入胚胎、保障胎儿正常生长发育的功能(图 2-3)。胎盘屏障是保护胎儿免受外源性化学损害的重要关口。大部分外来物质透过胎盘的机制是简单扩散;而胚胎发育所必需的营养物质,则通过主动转运而进入胚胎。非离

笔记

子型、脂溶性高和分子量小的物质容易通过胎盘屏障。几乎所有的药物(或毒物)都能穿透胎盘屏障进入胚胎血液循环,因此在妊娠期间应该慎用或禁用对胚胎发育有影响的药物。如由环境甲基汞污染引起的胎儿性水俣病。另外,经胎盘屏障有些致癌物如多环芳烃类和雌激素等也可能引起胎儿远期危害,如出生后致癌等问题。

其他脏器也有与血液之间形成的如血-眼屏障(blood-eye barrier)、血-睾屏障(blood-testis barrier)等屏障作用,分别在雄性生殖毒理学和眼毒理学中有重要意义。

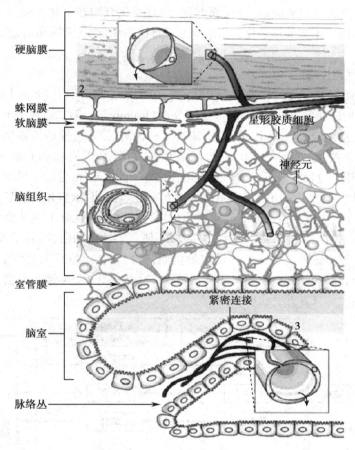

图2-2　血脑屏障示意图

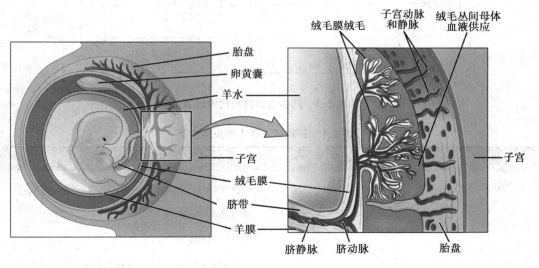

图2-3　胎盘屏障示意图

笔记

三、药物代谢环节的毒性

代谢(metabolism)是指药物在体内经过一系列化学变化并形成其衍生物以及分解产物的过程,又称为生物转化。一般情况下,外来化合物经代谢转化后,极性增强,形成水溶性更强的化合物,使其易于由体内排泄。同时也形成一些毒性较低的代谢物,使毒性降低;但并非全部如此,有些外来化合物的代谢产物毒性反而增强,或水溶性降低。例如,有机磷杀虫剂对硫磷(parathion),中间代谢产物为对氧磷,毒性反而增强;磺胺类化合物在生物转化过程中与乙酰基结合,水溶性反而降低。还有些外来化合物本身并不直接致癌,经代谢转化后,其代谢产物具有致癌作用。

(一)药物代谢过程

如图2-4所示,药物代谢可分为两个阶段。第一阶段为Ⅰ相反应(Phase Ⅰ reaction),包括氧化反应(oxidation)、还原反应(reduction)和水解反应(hydrolysis);第二阶段为Ⅱ相反应(phase Ⅱ reaction),主要包括结合反应(conjugation)。通过Ⅰ相代谢,使非极性的外源化合物产生带氧的极性基团,同时也改变了原有的功能基团或增加了新的功能基团(如—OH、—SH、—NH与—COOH等)。这个过程尽管可以增加外源化合物分子的水溶性,但最主要的作用还是使其成为Ⅱ相反应的底物。表2-1列出了Ⅰ相代谢常见的氧化、还原和水解作用的反应类型。Ⅱ相结合反应是外源化合物或经Ⅰ相代谢的代谢产物与体内某些内源性分子或基团相结合而产生水溶性共轭化合物,它掩盖了外来物的某些功能基团,使它们的生物活性、分子大小、溶解度等发生改变,从而易于排出体外。根据结合反应的机制,可将结合反应分为葡糖醛酸结合、硫酸结合、谷胱甘肽结合、甘氨酸结合、乙酰基结合、甲基结合(甲基化)等类型。无论是Ⅰ相或Ⅱ相反应,在药物毒理学中都具有重要作用。

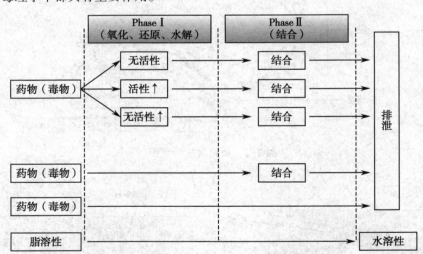

图2-4　药物在体内的代谢过程

表2-1　药物的主要Ⅰ相反应类型

反应类型	酶	举例
氧化反应	细胞色素 P450	双键环氧化(苯并芘)
		脂肪族羟化(丁烷、戊烷)
		芳香族羟化(苯)
		杂原子(S—、N—、I—)氧化(氯丙嗪)

续表

反应类型	酶	举例
氧化反应	细胞色素 P450	杂原子(O—、N—、I—)脱烷基(甲硫醇)
		氧化基团转移(氧化脱氨、脱硫、脱卤素)
		酯裂解(羧酸酯、磷酸酯)
		脱氢(乙醇)
	黄素单加氧酶(FMO)	N-氧合(尼古丁)
	醇脱氢酶系、醛脱氢酶系	醇、醛氧化(酒精)
	单胺氧化酶	胺类氧化(儿茶酚胺类)
还原反应	硝基还原酶	硝基还原(硝基苯)
	偶氮还原酶	N-氨基偶氮甲苯
水解反应	酯酶	普鲁卡因
	酰胺酶	异丙烟肼
	环氧化物水解酶	苯并(a)芘 4,5-氧化物解毒

（二）重要代谢酶——细胞色素 P450

机体催化药物的代谢酶系包括微粒体酶系、非微粒体酶系和肠道菌群酶系统,药物代谢主要经肝微粒体酶(肝药酶)催化完成,其中以细胞色素 P450 最为重要。P450 是细胞色素 P450 的简称(也简称为 CYP),是位于微粒体膜(滑面内质网)上的一组酶。由于 P450 催化反应是向外源化学物质上加入一个单氧原子,所以也被称为微粒体单加氧酶,又称微粒体混合功能氧化酶。P450 的诱导和抑制现象是影响外源化学物质毒性表现的重要因素,也是多种外源化学物质相互作用的机制之一。如乙醇可诱导该酶系活性增加,使自身和其他受药酶催化的药物转化加速,加快灭活代谢使药物效应减弱,作用维持时间缩短;加快活化代谢则使药物的效应加强,甚至可出现毒效应。西咪替丁是 P450 抑制剂,能使自身和其他受药酶催化的药物转化减慢,抑制灭活代谢使药物的效应增强,作用维持时间延长,使按通常给药间隔的常用药量在体内蓄积产生毒性;反之抑制活化代谢则使药物的效应减弱。

（三）药物代谢的影响因素

药物的生物转化过程受很多因素的影响,如生物体的种类、性别、种系和年龄,代谢速率的强弱及代谢系统的发育状况均影响药物的毒性表现;药物对代谢酶的抑制和诱导作用及机体的营养状况都会影响外来化合物的代谢,从而增强或减弱其生物转化。

四、药物排泄环节的毒性

排泄(excretion)是指药物的原形或其代谢产物通过排泄器官或分泌器官排出体外的转运过程。药物的排泄途径主要有从肾排到尿和肝经胆汁排到粪便中的途径,其他还有肺(呼气)、皮肤(汗、皮脂)、乳汁、唾液和泪液等。机体的排泄能力是影响毒性表现的重要因素之一,因为排泄是决定体内外源化学物质浓度变化速度的因素之一,同时排泄器官也可能是药物的毒性靶器官。

（一）经肾排泄

肾排泄药物的效率极高,也是最重要的排泄器官。只有那些经过生物转化的极性高、

笔记

水溶性代谢物不被再吸收而顺利排出。肾的主要排泄机制有三:肾小球滤过,肾小管重吸收和肾小管主动转运。血浆携带着溶于其中或与某些物质结合的物质,包括外来化合物及其代谢物以及机体正常生理过程中需要的一些物质,流经肾小球毛细血管并被滤过。与血浆蛋白结合的药物因相对分子质量过大(超过 60 000),不易透过上述滤过膜。经肾小管滤过的滤液中,一些维持机体正常生理功能所必需的物质在流经肾小管各段时被上皮细胞重吸收。一般来说,外源化学物质在生物转化后成为极性更大的高水溶性代谢产物,重吸收比较困难。但一部分药物也可被重吸收,其主要吸收部位为肾近曲小管部分,所以许多被重吸收的外来化合物对肾的损害作用也容易在此出现。经过肾小管随同尿液排出体外的物质中,有些是来自血浆的肾小球滤液,还有一部分是肾小管上皮细胞的代谢产物,称肾小管再分泌。经有机阴离子主动转运载体分泌的有对氨基马尿酸、青霉素和水杨酸等;经有机阳离子主动转运载体分泌的有四乙胺和 N-甲基烟酰胺。若主动转运载体被抑制,会使相应化学物质的血浆浓度上升。如丙磺舒和青霉素都为有机酸,两药合用时,丙磺舒可抑制青霉素主动分泌,使后者排泄减慢而药效延长并增强。

影响药物的肾排泄因素,除了外源化学物质及代谢产物的脂溶性、解离常数外,还包括肾的血流量、血浆蛋白结合率、尿量、尿液 pH 及年龄等。如婴幼儿肾尚未发育完全,某些药物在机体的消除速度相对成人较为缓慢,因此对机体可能造成的损害也较成人高。

（二）经消化道排泄

被分泌到胆汁内的药物及其代谢产物经由胆道及胆总管进入肠腔,然后随粪便排泄出去是次于肾的第二排泄途径。外来化合物随同胆汁进入小肠后,可能有两种去路。一部分易被吸收的外来化合物及其代谢产物,可在小肠中重新被吸收,经门静脉系统返回肝,再随同胆汁排泄,即进行肠肝循环(enterohepatic circulation)。肠肝循环可使一些机体需要的化合物被重新利用,但也可以使药物在体内停留时间延长,毒性作用也将增强。

幼儿的胆汁排泄功能与肾排泄功能一样尚未发育成熟,对有毒物质的排泄能力也较低。

与血浆蛋白质结合的外来化合物,相对分子质量在 300 以上及具有阳离子或阴离子的外来化合物可通过主动转运逆浓度梯度进入胆汁。一般认为,相对分子质量小于一定范围的外来化合物以从肾随同尿液排泄为主。相对分子质量大于这一范围的外来化合物将随同胆汁排泄。但这一数值也非绝对,已知某些相对分子质量在 1000 以上的高度水溶性化合物,也可随同尿液排泄。

（三）经呼吸道排泄

经呼吸道吸入的,在体内不能被代谢的气态外源化学物质和经其他途径吸收的挥发性外源化学物质(如四氯化碳)都会经肺排到肺泡腔内随呼气排泄。经肺是某些挥发性药物的主要排泄途径,检测呼出气中的乙醇量是诊断酒后驾车快速简便的方法。血液中溶解度低的乙醚和氯乙烯经肺排泄较快,而溶解度高的氯仿排泄较慢。

（四）其他途径排泄

有许多外来化合物可通过简单扩散进入乳汁。随同乳汁排泄途径虽然在整个排泄过程中所占比例并不重要,但有些却具有特殊的毒理学意义,主要见于对婴儿的损害作用。有机氯杀虫剂、乙醚、多氯联苯类、咖啡因和某些金属都可随同乳汁排出。通过牛奶等乳制品也会使人接触污染在乳制品中的外源性化学物质。

外源化学物质向汗液和唾液的排泄量较少。随汗液分泌排泄时可能引起皮肤的炎症。随唾液排泄时,会被吞咽到消化道重吸收。

外源化学物质的体内动力学过程是决定外源化学物质靶器官的重要因素,在很大程度上调控着毒物的体内浓度和靶器官内浓度。药物的体内过程与其可能产生毒效应的关系如图 2-5 所示。从图中可以看出,药物进入体内是否产生毒性作用及其毒效应的严重性,主要取决于药

笔记

物自身的理化特性、药物到达靶器官的量和滞留时间、机体对药物的处置能力、机体靶器官对药物的易感性及细胞组织的修复及代偿能力。

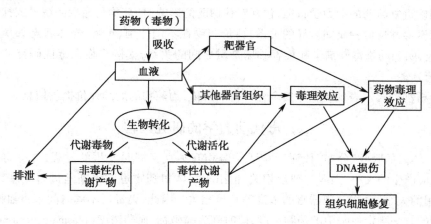

图2-5 药物的体内过程与毒效应

第二节 毒代动力学概述

毒代动力学(toxicokinetics,TK)是运用药动学的原理和方法,定量地研究在毒性剂量下药物在动物体内的吸收、分布、代谢、排泄过程和特点,进而探讨药物毒性的发生和发展的规律,了解药物在动物体内的分布及其靶器官,为进一步进行其他毒性试验提供依据,并为后续临床用药以及药物过量的诊断、治疗提供依据。毒代动力学既是药动学在全身暴露评价中的延伸,为非临床毒性研究的一个组成部分,或为某一特殊设计的补充研究,研究结果可用于阐明毒理学发现及其与临床安全性的关系。同时又不同于药动学研究,药动学是在治疗剂量下研究药物在体内的处置特性及其与效应之间的关系;毒代动力学是在毒性实验条件下获得一系列的参数,并对毒性试验进行解释。

毒代动力学已发展成毒理学的一个新的分支学科,是药物安全性评价的一个重要组成部分,其数学模型由整体模型向生理模型发展,研究内容从外源化学物质在机体内的生物转运向毒效动力学发展,研究对象由整体动物向离体器官发展。

一、毒代动力学的研究目的与价值

毒代动力学研究目的是获知受试物在毒性试验中不同剂量水平下的全身暴露程度和持续时间,预测受试物在人体暴露时的潜在风险。毒代动力学是非临床毒性试验的重要研究内容之一,其研究重点是解释毒性试验结果和预测人体安全性,而不是简单描述受试物的基本动力学参数特征。

1. **毒代动力学研究在安全性评价中的主要价值体现在:**

(1)阐述毒性试验中受试物和(或)其代谢物的全身暴露及其与毒性反应的剂量和时间关系;评价受试物和(或)其代谢物在不同动物种属、性别、年龄、机体状态(如妊娠状态)的毒性反应;评价非临床毒性研究的动物种属选择和用药方案的合理性。

(2)提高动物毒性试验结果对临床安全性评价的预测价值。依据暴露量来评价受试物蓄积引起的靶部位毒性(如肝或肾毒性),有助于为后续安全性评价提供量化的安全性信息。

(3)综合药效及其暴露量和毒性及其暴露信息来指导人体试验设计,如起始剂量、安全范围评价等,并根据暴露程度来指导临床安全监测。

2. **毒代动力学研究的主要目的**

(1)有助于毒理学研究的设计(如确定有关毒物的染毒途径及剂量、分布、代谢和消除的参

笔记

数,进行对人的危险性评价)。

（2）通过对暴露、时间依赖性的靶器官剂量与毒性作用关系研究,解释毒性作用机制。

（3）明确重复给药的动力学特征,包括对代谢酶的影响(如药物代谢酶的诱导或抑制)。

（4）探索毒性反应种属间差异的关系,评价药物在不同性别、年龄、身体状态如疾病或怀孕的毒性反应,明确动物毒性剂量和推荐临床剂量之间的关系,支持非临床毒性研究的动物种属选择和用药方案。

（5）分析动物毒性表现对临床安全性评价的价值,为药物的后续评价提供信息。

二、毒代动力学的研究内容

药物在体内的吸收、分布、代谢和排泄是既相互独立又同时发生的过程,在一定剂量范围内,毒理效应产生的大小、强弱与剂量相关,但由于机体对药物也在不断地进行处理,因而效应受代谢作用的大小、药物在靶器官的浓度等直接相关。因此,染毒后不同时间采集血样,分取血浆,用适当的方法测定血浆中的药物浓度,以时间为横坐标、血药浓度(plasma concentration)为纵坐标,得到反映血浆中药物浓度动态变化的曲线,称其为血药浓度-时间曲线,即时量曲线。然后借助特定的数学模型,从速度和量两个方面来描述药物在体内转运规律,从而能为掌握药物在体内的作用规律,设计其他毒理学相关研究提供极有用的信息。

（一）房室模型（compartment model）

房室模型是比较经典的药动学研究模型,指从速率论的角度出发,建立一个数学模型来模拟机体。房室模型就是将机体看成一个系统,根据系统内部药物的体内过程和分布速率差异,将机体分为若干房室。房室不代表某个具体的解剖学上的组织器官,是将药物转运速率相近的组织器官归纳为一个房室,因此与组织器官的血流量、生物膜通透性、药物与组织的亲和力有一定关系。因为大多数药物进入机体后,又以原形或代谢产物的形式从体内排出,所以模型是开放的,又称开放模型。

1. 常见的房室模型（图 2-6） 染毒途径可分为三类给药情况:①单次静脉注射染毒:药物静脉注射给药后,能很快随血液分布到机体各组织器官中,药物体内过程基本上只有血液消除过程。②单次非静脉注射染毒:非静脉给药途径包括口服、肌内注射、皮下注射及皮肤黏膜给药等。与静脉注射给药相比,染毒后药物并非同时进入血液循环,而有一个吸收过程,逐渐进入血液循环。此时药物即开始分布与消除,但以吸收为主,直至达到吸收最大值,再转为以消除过程为主。③重复染毒:通过药物静脉或非静脉长期染毒,研究药物的亚急性、亚慢性与慢性毒效应。当在一定间隔期重复染毒,在血浆(及体液)中化学物质浓度水平并非呈持续增加,只要染毒间隔期在该化学物质的 $t_{1/2}$ 左右,就会出现每次染毒后血浆中化学物质有一个峰浓度,之后浓度下降至一个谷浓度。如此每次染毒的峰、谷交替,一般连续染毒 4~5 个 $t_{1/2}$,血浆中化学物质浓度就呈现近似稳态状态,再重复给予相同的剂量染毒,且间隔染毒期相同,血浆中化学物质浓度将基本上不再增加。

（1）一室模型(one compartment model)或一室开放模型(one compartment open model):假定身体由一个房室组成,染毒后药物能快速、均匀分布到全身的体液和组织中,血浆中药物浓度与组织中药物浓度快速达到动态平衡,即在瞬间形成"均一单元";然后通过结构转化或排泄消除。一室模型是房室模型中最基本、最简单的一种,应用十分广泛只有极少数药物符合一室开放模型,符合该模型的一级消除动力学重要特征有:任何时间被清除的药物速率与该时间体内药物的量直接成比例;血浆半对数浓度与相应的时间呈直线关系;$t_{1/2}$ 恒定,不取决于剂量大小;血浆药物浓度和其他组织在每个单位时间随着某个常数量(消除速率常数 K_{el})降低。

（2）二室模型(two compartment model)或二室开放模型(two compartment open model):药物进入体内后,能很快进入机体的某些部位,但对另一些部位,需要一段时间才能完成。因而将机

笔记

体划分为药物分布均匀程度不同的两个房室,药物以较快速率分布的称为中央室,以较慢速率分布的称为周边室。中央室:由一些血流比较丰富、膜通透性好的组织(如心、肝、肺、肾等)组成。药物易于随血流灌注,且进入机体后往往首先进入这类组织,血流中的药物可以迅速与这些组织中的药物达到平衡。外周室:难于灌注的组织(如骨、脂肪、静止状态的肌肉等);药物转运速率较慢,组织中的药物与血液中的药物需经一段时间方能达到动态平衡。

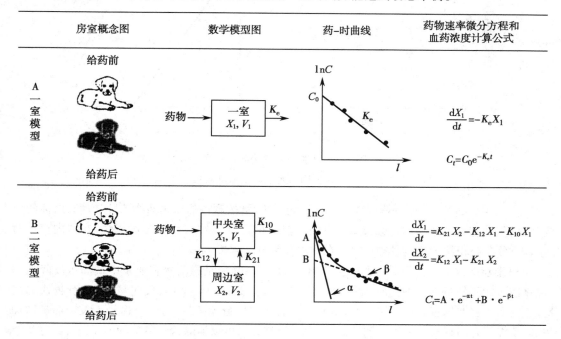

图2-6 药物毒代动力学主要房室模型

2. **毒代动力学参数** 毒代动力学参数可说明毒物在体内吸收、分布和消除的动力学规律。其中,K_a(吸收速率常数),峰时间(T_{max}),峰浓度(C_{max}),药时曲线下面积(area under curve,AUC)和生物利用度(F)反映毒物吸收情况;表观分布容积(V_d)反映毒物分布情况;消除速率常数(K_{el})、半衰期(half life,$t_{1/2}$)和清除率(plasma clearance,Cl)反映毒物消除的特点。

(1)速率常数:药物通过不同途径进入体内后,在一定时间内发生量的变化,这必然涉及速率过程。速率常数是描述速率过程的重要的动力学参数。速率常数的大小可以定量地比较毒物转运速度的快慢,速率常数越大,过程进行得也越快。如图2-7所示,毒代动力学研究中通常将药物体内转运的速率过程分为:①零级动力学(zero order kinetics):指血中药物按恒定速率(单位时间消除药量)进行消除,消除速率与血药浓度高低无关,也称恒量消除。这种速率过程在药物毒理学领域尤其重要,因为药物毒效应的产生除了与药物固有性质有关外,还取决于体内蓄积药量多少。当体内药物过多时,机体只能以最大能力将体内药物消除,消除速度与起始浓度无关,是恒速消除。因此按零级消除动力学消除的药物血浆 $t_{1/2}$ 随起始浓度下降而缩短,不是固定值。许多药物在剂量过大,超过机体清除能力时先按零级消除动力学消除,当血中浓度降低到机体具有消除能力时,转为按一级消除动力学消除,如苯妥英、阿司匹林、氯丙嗪等。因此对苯妥英等安全范围小的药物应特别注意用药个体化,避免药物剂量过大按零级动力学消除时,仍按常规间隔给药,导致药物在体内蓄积中毒。②一级动力学(first order kinetics):药物在任何时间的消除速率与该时间药物在体内的量成正比,即恒比消除。在这种速率过程中,药物的 $t_{1/2}$ 恒定,不因剂量高低而变化。③非线性动力学(nonlinear structural dynamics):当体内药物的浓度使载体介导的转运过程或酶催化的代谢过程达到饱和后,就服从零级动力学;当药物的浓度低于载体转运或酶代谢的饱和浓度后,才以一级动力学消除。非线性动力学过程在毒理学中具

笔记

有重要的意义,具有非线性动力学特征的药物,在重复染毒时血药浓度的增加与剂量增加不成正比关系。剂量增加,会使稳态血药浓度的增加超过按比例的增加量,毒效应增强。

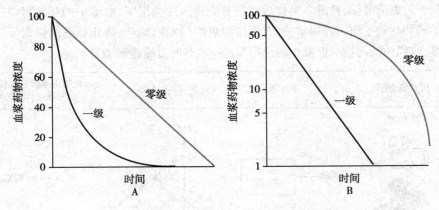

图2-7　药物消除动力学示意图

注:B图纵坐标为血浆药物浓度对数

(2)表观分布容积(V_d):体内药物总量达到平衡后,按测得的血浆药物浓度计算时所需的体液总容积(即理论上药物均匀分布所占有的体液容积)。V_d越小,药物排泄越快,在体内存留时间越短;分布容积越大,药物排泄越慢,在体内存留时间越长。

(3)半衰期($t_{1/2}$):又称生物半衰期(biological half life),是指药物在血浆中最高浓度降低一半所需的时间,是衡量一种药物从体内消除速度的指标。一般来说,代谢越快、排泄越快的药物,其生物半衰期越短。在一级速率过程中,半衰期与剂量无关,也与给药途径无关。剂量增加一倍,其作用时间延长一个半衰期。经过4个半衰期后,可以消除掉总量的90%以上,经过7个半衰期后,可以消除掉总量的99%以上。

(4)药时曲线下面积(AUC):是指时量曲线下的面积,是血药浓度随时间变化的积分值,它与吸收入体循环的药量成正比,反映进入体循环药物的相对量。药物AUC越大,从机体消除的速度越慢。

(5)血浆清除率(Cl):是指肾在单位时间(一般用每分钟)内能将多少毫升血浆中所含的某些物质完全清除出去,这个被完全清除了某物质的血浆毫升数就称为该物质的清除率(ml/min)。清除率所表示的血浆毫升数是一个相当量,它反映肝和(或)肾功能,在肝肾功能不足时Cl值会下降,使药物在体内的作用时间延长,毒性增加。

(二)生理模型

生理房室动力学模型(physiological based pharmacokinetics),简称生理模型,是一种整体模型,根据生理学、生物化学和机体解剖学的知识,模拟机体循环系统的血液流向并将各器官或组织相互连接(图2-8)。每一房室代表一种或一组特殊器官或组织,每一器官或组织(房室)在实际血流速率和组织/血液分配系数以及化合物性质的控制下遵循物质平衡原理进行药物转运。

与传统的房室模型相比,生理模型具有以下优点:

(1)房室模型中组成模型的基本单位"房室",仅仅是一个数学上的抽象概念,缺乏实际的解剖学、生理学意义;生理房室中每一房室代表一种或一组特殊器官或组织,房室之间经体液循环联系,每一房室可以列出一个微分方程描述毒物在室内的动态变化。

(2)房室模型结果由动物实验资料外推及到人体,有较大的不确定性,而且无法预测各种疾病状态下药物处置可能发生的改变。生理房室模型具有生理学基础,因此可以进行种属间的类推。由于实际中药物的组织浓度-时间数据在类推种属上不易或不能得到,比如人体组织的药物浓度等,而对测试种属而言却较易得到。由于种属间具有生物学相似性,则可以用测试种属

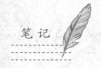
笔记

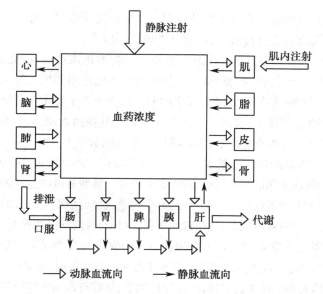

图 2-8 生理药物代谢动力学模型

生理模型,推算出类推种属的药物分布情况。

(3)房室模型分析结果依赖于房室模型的选择,而房室模型的选择带有一定的不确定性。同一种药物可用不同的房室模型来解释,相应的参数可以显著不同。因而,要判断哪一个模型最适宜,有时是困难的,甚至是不可能的;生理模型能较好地反映药物在体内的处置概况,可描述任何器官或组织内药物浓度的经时变化,以提供药物体内分布的资料,预测生理参数改变对药物组织浓度的影响。

生理模型中所用的参数包括生理学参数(组织容积、血流速率、肺泡通气率和心输出量等)、生理化学参数(主要描述药物在体内的转运特性如组织结合率,以及药物的基本特征如溶解度、分配系数等)和生物化学参数(代谢动力学常数等)。这些参数可由实验得到,有的参数也可通过动力学模型预测的曲线获得统计估计值。

生理模型相比于传统房室模型,因为增加了生理描述,具有更多的优点。但由于计算复杂、需要较多的信息、需要较多的不能直接测量的生理参数及许多参数在不同物种、品系和病理情况下结论有误差,因此其实际应用有所限制。

(三)毒代动力学的外推

外源化学物质的毒代动力学研究,也是以实验动物为模型标本的,同一个化学物质给予不同实验动物染毒,各项动力学参数值是不相同的。

研究发现,许多生理参数如血流灌注速率、器官大小、肾小球滤过率等与机体的体重(B)间的关系满足异速增大方程(allometric expression)。即:$F(B) = \alpha B^\beta$。式中 $F(B)$ 为有关的参数,α 和 β 为常数,利用 $\log F(B)$ 对 $\log B$ 作直线回归,得斜率为 β。大多数组织的重量,其 $\beta \approx 1$,而与机体功能有关的 β 在 $0.65 \sim 0.8$ 之间(如肝血流灌注速率、耗氧量、肾小球滤过率等)。由于药物在体内的处置受生理因素控制,因此药物的处置也可以用异速增大方程进行动物间的比较。此模型限于药物在体内为一级速率动力学过程,且主要以原形排泄,因此有很大局限性。在此限定条件下,有助于将动力学特征参数依照动物体重变化外推到不同动物物种,甚至人。

三、毒代动力学研究的实验设计

药物临床前毒性研究应符合 GLP 的要求,在安全性评价时进行毒代动力学研究,应在相同条件下设计所有毒性研究内容。毒代动力学实验应提供药动学数学模型及主要动力学参数,包括时量曲线、时量曲线下面积(AUC)及有关转运速度等常数。比较高、中、低三种剂量对吸收、

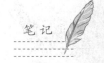

笔记

分布和消除的影响,以证明是否存在非线性过程。必要时还要提供代谢产物的动力学参数。因此,在毒代动力学研究试验设计过程中,应充分考虑以下因素:

1. **动物选择**　根据毒代动力学研究的需要和受试物的作用特点、研究目的、样本的种类和数量等多种实验需要选择适宜的实验动物,应与毒理学研究选用相同的种属与品系。初始研究可采用单一物种单一性别(如雄性大鼠),每个时间点最少有 3 个样本。最好从同一动物多次采样,尽量避免多只动物合并样本,以减少个体误差。若受其他因素制约,一只动物不能满足多次取样需要时,可采用多只动物合并样本,但此时应增加动物数。

2. **剂量选择**　毒性实验中,剂量的设计根据毒理学反应和动物种属的药效学反应确定。采用与毒理学研究中相同的或拟用的剂量,推荐最少 3 个剂量。低剂量最好选择无毒性反应的剂量,即产生某些药理作用但未发现不良反应的剂量范围;中剂量选择可根据实验目的,通常为低剂量的适当倍数,以正确反映剂量-毒效应关系,达到毒性研究的目的;高剂量应选择对动物有明显毒性反应的剂量,但在实验期限内不应死亡。如果毒物动力学研究是在毒性研究之前,剂量设计应为 $0.1\ LD_{50}$、$0.01\ LD_{50}$、$0.001\ LD_{50}$。当选择的剂量出现非线性动力学特征时,不必强求限制毒性研究的剂量,应重视对研究中所有毒性结果的解释,注意分析剂量、暴露与毒性之间的关系。

3. **染毒途径选择**　除在吸收评价中采用静脉给药途径外,均应采用与毒理学研究相同途径或人通常的接触途径。对拟采用新的临床给药途径时,必须确定改变临床给药途径是否会显著降低安全范围。比较人体现行和推荐的给药途径下,进入体内药物和(或)相关代谢产物量(AUC 和 C_{max})。如新给药途径引起人 AUC 和(或)C_{max} 增加,或有生物转化通路的变化,则应通过动物毒理学和毒代动力学研究以保证新途径用药安全性。如推荐的新途径与现有途径相比,进入体内的药动学特征无显著改变,则其他的非临床毒性研究可着重于局部毒性试验。

4. **样本种类和采样时间点选择**　样本的种类可以是血样(全血、血浆或血清)、尿样,有时也可选择唾液、胆汁、脑脊液或各类组织。

根据药动学性质选择适宜的间隔时间采样,进行分析,得出一套药时数据,力求能全面反映药时曲线的全貌,即应包括吸收相、分布相和消除相,但采样也不可过于频繁,以免干扰进行正常研究并引起动物过度生理应激反应。时间点的确定应该以早期的毒性研究、化学物质的吸收和清除速率及在相同的动物模型或可以合理外推的其他动物模型上获取的动力学数据为基础。一般在吸收相和分布相至少有 3 次以上采样点,在消除相采样 4 ~ 10 次。静脉染毒途径,应在给药后 8 ~ 12 个时间点采样;非静脉染毒途径,应在 10 ~ 12 个时间点收集样品才足以表明化学物质的血或其他组织浓度随时间改变的特点。一般来说,采样期最好大于 5 个消除半衰期,不少于 3 个消除半衰期。如果药物的半衰期未知,采样须持续到血药浓度为峰值的 1/20 ~ 1/10 以后,同时,取样间隔时间也不宜过短,尤其是在吸收相。对于单剂量口服,初段尽量取浓度接近零的点(视吸收快慢而定),峰值附近的点尽可能密,有助于了解实际峰值情况。末端应至少有两个相隔较远的点,否则易造成消除相曲线偏移。

5. **测定(分析)方法**　毒代动力学研究方法对被测药物应是特异的,且应有足够的准确度和精密度,定量限应满足获得毒代动力学数据所预期测定的浓度范围。因此,选用的测定方法应可靠、稳定、准确、灵敏、特异、简便。常用高效液相色谱、放射免疫分析、放射性核素法、气相色谱-质谱法(GC-MS)、液相色谱-质谱法(LC-MS)、液相色谱串联质谱法(LC-MS/MS)等分析方法。通过查阅文献,可以借鉴已知药物的分析方法,或者摸索创新的方法。非临床研究检测的药物和基质理论上应与临床研究一致,如非临床和临床研究采用不同的分析方法,则应进行充分论证,以确保研究方法的合理性。

6. **代谢产物的测定**　分离鉴定体液中的代谢产物,目的是比较不同动物与人的代谢途径、代谢速度和程度上的异同。毒代动力学的主要目的是了解药物对受试种属产生毒理作用的剂量机制,但当受试药物为前体药物而其代谢产物已知是活性药物时,代谢物的动力学参数就应

笔记

成为分析药效作用、毒性作用和设计临床给药方案的主要依据。如果药物可被转化为一种或多种具有药理或毒理活性的代谢产物,则应同时研究代谢产物的动力学过程。FDA 规定,当代谢物累计超过药物剂量的 1% 时应分析代谢物。

7. 数据处理和统计分析 所获数据应在评价中毒量时具有代表性,并对实验获得的血药浓度-时间数据用计算机进行处理、拟和,得出血药浓度与时间关系的数学表达式,并进一步求出有关毒代动力学参数如 AUC、C_{max}、T_{max} 等,并指出所用程序的名称、版本和来源。

8. 实验报告撰写与总结 应对所获毒代动力学数据、毒效应结果评价及应用毒代动力学资料对毒理学结果进行解释,撰写综合报告。报告应提供动力学研究分析方法的概述及选择测定基质和药物的依据。

四、毒代动力学研究的特殊问题

毒代动力学研究一般包括在毒性研究中进行的单剂量、多剂量、遗传毒性、生殖毒性、致癌毒性等研究中,实际工作中应根据需要确定具体的研究内容。

1. 单次染毒毒代动力学 单次染毒毒性研究一般采用啮齿类动物。一般情况下这种研究不包括毒代动力学评价,其数据可用于药物的初步筛选及评价,通常在药物开发的早期阶段进行。此时生物样品中药物分析方法还没有建立,如果需要,可以在这类研究中采集生物样本并储存起来待以后分析测定。单次染毒毒代动力学研究结果有助于药物剂型的选择,并预测在某一给药时间间隔中药物暴露的速率和持续时间,为后期试验中选择合适的剂量水平提供依据。为解决在单剂量毒性研究中出现的问题,在此项研究完成后可另进行毒代动力学研究。

2. 重复染毒毒代动力学 重复染毒毒性研究一般选用啮齿类和非啮齿类动物(雌、雄兼用),给药方案和动物种属的选择应与药效学和药动学的原则相一致。

在初期反复给药研究(14 天或更长时间反复给药)过程中对合适剂量水平下的整体暴露进行监测,以获得一些有价值的信息,如全身暴露情况、性别和种属差异、剂量相关性、是否有潜在的蓄积倾向和肝药酶的诱导或抑制作用等,这些可为后续试验的动物选择和剂量的确定提供依据。在后期研究中可以减少取样次数,但方法仍应遵循短期毒代动力学研究的试验设计,且至少在毒性试验开始和接近结束时观察或监测药物的暴露水平。

3. 遗传毒性的毒代动力学 对于体外遗传毒性试验为阳性的药物,通常应使用不同方法证明体内全身暴露水平,通过测定血浆或全血药物浓度和相关物质的浓度水平来评价药物暴露情况,如采用放射自显影来测定骨髓中的药物浓度。对于体外试验为阴性的药物,体内暴露试验有助于说明药物靶组织的暴露水平,应在所使用动物种属身上进行毒代动力学测定,以便较好地描述所用动物种属的药物全身暴露水平和特定组织药物暴露情况。

4. 致癌毒性的毒代动力学 致癌毒性的毒代动力学研究目的是了解药物及其代谢物的全身暴露情况及其与致癌毒性的内在相关性。对于临床需长期使用的药物一般要进行致癌毒性研究,所得数据有助于致癌试验合理的选择实验动物及给药方法和给药剂量。理想的实验设计应该确保致癌试验所用剂量能产生一系列的全身毒性。因此在致癌试验中,选择足够大的剂量是最关键的因素,目前一般以最大耐受量(MTD)或治疗剂量的 100 倍作为致癌试验的高剂量。在致癌研究不同阶段,对所用药物及其代谢物导致全身中毒量进行评价,以便通过动物模型中毒量和人体给药量的比较,来研究该毒理学发展过程。

5. 生殖毒性的毒代动力学 药物的生殖毒性的研究主要包括一般生殖毒性试验(常用大鼠)、致畸敏感期毒性试验(常用大鼠和兔子)及围生期毒性试验(常用大鼠)。

一般生殖毒性试验中应运用反复染毒毒性试验的一般原则,根据给药方案和以往动物试验资料决定是否需要进行毒代动力学监测;致畸敏感期毒性试验中药物暴露的限制通常来自母体毒性;在围生期毒性试验时,主要评价在特定时期对母体、胚胎、胎仔或新生动物的药物暴露、受

笔记

试物从乳汁中的分泌对新生动物全身暴露的作用。在某些情况下,有必要开展适当的附加试验来研究受试物的胎盘转运以及乳汁分泌。对于具有胚胎毒性和新生仔毒性的药物,尤其需要进行毒代动力学研究,这对解释这类药物的生殖毒性意义重大。

五、反复给药的组织分布研究

组织分布研究是毒代动力学的重要组成部分。对于大多数药物,应用灵敏、专一的方法进行单剂量组织分布研究,分别在吸收相、分布相和消除相各取两个时间点,测定各器官组织中的毒物浓度并与血毒物浓度进行比较,对分布和蓄积的程度作出评价。一般药物只需进行单剂量给药的组织分布研究,但国际协调会议(ICH)建议在下列情况下有必要研究多次重复给药的组织分布:

1. 在单剂量给药研究中发现药物或代谢物在器官或组织中有蓄积倾向,其组织 $t_{1/2}$ 显著超过血浆 $t_{1/2}$,而且是毒性试验给药时间间隔两倍以上。

2. 在反复给药的药动学和毒代动力学研究中,受试物或代谢产物的血浆(全血)稳态水平显著高于单剂量给药研究时所预测的浓度。

3. 单剂量组织分布实验中,药物主要分布组织产生病理变化时,应考虑进行多剂量组织分布研究,以进一步解释毒性靶器官和组织分布的关系。

4. 具有特异性分布的靶向释放药物,多剂量给药组织分布研究是适宜的和必要的。

反复给药的组织分布研究适合于 $t_{1/2}$ 长、不完全消除和具有不能预测的器官毒性化合物。反复给药的组织分布实验设计应有针对性地选择一定的剂量和特定种属动物进行研究,从已获药动学和毒代动力学资料来选择给药期限,一般认为最短为 1 周,不必大于 3 周。在有药物大量蓄积的器官和组织中应考虑测定原形药物和(或)代谢产物,以阐明器官毒性机制。

参考文献

1. 楼宜嘉. 药物毒理学. 第 3 版. 北京:人民卫生出版社,2011.

2. Riviere JE. Biological concepts and techniques in toxicology:an integrated approach. New York:Taylor & Francis Group,2006.

3. Roberts SM,James RC,Williams PL. Principles of toxicology:environmental and industrial applications. 3nd ed. New York:A Wiley-Interscience Publication John Wiley & Sons. Inc. ,2015.

4. Hayes AW. Principles and methods of toxicology. 3rd ed. New York:Raven Press,1994.

5. 周志俊. 基础毒理学. 上海:复旦大学出版社,2008.

（李运曼）

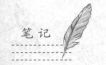

笔记

第三章 药物对肝脏的毒性作用

学习要求

1. 掌握 药物对肝脏损伤的类型；常见肝毒性药物。
2. 熟悉 肝脏组织形态和生理学基础；药物对肝脏损伤的评价指标。
3. 了解 药物对肝毒性作用的机制。

肝脏是机体最易受药物损伤的器官之一。药源性肝损伤是指由药物本身及（或）其代谢产物引起的肝脏毒性。药物等化学物质对肝脏的毒性作用及机制有多种形式，肝脏对不同化学物质损伤的敏感性也不同，涉及许多病理生理过程。因此，本章主要讨论药源性肝损伤的组织解剖学和病理生理学特征、药物对肝脏损伤的类型、常见肝毒性药物以及药物对肝脏损伤的评价指标。

第一节　肝脏损伤的组织形态学与生理学基础

一、组织形态学基础

肝腺泡（hepatic acinus）（图 3-1）是肝结构基本单位，体积较小，立体形态似橄榄，平面呈卵圆形，以门管区血管及胆管分支为中轴，两端以邻近的两个中央静脉为界。肝腺泡内的血流是从中轴血管单向性流向两端的中央静脉。中轴血管是肝腺泡的输入血管，位于肝腺泡中央，而中央静脉则是输出肝窦的汇合点，位于肝腺泡的边缘区。根据血流方向和肝细胞距中轴血管的远近，将肝腺泡划分为 3 个区带（图 3-1）：Ⅰ区带为最接近中轴血管的部分。该区带组织中肝细胞最先获得富含氧和营养成分的血液，肝细胞代谢活跃，再生能力强，肝细胞再生主要发生在Ⅰ区带；与细胞呼吸相关的酶浓集，肝细胞抵御有害因素的能力最强。Ⅲ区带为近中央静脉的腺泡两端部分。该区带组织中氧饱和度低，肝细胞营养条件差，对有害因素的抵抗力和再生能力均较Ⅰ区带的肝细胞弱。另一方面，Ⅲ区带的生物转化酶系细胞色素 P450 分布浓度最高，是大量药物和其他化学物质生物转化的场所，该区域具有最强的解毒作用，由此也成为药物在肝内经细胞色素 P450 代谢生成终毒物的最初靶部位。Ⅲ区带肝细胞易受药物和有毒物质的损害，药物（如对乙酰氨基酚）中毒、酒精中毒或病毒性肝炎时，往往首先引起Ⅲ区带肝细胞变性坏死。位于Ⅰ区带与Ⅲ区带之间的部分为Ⅱ区带，肝细胞的营养、代谢和再生能力等均在Ⅱ区带进行。

人类肝组织中有下述类型肝细胞（图 3-2）：肝细胞（hepatocytes）是肝脏实质细胞，约占肝脏总细胞的 80%，形态较大，是组成肝腺泡的主要部分。这类细胞数量占优势并具有对外来物质的代谢能力，成为毒性化学物质的主要靶点。肝血窦由内皮细胞衬覆，这类细胞体积小而数量多，为肝脏中除肝细胞外的大多数细胞。肝微血管还含有巨噬细胞，称为库普弗细胞（Kupffer cell），尽管其数量少，但在吞噬微粒和外来物中起重要作用，因此既是肝组织的一部分，也是免疫系统的一部分。它们可释放活性氧和细胞因子，在肝脏炎症反应中起重要作用。肝脏还含有星形细胞，位于肝细胞和内皮细胞之间。这类细胞在细胞外基质合成中起重要作用，与肝纤维化密切相关。图 3-3A 所示为正常肝组织，图 3-3 B 所示肝脏组织受到药物等化学物质损伤时表现为肝血窦内皮细胞脱落、肝细胞排列错乱、核固缩、最终细胞碎裂。

笔记

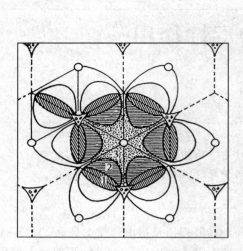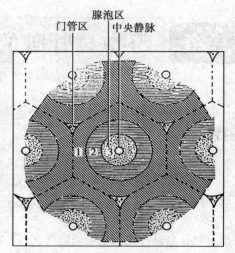

图 3-1   肝腺泡示意图

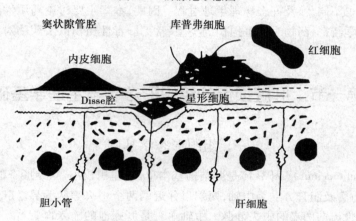

图 3-2   肝窦细胞相互关系图

库普弗细胞位于窦状隙管腔,星形细胞位于薄而有孔的

内皮细胞和肝细胞之间的 Disse 腔

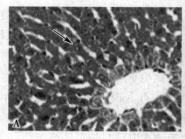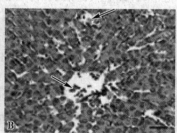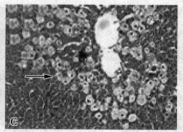

图 3-3   药物损伤肝组织形态改变(HE 染色)

A. 正常肝组织。肝血窦由内皮细胞衬覆,肝细胞占肝脏总细胞的 80%,

细胞形态较大,组成肝腺泡的主要部分。

B. 损伤肝组织。肝细胞排列错乱,核固缩,最终细胞碎裂。

C. 损伤肝组织。脂质以空泡形式积聚在胞质中

二、生理学基础

药物口服经胃肠道吸收后,在分布到机体其他部位前,均先被肝脏摄取和代谢。肝脏能容纳 30% 循环血量,通常总血量的 10% ~15% 存在于肝脏中,因此血药浓度也与肝脏中药物浓度

笔记

密切相关。肝脏的这种特殊生理功能,是其易受药物损伤的重要原因之一。

经口服或动物腹腔给药后,通常使肝脏处于具有潜在毒性作用药物的最高浓度中。同一药物在相同剂量下非口服给药,经由其他途径吸收到达肝脏的血药浓度较低,对肝毒性也相对小。此外,肝脏作为体内药物生物转化的基本器官,具有对药物代谢的首关效应,大多数药物主要经过灭活代谢并由此增加极性;但也有少数药物经过代谢形成终毒物或短暂活性物质,这些代谢产物若具有肝毒性,也将首先对肝脏产生毒性作用。如对乙酰氨基酚经微粒体 P450 生物转化后,生成活性代谢产物 N-乙酰对苯醌亚胺(N-acetyl-p-benzoquinone imine,NAPQI),对生物大分子具有加成作用,可造成肝细胞坏死。

胆汁含有胆酸、谷胱甘肽(glutathione,GSH)、磷脂、胆固醇、胆红素、蛋白质、金属离子和其他有机阴离子等。胆汁形成是肝脏的特殊功能之一,主要通过下列 4 种方式,使所含物质从血液进入毛细胆管形成胆汁:①液体和离子直接通过相邻肝细胞间隙扩散;②胆酸进入肝细胞内转运;③白三烯代谢物、磷脂、雌激素和许多药物通过一些蛋白,如多重有机阴离子转运体(multiple organic anion transporter,MOAT)进入肝细胞内与 GSH 结合,或与多药耐药(multi-drug-resistant,MDR)P-糖蛋白结合后在胞内转运,如多柔比星和磷脂分别以 MDR1-P 糖蛋白、MDR2-P 糖蛋白作为载体;④白蛋白通过胞饮和胞内转运作用。胆汁形成是个快速过程,药物干预上述 4 种方式的任何一种,均可导致胆汁淤积或其他相关肝脏毒性。

在毛细胆管形成的胆汁,需要小管周细胞骨架 ATP 依赖性收缩而进入更大的胆管。该过程被药物,尤其是具有细胞毒药物或活性代谢物损伤,胆汁不易从毛细胆管汇入胆管,同样可造成肝脏损伤。

第二节　药物对肝脏损伤的类型及常见肝毒性药物

一、药物对肝脏损伤的类型

药物对肝脏损伤的类型各不相同,取决于所用药物性质、剂量和持续时间。损害的类型或表现的症状也与肝脏不同部位的易感性有关。某些类型是药物急性毒性的结果,如较高单次剂量对乙酰氨基酚即可引起肝坏死;而其他类型通常出现在长期用药时,如第一代头孢菌素引起的肝内胆汁淤积。药物引起的常见肝脏损伤有以下几类:

1. **肝细胞坏死**　许多肝脏毒物可直接损伤肝细胞,导致细胞变性坏死。肝脏细胞死亡的模式主要有两种,即坏死和凋亡。坏死的形态标志是细胞肿胀、渗漏,核染色质蜕变裂解,线粒体极端肿胀,质膜碎裂及细胞碎片形成,坏死局部炎症细胞浸润。而凋亡是机体用于清除不再需要或不再有正常功能细胞的生理过程。此时细胞通过内切酶活化、DNA 毁损而"自杀"。凋亡细胞在形态上与坏死细胞差别很大,通常保持质膜的完整性和收缩,产生细胞质浓缩和核染色质密集,出现凋亡小体,但局部不形成炎症,不呈现炎症细胞浸润现象。

肝细胞坏死时,由于质膜破损而使一些肝细胞内的酶逸出细胞外,如乳酸脱氢酶(lactate dehydrogenase,LDH)、转氨酶[丙氨酸氨基转移酶(alanine aminotransferase,ALT)、天冬氨酸氨基转移酶(aspartate aminotransferase,AST)]在血清中浓度骤然升高,通过测定血清酶水平可了解药物对肝脏的损伤。其中 ALT 和 AST 能敏感地反映肝细胞损伤与否及损伤程度,在急性肝细胞损伤中,ALT 最敏感,而 AST 主要反映肝细胞损伤程度。

肝细胞坏死可呈病灶状、带状、全小叶弥漫状。病灶可见单个或小簇随机散在的坏死细胞。带状坏死指死亡细胞主要处于Ⅰ区带(门管周围)或Ⅲ区带(肝腺泡两端)。许多药物可引起Ⅲ区带细胞坏死,极少有药物特异性损伤Ⅰ区带或Ⅱ区带。特定药物损伤区域定位信息有助于确定某种肝脏损伤敏感生化指标。如氨基比林的细胞色素 P450 依赖性代谢在Ⅲ区带损伤后会降低,而在Ⅰ区带损伤时则不会明显影响其代谢。

肝毒性药物引起细胞坏死可出现在肝脏不同的区域,分布广泛或大块出现。许多药物对肝脏的毒性仅引起某个区带坏死,即坏死仅局限在肝组织的特定区带。对乙酰氨基酚引起肝坏死,仅特征性地损害Ⅲ区带,该特定区带发生损害与药物代谢产物本身的毒性机制及代谢酶分布密切相关。一种药物对肝脏区域坏死作用也可由于使用另一种药物而改变。如通常造成小鼠Ⅱ区带或Ⅲ区带肝坏死的可卡因,用苯巴比妥预处理动物后,则可引起Ⅰ区带坏死。

有些药物引起的细胞坏死可遍布于整个肝脏,而不是局限在某个区域。坏死的范围变异很大,当肝细胞基本被累及时就出现片状坏死,如哌甲酯引起的广泛性肝坏死。这与病毒性肝炎引起的广泛性肝坏死相似。由于肝细胞本身具有很强的再生能力,能经受中等程度的片状坏死。若干天后坏死细胞可被清除,代之以再生细胞,重建正常的结构和功能。但如果被损害的细胞过多,肝脏重建能力难以达到修复,则可造成肝功能衰竭。

药物所致急性肝坏死的机制包括脂质过氧化、生物大分子结合、线粒体损伤、细胞骨架损坏、大量 Ca^{2+} 内流(钙超载)及抗体介导的免疫攻击。药物影响肝细胞内的细胞器和结构各不相同,主要有以下几种:

(1)线粒体:线粒体损伤后,丧失调节水盐平衡能力,镜下可见水肿、线粒体膜扭曲并破裂、线粒体密度改变,同时能量代谢和 ATP 合成受阻。可引起肝细胞线粒体损伤的药物(毒物)有可卡因、某些细胞毒肿瘤化疗药,四氯化碳等。

(2)质膜:质膜在维持细胞质和外环境间离子的平衡中起重要作用。这种离子平衡可由于质膜离子泵损害、膜紧密连接丢失造成离子随浓度差进出细胞而受干扰。离子平衡失控引起水进入细胞,造成细胞肿胀。质膜起泡也是对药物毒性的反应。可引起质膜损伤的药物(毒物)有对乙酰氨基酚、乙醇、汞制剂、鬼笔环肽等。

(3)内质网:肝细胞内质网与蛋白和磷脂合成有关。在与各种药物接触中,位于内质网的细胞色素 P450 等酶,在药物诱导过程中表达增加。因为细胞内许多药物氧化代谢位于内质网中,是形成药物活性代谢物的场所,这使其成为活化代谢药物毒性作用靶点,内质网损伤常出现形态膨胀。可引起内质网损伤的药物(毒物)有对乙酰氨基酚、可卡因、四氯化碳等。

(4)细胞核:有些药物或活性代谢物能与细胞核结合并产生诱变,改变细胞核的关键功能而使细胞死亡,或使细胞癌变引起肿瘤。有些药物引起细胞核内消化染色质的核酸内切酶活化,导致细胞 DNA 消化失控而影响正常细胞功能。有些药物引起核内染色质错排,出现核膜、染色质结构、核仁排列改变等核形态损伤。可引起肝细胞核改变的药物(毒物)有肿瘤化疗药物、抗代谢药、烷化剂、黄曲霉素 B、半乳糖胺、亚硝胺等。

(5)溶酶体:为含有消化酶系(如蛋白水解酶)的亚细胞器,在细胞异常损伤和衰老过程起重要作用。肝细胞被药物损伤后,溶酶体数量和体积常会增加。这些亚细胞结构并非药源性终毒物的直接作用靶点,仅反映细胞对药物引起损害物质清除的水平增高。

药物对肝细胞毒性并不一定导致细胞死亡。细胞对药物刺激反应在形态异常上变化很大且通常能恢复,包括细胞肿胀、内质网膨胀、线粒体和染色质浓缩、质膜起泡。正常情况下肝脏几乎没有凋亡细胞,当遇到肝毒性物质如马兜铃酸Ⅰ、乙醇等时,凋亡细胞数量可增加。有的药物如苯巴比妥使肝脏过度生长或体积增大,停药后肝脏又可恢复正常大小。恢复期间可见凋亡细胞增加,说明肝脏是通过排除自身细胞而恢复正常大小。肝细胞受损还可能导致自噬,这是肝细胞呈现的另外一种死亡方式。在动物实验中已发现,自噬在对乙酰氨基酚引起的肝毒性中起着关键作用,可通过移除受损的线粒体和抑制氧化应激,对抗对乙酰氨基酚引起的肝毒性,而肝细胞自噬缺失将进一步加重对乙酰氨基酚的肝毒性。

药物可通过多种机制引起肝细胞蜕变和死亡。有些药物(毒物)肝毒性机制已明确,如半乳

笔记

糖胺通过耗竭膜蛋白合成必需的三磷酸尿苷会造成细胞死亡。但对大多数肝脏毒物,其引起肝细胞坏死的生化机制仍不清楚。通常认为有表3-1中所列的几种肝毒性机制。

表3-1　药物(毒物)引起肝细胞死亡的毒性机制

毒性机制	典型药物或毒物
脂质过氧化	可卡因、乙醇、四氯化碳
与大分子不可逆结合	对乙酰氨基酚、可卡因
内环境 Ca^{2+} 平衡失调	氟烷
免疫反应	氟烷、双氯芬酸

2. **脂肪肝**　许多药物可引起脂质在肝脏积聚,当脂质含量超过总重量5%时称为脂肪肝或脂肪变性。脂肪变性是短期用药后常见的反应,其发生部位与药物引起坏死时相似。脂质以空泡形式积聚在胞质中,通常可呈大而清楚的一个空泡(称为大泡脂肪变性),或呈许多小空泡(称为微泡脂肪变性)(图3-3C)。这些脂肪变性类型都是在某些疾病或用药情况下特殊的肝毒性特征。如微泡脂肪变性与四环素、丙戊酸钠、水杨酸盐、治疗免疫缺陷病毒感染的抗病毒核苷类似物有关。大泡脂肪变性则与乙醇等有关。

导致脂质在细胞中积聚的潜在化学作用有:

(1)抑制脂蛋白合成:嘌罗霉素可抑制肝脏合成脂蛋白所需的蛋白合成。

(2)三酰甘油与脂蛋白结合降低:毒物四氯化碳具有这一作用。

(3)极低密度脂蛋白转运受干扰:如四环素可抑制极低密度脂蛋白转运出细胞,使其在胞内积聚。

(4)经由线粒体的脂质氧化损害:不饱和脂肪酸氧化是它们在肝细胞代谢的重要方式,氧化作用降低可导致其在细胞内积聚,毒物四氯化碳可抑制线粒体的脂质氧化过程。

(5)脂肪酸合成增加:肝脏可从乙酰辅酶 A 合成脂肪酸,脂肪酸合成增加可使细胞富含脂质,乙醇可引起该作用。

产生脂肪变性的原因往往多于上述一种。脂肪肝可单独产生,也可与肝细胞坏死共同出现,许多药物导致肝细胞损害由这两个原因引起。药源性脂肪变性在停药后可逆转,通常不会引起肝细胞坏死。

磷脂质病是脂肪变性的特殊形式,它由磷脂在肝细胞内积聚而成,可由一些药物引起,也可由磷脂代谢先天错误所致,磷脂变性常可导致肝纤维化。胺碘酮和对氯苯丁胺等可引起肝细胞磷脂质病。

3. **胆汁淤积**　胆汁淤积是指胆汁形成减少或特殊成分进入胆汁造成分泌受阻。许多药物可导致胆汁淤积,如阿米替林、氨苄西林、卡马西平、氯丙嗪、丙米嗪、西咪替丁、依托红霉素、雌激素、氟哌啶醇、苯妥英、丙氯拉嗪、阿托伐他汀、甲苯磺丁脲等。导致胆汁流动异常的因素有多种,其中许多是药源性胆汁淤积产生的基础。有些与收集并运送胆汁至胆囊的细胆管系统完整性损伤相关,另一些则与胆汁形成和分泌有关。

有些胆汁淤积是由于各种严重的肝细胞损伤所致,正常的胆汁流动有赖于功能性肝细胞及其正常的肝脏细胞空间结构。当肝脏受损时,可继发胆汁淤积(图3-4)。许多药物可引起原发性肝坏死并伴随少量胆汁淤积;有些药物可产生原发性胆汁淤积同时伴有肝坏死,如氯丙嗪、红霉素;还有一些药物引起胆汁淤积却几乎不伴有肝细胞损伤,如口服避孕药和类固醇激素。

4. **肝脏血管损伤**　肝脏血管内皮细胞也是肝毒性药物的潜在靶部位。血管内皮细胞损伤

笔记

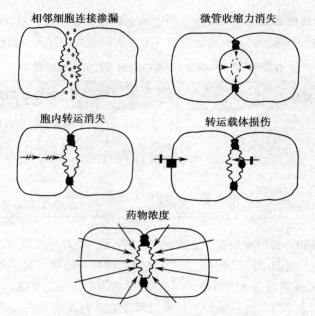

相邻细胞连接渗漏　　　　微管收缩力消失

胞内转运消失　　　　转运载体损伤

药物浓度

图 3-4　药物导致胆汁淤积的几种机制

在药物(毒物)作用下,相邻细胞间维持隔离血液和
小管的连接渗漏;围绕小管的细胞骨架收缩力下降;
胞内转移和血窦膜及相邻细胞膜载体依赖转运消失

可致血流受阻,继而引起组织缺氧。Ⅲ区带的内皮细胞最易受损,因为即使在正常情况下,到达该区带细胞的血流氧分压也较低。细胞缺氧尤其可引起坏死,长期持续损伤可产生纤维变性。严重情况下可出现致命的充血性肝纤维化。对乙酰氨基酚、半乳糖胺/内毒素、抗 Fas 抗体均可引起内皮细胞损伤。另外,包括茶叶中吡咯双烷类生物碱在内的许多天然成分、口服避孕药和抗肿瘤药达卡巴嗪均可引起肝静脉闭塞病(HVOD)。临床上肝静脉闭塞病患者可出现肝衰竭,表现为血清胆红素迅速升高、体重明显增加,病死率近100%。

类固醇激素引起的肝紫癜是另一种罕见的血管损害,其特征为肝组织出现大而充满血液空腔。出现这种症状的原因迄今未明,可能是窦状隙支持膜脆弱化所致。患者通常不出现临床综合征,但这些空腔偶尔破裂可使血液进入腹腔。

5. **肝纤维化**　慢性肝脏损伤晚期常可引起胶原纤维蓄积而导致纤维化。在有害因素如药物或致炎物反复刺激下纤维组织逐渐增多,肝脏难以修复损害的细胞并维持正常肝脏结构,纤维组织形成独立的细胞墙而呈"假小叶"。肝脏微循环变形引起细胞缺氧并重建,形成更多的纤维疤痕组织。最终肝脏结构成为由纤维组织壁包绕互连的重建肝细胞结节。该病理过程称为肝纤维化(图3-5)。肝纤维化一旦发生便不可逆并且预后不良,门静脉血流通过纤维化肝组织时,由于血管被挤压有梗阻而造成门静脉高压。血流避开肝组织梗阻部位从各种旁路绕道而减压,当门静脉侧支循环仍然不能达到减压目的时,常可见旁路血管破裂造成内出血。即使不出现出血性疾病,肝组织仍逐渐衰退直至肝功能衰竭。

常见的例子是长期饮酒出现的肝纤维化。含砷的药物和甲氨蝶呤可引起肝纤维化。另有一些药物如甲基多巴、呋喃妥因、异烟肼、双氯芬酸等可引起类病毒性肝炎特异质反应,这种情况称为慢性活动性肝炎,如果不及时停药,也可导致肝纤维化。

6. **过敏性肝炎**　药物引起的过敏性肝炎是一种由特定药物过敏引起的肝脏特异性炎症反应。临床上可引起过敏性肝炎的药物比例逐渐增加,其结果有时甚至危及生命。药物引起肝脏过敏反应的机制有半抗原假说和药物相互作用假说,它们间的作用是互补的。通过药物蛋白加合物的形成和呈递,或与 T 细胞受体/ MHC 复合物直接相互作用对引发过敏反应是必要的,但

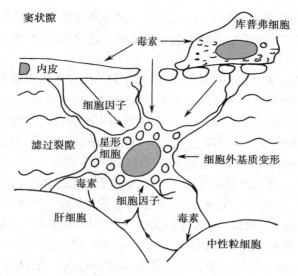

图 3-5　细胞产生胶原蛋白发生肝纤维化的可能机制

它还不足以引发过敏反应有效刺激。药物本身引起肝细胞损伤伴随的炎症,或巧合的其他刺激(如病毒感染)可能是启动过敏反应所需的额外信号。

药物过敏引起肝脏损伤主要可分为两种类型。第一型是胆汁淤积型,以氯丙嗪为代表。此药应用者 1%~3% 发生肝脏损伤,其特征为发生黄疸性肝炎。肝脏一般轻度肿大,伴有末梢血中嗜酸性粒细胞增多,血清胶质反应正常,转氨酶、碱性磷酸酶轻度上升,直接胆红素增加。组织学变化主要是肝腺泡两端部胆小管扩张,肝细胞内或星状细胞内胆红素沉着,门管区有嗜酸性粒细胞浸润。第二型以自身免疫性肝炎的形式存在,临床上与病毒性肝炎相似,过敏体质具有易感性。如甲基多巴、氟烷、肼屈嗪、米诺环素、呋喃妥因、干扰素、双氯芬酸、第一代头孢菌素、利福平和阿托伐他汀等,表现为低热,黄疸较明显,血清胶质反应上升,转氨酶、碱性磷酸酶增高。组织学变化可见肝细胞局灶性到大片坏死、胆汁淤积及炎性细胞浸润等。上述两型中,一般以胆汁淤积型较多见。

药物引起的过敏性肝脏损伤特点难以预测,与用药量和疗程无关。少量用药也可引起过敏性肝损伤。有的患者存在家族史。在用药后 1~5 周发病,在肝脏损伤同时往往伴有皮疹、发热、瘙痒、关节痛、淋巴结肿大等过敏反应。

容易引起过敏性肝炎的药物包括磺胺类,卤化麻醉药,替尼酸,双肼屈嗪和第一代头孢菌素等。

7. 肝肿瘤　药物等化学物质可以引起肝脏肿瘤,尤其在实验性啮齿动物常可见这种情况。新药临床前致癌试验中,最常见的肿瘤出现部位就是肝脏。肝脏肿瘤可分为良性与恶性,其发生机制也各有不同,高度恶性肿瘤常见于衬于窦状隙的细胞。亚硝酸盐、性激素、合成抗氧化剂、药酶诱导剂如苯巴比妥和具有遗传毒性的药物均有产生肝脏肿瘤的可能。其中一些药物虽对啮齿类动物具有致肿瘤作用,但在人类却尚未见足够的药物流行病学资料。致人类肾癌变剂马兜铃酸Ⅰ给犬短期服用,可致肝组织癌前病变,因此服用含有马兜铃酸Ⅰ的中药制剂时,要特别关注对肝与肾的安全性。

二、常见肝毒性药物

1. 非甾体抗炎药（non-steroid anti-inflammatory drugs, NSAIDs）　NSAIDs 品种繁多,几乎绝大多数 NSAIDs 均可引起肝脏损伤,如阿司匹林、对乙酰氨基酚、辛可芬、双氯芬酸、尼美舒利、吡罗昔康、吲哚美辛、塞来昔布等。大剂量服用 NSAIDs 可引起急性肝细胞坏死,甚至肝衰竭,其中最典型的例子是大剂量服用对乙酰氨基酚导致的肝脏损伤。NSAIDs 引起肝脏损伤的

笔记

作用机制有两大类，一类与药物直接毒性作用有关，另一类与服药者的特异质有关。在病理学上，NSAIDs 所致肝脏损伤主要表现为肝细胞受损或胆汁淤积，或两者兼有，以肝细胞受损型发生居多。

2. **抗微生物药**　四环素、红霉素、异烟肼、利福平和第一代头孢菌素等均可引起肝脏损害。大剂量口服或静脉注射四环素可因药物沉积于肝细胞线粒体，干扰脂蛋白的合成和三酰甘油的输出，造成急性肝细胞微泡脂肪变性坏死。红霉素类可引起胆汁淤积性肝炎，常见发热、黄疸、转氨酶升高等，红霉素酯化物更易引起，发生率可高达 40%，可能是对酯化物的高敏反应所致。异烟肼、利福平作为抗结核病的一线用药，不良反应以肝毒性最常见，也最为严重。10%～20% 的患者服用异烟肼后 2 个月内出现轻度 ALT 升高，继续服药可恢复；1% 患者可出现黄疸和 ALT 明显升高，50 岁以上的患者中 2% 出现明显肝脏损害表现。机制为通过乙酰化或水解酶产生毒性代谢产物乙酰肼，导致肝脏损害。利福平耐受性较好，但单用利福平预防治疗有 1%～2% 发生肝毒性，它主要影响胆红素的摄取和排泄，并呈剂量依赖性。抗真菌药物酮康唑、氟康唑、伊曲康唑等均有不同程度的肝毒性，可致血清 AST 或 ALT 一过性升高，属可逆性，应及早停药，偶可致严重肝坏死。大剂量灰黄霉素可致 AST 或 ALT 升高，个别出现胆汁淤积性黄疸。此外，抗生素中，苯唑西林、羧苄西林、头孢呋辛、头孢曲松、头孢哌酮、林可霉素、克林霉素等也偶可引起黄疸伴血清 AST 或 ALT 升高。

3. **抗癫痫药**　苯妥英钠、卡马西平、丙戊酸钠等。25% 的患者服用苯妥英钠产生轻度的肝功能异常，以肝细胞损伤为主，但当机体肝药酶功能缺陷时，对相应药物解毒功能缺陷，通过免疫反应引起肝损害，该类损伤发生率低，但一旦发生病情严重。卡马西平可导致肉芽肿性肝炎、胆汁淤积、肝细胞坏死。约有 25% 的患者服用丙戊酸钠数日后即出现肝功能异常。

4. **激素类药**　激素类药物在临床中应用广泛，常用者有性激素、肾上腺皮质激素及甲状腺素。激素及其代谢产物均可引起肝脏损害，可出现肝细胞坏死、胆汁淤积、肝细胞内微脂滴沉积、肝纤维化，甚至诱发肝脏肿瘤等。在性激素中，雄激素和雌、孕激素均可引起肝内胆汁淤积，雄激素可诱发原发性肝细胞癌，长期服用口服避孕药的患者，肝细胞腺瘤的发生率明显高于正常人。皮质激素主要与脂肪肝的形成密切相关。Cushing 综合征患者的肝脏可有中、重度的脂肪浸润，肝细胞内脂滴分布弥漫，多以周边为重，大剂量可导致散在的局灶性肝细胞坏死。

5. **调节血脂药**　他汀类（阿托伐他汀、洛伐他汀）、非诺贝特、氯贝丁酯、烟酸等可引起肝脏损害。他汀类是目前临床上应用广泛的降脂药，连续应用他汀类 1 年以上者 2%～5% 会观察到无症状的肝脏 AST、ALT 异常，与剂量和疗程有关。阿托伐他汀与胆汁淤积性肝损伤相关度最高，辛伐他汀更多出现肝细胞性损伤。

6. **全身麻醉药**　氟烷在氧浓度不足时经细胞色素 P450 代谢产生自由基引起脂质过氧化，导致药物性肝脏损害；在氧浓度充足的情况下经细胞色素 P450 代谢为多肽产物，通过免疫反应产生抗体而引起肝脏损害。氟烷性肝损伤病理表现无特异性，常见的组织学特征为小叶性、多灶性至大块性坏死，同时伴肝细胞炎症浸润及纤维化。部分患者可见脂肪浸润或结节性肉芽肿。

7. **抗肿瘤药物**　环磷酰胺、甲氨蝶呤、氟尿嘧啶、卡铂、顺铂等主要引起肝细胞死亡。

8. **其他**　如维生素 A 可引起窦前性肝纤维化，导致非肝硬化性门脉高压；胺碘酮可引起脂肪肝，类似于酒精性肝病；雷公藤片所致肝损伤以肝细胞损伤为主，其在肝内经代谢转化为亲电子剂、自由基及活性氧，与大分子物质共价结合或造成脂质过氧化而导致肝细胞坏死。

药物对肝脏损伤的类型及典型药物总结见表 3-2。

笔记

表3-2　药物对肝脏损伤的类型、主要临床特征及典型药物

肝脏损伤类型	主要临床特征	典型药物
肝细胞坏死	全身不适、黄疸和血清转氨酶升高	异烟肼、苯妥英钠、丙戊酸钠、辛伐他汀、对乙酰氨基酚、酮康唑、氟烷、顺铂、雷公藤
脂肪肝	肝细胞内脂肪滴沉积	四环素、皮质激素、甲氨蝶呤、胺碘酮、丙戊酸
胆汁淤积	黄疸、尿液亮黄色或暗棕色、血清中胆汁酸、胆红素及碱性磷酸酶升高	红霉素、雄激素和蛋白同化激素、口服避孕药、氯丙嗪、丙米嗪、苯妥英钠、卡马西平、甲苯磺丁脲、巴比妥类、阿托伐他汀
肝血管损伤	肝紫癜、肝动脉和门静脉血栓	雄激素和蛋白同化激素、口服避孕药、硫唑嘌呤、维生素A
肝纤维化	肝假小叶，各种肝主要功能下降	甲氨蝶呤、氯丙嗪、雄激素、异烟肼、甲基多巴、维生素A、三氧化二砷
过敏性肝炎	黄疸、胆红素升高、转氨酶和碱性磷酸酶升高，伴有皮疹、发热、瘙痒、关节痛、淋巴结肿大等过敏反应	氯丙嗪、氟烷、肼屈嗪、阿托伐他汀
肝肿瘤	B超、CT、MRI等显示肝内实质性占位、可有甲胎蛋白（AFP）升高	雄激素和蛋白同化激素、口服避孕药、三氧化二砷、马兜铃酸 I

第三节　药物对肝脏损伤的评价

一、血液学检查

通过血液检查能很好地了解肝脏损伤的性质和程度。两种基本血液试验方法为：一种是基于肝功能测定，可同时评价多种肝脏基本生理功能，如糖代谢、某种蛋白合成和胆汁分泌，或从血液中提取并代谢外来物质的能力；另一种是评价血中肝细胞内蛋白（如转氨酶，乳酸脱氢酶）水平是否异常高，如在血中的异常升高表示肝细胞本身被损害。

1. **血清白蛋白**　血清白蛋白在肝中合成后分泌入血，是正常人体血清中主要蛋白成分，维持循环血液胶体渗透压，并与外来物质选择性短暂结合发挥贮库作用。肝脏损伤后合成白蛋白的能力降低，如不能正常维持血液胶体渗透压，则可出现腹水。白蛋白减少常伴有 γ 球蛋白增加，白蛋白含量与有功能的肝细胞数量成正比。若肝脏损伤导致血清白蛋白 < 25g/L 称为低蛋白血症。该指标常用于检测慢性肝脏损伤。

2. **凝血酶原时间**　肝脏也合成许多凝血因子，肝脏损伤使它们合成减少可导致凝血时间延长。与血清白蛋白相比，这项指标专一性相对差，因此是一项非特异性药源性肝损伤指标。但是在肝功能受损的早期，白蛋白检测完全正常时，维生素 K 依赖的凝血因子却有显著降低，故在肝脏损伤早期可用凝血因子检测作为过筛试验。

3. **血清胆红素**　肝脏能催化葡糖醛酸与血红蛋白分解产物胆红素结合，并分泌这种葡糖醛酸结合物进入胆汁。结合能力受损时，胆红素在血液中蓄积而出现黄疸。急性肝脏损伤、胆汁

笔记

淤积性损伤或胆道梗死时,血清胆红素水平升高。该项指标并非特异性肝脏损伤指标,但通常作为一套试验评价指标。

4. 染料廓清试验 反映染料被肝脏清除及其从血液中消失的速率。常用的染料有磺溴酞钠和吲哚菁绿。前者与谷胱甘肽结合排入胆汁。

5. 药物廓清试验 基于肝脏损伤对生物转化能力的影响,通过测定主要通过肝脏代谢而其他清除途径(如肾排泄)不显著的药物。通过测定其清除速率与"正常"数据相比是否延长,可了解肝功能的状况。

6. 血清肝酶测定 肝细胞急性损伤后,常有细胞内酶和其他生物大分子逸出细胞进入血液。这些酶类在血中水平高于正常范围,往往是毒性评价的指标(表3-3)。

表3-3 肝毒性的血清酶指标

酶类	缩写	注解
丙氨酸氨基转移酶	ALT	主要存在于肝脏,升高主要反映肝细胞损伤
天冬氨酸氨基转移酶	AST	对肝脏特异性相对小,升高主要反映肝细胞损伤
碱性磷酸酶	ALP	升高主要反映胆汁淤积等损伤
γ-谷氨酰转肽酶	GGTP	升高主要反映胆汁淤积、肝细胞损伤
5′-核苷酸酶	5′-NT	升高主要反映胆汁淤积等损伤
山梨醇脱氢酶	SDH	对肝脏具高度特异性,升高主要反映肝细胞损伤
鸟氨酸氨甲酰转移酶	OCT	对肝脏具高度特异性,升高主要反映肝细胞损伤

ALT、AST、ALP 和 γ-谷氨酰转移酶(GGTP)的测定为常规性肝功能评价,以判断药物潜在的肝毒性。这些指标分别表示不同的损伤意义。其中 ALT 存在于肝细胞的胞质,而 AST 两个亚型分别存在胞质和线粒体内。血清 ALT 和 AST 检测是检测肝脏损伤敏感的试验指标,血清中 ALT 和 AST 活性显著性升高,并且它们的变化大于 ALP 活性变化,这一特征常见于肝脏细胞损伤。ALP 活性能特异地反映胆汁淤积型肝损伤,如果上述指标出现相反的情况,则可提示胆汁淤积。使用对乙酰氨基酚可出现 ALT 和 AST 活性显著升高,ALP 活性仅有轻度增高。在酒精性肝脏疾病时,AST 活性通常高于 ALT,但在大多数其他肝细胞损伤时,ALT 活性却往往高于 AST。血清 GGTP 为一个极端灵敏的指标,饮酒后可有升高,但由于不是一个特异性指标,需要与其他试验结果一起评价。相比之下,OCT 和 SDH 对肝脏的专一性非常强。

二、形态学评价

用光学或电子显微镜检查实验动物肝组织切片,是最有价值的肝毒性评价手段,可获得肝脏损伤区域和性质的直接资料。并可由此作初步机制判断,如出现脂肪肝可提示药物可能影响肝脏三酰甘油代谢和(或)脂蛋白分泌;肝腺泡Ⅲ区带细胞坏死可能为药物经细胞色素 P450 生物转化成终毒物所致。线粒体形态改变作为早期毒性事件,可说明线粒体毒性是导致进一步细胞死亡的重要先兆。但形态学研究不能阐明一个药物对肝脏的毒性机制,必须通过其他方法加以论证。

三、药物肝毒性的一般表现

药物致肝脏损伤后全身表现可有食欲降低、恶心、呕吐、乏力和腹部压痛、肝区肿大、腹水、黄疸等症状。发展为肝功能衰竭时,尚由于肝脏合成凝血因子、白蛋白、葡萄糖等障碍而出现出血和低血糖,同时伴有肾衰竭中枢神经系统紊乱(肝性脑病),预后极差,约有 90% 病死率。

笔记

参考文献

1. Klaassen CD. Casarett & Doull's Toxicology：the basic science of poisons. 8th ed. New York：McGraw-Hill Companies，Inc.，2013.

2. Roberts SM，James RC，Williams PL. Principles of toxicology：environmental and industrial applications. 3rd ed. New York：A Wiley-Interscience Publication John Wiley & Sons，Inc.，2015.

3. 李才，任立群，于晓艳，等. 人类疾病动物模型的复制. 北京：人民卫生出版社，2008.

4. Castell JV，Castell M. Allergic hepatitis induced by drugs. Curr Opin Allergy Clin Immunol，2006，6（4）：258-265.

5. 陈成伟. 药物与中毒性肝病. 第2版. 上海：上海科学技术出版社，2013.

6. Jin K，Su KK，Li T，et al. Hepatic premalignant alterations triggered by human nephrotoxin aristolochic acid I in canines. Cancer Prev Res，2016，9（4）324-334.

（朱丹雁）

第四章 药物对肾脏的毒性作用

肾是人体最主要的排泄器官,也是重要的内分泌器官。肾功能的完整性与机体内环境平衡密切相关,肾脏在代谢、废物排泄和对细胞外液容量调节、电解质组分、酸碱平衡上起着非常重要的作用;其次,肾脏合成并释放激素和活性物质,如肾素、红细胞生成素,并将维生素 D₃ 转化成活性的 1,25-二羟维生素 D₃ 形式。因此药物损伤肾脏将导致上述功能受损,并对全身代谢有严重影响。肾脏本身还具有各种解毒功能,某些药源性肾功能损伤可在停药后恢复,通常只有接触较大剂量肾毒性药物时,才会出现异常情况。因此,如在治疗过程中药物浓度过大,肾脏接触肾毒性物质时间过长,可损伤肾脏并导致肾功能减退甚至衰竭。

第一节 肾脏损伤的组织形态学与生理学基础

一、组织形态学基础

人体肾约由 100 万个肾单位组成,肾单位由肾小球、肾小囊和肾小管组成,集合小管在功能上也可作为肾单位的一部分。肾实质间有少量结缔组织和间质细胞,称肾间质。

肾小球为血液滤过器,肾小球滤过膜由多孔的内皮细胞层、基膜和伸出许多足突(足突间有裂孔)的上皮细胞组成(图4-1)。基底膜中层为致密层,富有带负电荷的蛋白,基底膜内外两层密度较稀,都含有丰富的硫酸肝素。肾小球的结构和其所带的负电荷可减少白蛋白从滤过膜通透,药物损伤基底膜可导致白蛋白等漏出增多。肾小球毛细血管间有系膜组织,包括系膜细胞和基质,起支架、调节肾小球滤过率、修补系膜、清除异物和基底膜代谢废物等作用。药物直接或间接导致肾小球系膜异常增殖和系膜区基质增多,免疫球蛋白沉积均可造成系膜损伤。

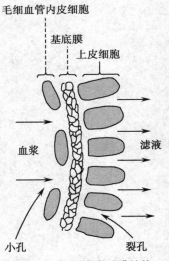

图 4-1 肾小球滤过膜结构

二、生理学基础

泌尿功能是肾的最主要生理功能。尿液形成由肾单位与集合小管协同完成,包括三个相关联的环节:①血浆经肾小球滤过膜滤过,形成原尿;②原尿经肾小管和集合小管浓缩与重吸收,形成终尿;③肾小管与集合小管有一定的排泌功能。在生成尿液的基础上肾对体液、电解质和酸碱平衡进行调节,维持机体内环境的稳定。肾可分泌生物活性物质,如促红细胞生成素、肾素、胃泌素和前列腺素等。肾间质细胞是分泌生物活性物质最主要的细胞。

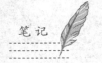

笔记

另一方面,肾的血液供应特点是肾血流要经过两次毛细血管网。肾小球毛细血管网介于入球与出球小动脉之间,入球小动脉比出球小动脉的口径粗一倍,因此肾小球内血压较高;与之相反,肾小管周围毛细血管网的血压则较低,以发挥肾的滤过与重吸收功能。

药物经肾的排除率对判断肾功能状态非常有用,尿排出速率是下面三个过程的净结果:肾小球滤过、肾小管重吸收和肾小管分泌。药物的肾小球滤过和肾小管分泌率取决于其在血浆中的浓度,肾小管重吸收率则取决于尿液中药物的浓度和 pH(影响弱酸、弱碱性药物解离度)。

第二节 药物对肾脏损伤的类型及常见肾毒性药物

一、按损伤部位分类

1. **肾小球损伤** 肾小球是肾单位中接触药物的起始部位。如嘌呤霉素和多柔比星,可使肾小球滤过膜带负电荷的部位减少,以及足细胞从肾小球基底膜脱落,改变肾小球滤过膜的电荷选择性和滤过孔大小,从而增加肾小球对带阴离子蛋白质的通透性。肾毒性药物引起肾小球滤过率降低,并可继发于肾小管损伤(图 4-2)。由于药物引起肾小管坏死而增加通透性,使滤过物通过肾小管基底膜逆向扩散渗透入空隙并进入循环,使得肾小球滤过率减少。如两性霉素 B 通过引起肾血管收缩,最终降低肾小球滤过率。

变态反应性损伤也是肾小球损伤的重要机制。血液循环中的免疫复合物可在肾小球被捕获,导致与补体结合,中性粒细胞聚集。青霉胺和卡托普利可造成这种类型的肾小球损伤。药物可结合到肾小球膜上作为半抗原或者全抗原,尤其是通过静电作用被隔离在肾小球内部,引发变态反应。抗体与细胞表面抗原的反应导致在肾小球部位形成免疫沉淀、介质激活,从而造成对肾小球组织的损伤。

药物引起的肾小球病理损伤中,最常见的是膜性肾小球肾炎。其特征表现为某些患者的肾小球内可见药物包涵体,也可见免疫复合物沉积,沉积复合物在临床症状消失后仍可持续存在。用药不同其病变类型亦不同,如利福平可引起新月体肾炎,吲哚美辛、青霉胺可引起局灶增生性肾炎、新月体肾炎或膜性肾病。

2. **肾小管和集合小管损伤** 肾小管系统比肾小球毒性损伤的发生率要高得多。急性肾小管坏死是药物引起肾脏损伤中发生率最高的一种类型,约占药源性急性肾衰竭的一半以上。尤其是近曲小管,有主动重吸收和分泌功能,该部位药物累积浓度较高,是药物致肾脏损伤的最常见部位。原因包括:①与远曲小管相对紧密的上皮和高电阻相比,近曲小管的上皮可以漏过化学物质,使其进入近曲小管上皮细胞。②有机阴离子和阳离子、多肽、低分子质量蛋白和 GSH 结合物转运主要在近曲小管进行,容易造成毒物在此累积和产生毒性。例如,氨基苷类抗生素、β-内酰胺类抗生素、顺铂等药物在近曲小管的转运和蓄积是其对肾毒性作用的主要基础。③细胞色素 P450 和半胱氨酸结合物 β-裂解酶集中存在于近曲小管,在肾单位其他部位的活性很低,需要 P450 和 β-裂解酶催化产生的活性终毒物多半损伤近曲小管。病理检查主要表现为肾小管上皮细胞肿胀、空泡变性、细胞脱落和凋亡。近曲小管损伤时尿检测会有糖尿、氨基酸尿,呈现近曲小管吸收障碍的范科尼综合征。

此外,远曲小管和集合小管也可发生损伤,主要表现为尿浓缩能力受破坏和(或)酸化功能缺陷。临床表现有多尿、低比重尿及尿渗透压下降等。远曲小管急性损伤的药物包括两性霉素 B 和顺铂。

3. **肾乳头损伤** 肾乳头位于肾髓质,即肾锥体的尖端部分。肾皮质、肾髓质和肾乳头接受血液灌注的比例依次为:90%、6%~10% 和 1%~2%。因此,肾乳头最容易受缺血因素的影响。另外,由于肾乳头管中的液体更为浓缩,以及血液在该组织中流动缓慢,在长时

笔记

间药物接触下,髓质和乳头组织暴露于高浓度药物微环境。肾乳头对非甾体抗炎药的慢性损害作用非常敏感,这类抗炎药最初的靶部位是髓质部间质细胞,然后是髓质部毛细血管,同时引起髓祥和集合小管发生退行性改变,形成典型的药源性肾脏损伤之一的镇痛剂肾病(analgesic nephropathy)。

4. **肾间质损伤**　包括急性和慢性肾间质损伤。急性损伤通常为肾间质的变态反应性炎症,用药两周内出现急性肾功能恶化,伴有镜下血尿和轻度蛋白尿,组织学改变主要为间质高度水肿,伴有嗜酸性粒细胞、淋巴细胞及单核细胞浸润,肾小管基底膜呈线性样变,组织化学检查表现为 IgG 和 C3 沉积。急性间质性肾脏损伤常由于青霉素及头孢菌素类药物的过敏反应所致。慢性损伤表现为肾间质纤维化,肾小管萎缩和局灶性单核及淋巴细胞浸润,严重者可伴有局灶性或完全性肾小球硬化。引起慢性间质性肾脏损伤的常见药物为非甾体抗炎药、顺铂、环孢素、甲氨蝶呤、马兜铃酸等。

5. **肾血管损伤**　病理变化以肾血管病变为主,主要表现为肾小动脉和毛细血管损害。环孢素可以引起肾小球血管收缩、血管损伤及致肾小动脉透明样变性。丙硫氧嘧啶、甲巯咪唑可引起血管炎样改变。

二、按临床表现分类

1. **急性肾衰竭**　急性肾衰竭是药物对肾最常见的毒性反应。其特征为肾小球滤过率迅速减少和血中含氮物质增加。导致急性肾衰竭的机制很多,如引起肾血管收缩而减少到达肾小球入球动脉的血量,肾小球滤过压与滤过量均减少,导致低灌注。药物引起肾小球损伤,减少进入肾小管的滤过量,称为低滤过作用(图 4-2)。

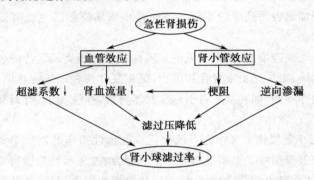

图 4-2　急性肾衰竭降低肾小球滤过率的机制

肾毒性药物引起肾小球滤过率降低,也可继发于肾小管损伤(图 4-2)。药物引起肾小管坏死而增加通透性,进而使肾小球滤过率减少。有些药物可降低肾小管细胞相互粘连,导致它们妨碍滤液重吸收,因此增加肾小管内压力,滤液进入肾小管的阻力增大。

2. **慢性肾衰竭**　药物导致肾轻微损伤,早期常可不察觉,长期服用肾毒性药物,代偿机制逐渐消失,可呈现肾功能低下。药物使肾小球压力增加可导致肾血管硬化及毛细血管丛退变,部分肾单位及其清除废物的能力丢失,可由其他肾单位代偿,同样的情况周而复始,最终可引起慢性肾衰竭。

与慢性小管间质性肾病有关的肾功能不断衰退,可出现在长期使用非甾体抗炎药、锂盐、环孢素治疗过程中。一般认为肾功能衰退后期是由药物初次损伤继发的病理进程。

对肾小球残余血管的压力和血流持久代偿增加,可导致:①由于对内皮切变应激增加而损伤毛细血管内皮细胞;②损坏肾小球毛细血管壁,使通透性改变;③穿过毛细血管漏出的大分子在局部沉积,致肾小球系膜增厚。除了上述肾小球血液流变学改变外,肾小球过度生长、小球间质损伤也在慢性肾衰竭病理过程中起着重要作用。

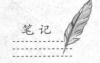

笔记

3. 间质性肾炎　药物引起的间质性肾炎分急、慢性两种。急性间质性肾炎用药两周内出现急性肾功能恶化,伴有镜下血尿和轻度蛋白尿,组织学改变主要为间质高度水肿,嗜酸性粒细胞、淋巴细胞和单核细胞浸润。临床上出现腰痛、肾功能减退,直至肾衰竭。同时伴有全身过敏反应,主要是药物热、药疹和嗜酸性粒细胞增多。常见药物是抗生素及非甾体抗炎药,尤以β-内酰胺类抗生素引起者最为常见。其他如青霉胺、利福平、卡托普利、别嘌醇、喹诺酮类等也可引起急性间质性肾炎。

药物引起的慢性间质性肾炎临床症状常不典型。其肾病理变化主要表现为慢性间质性损伤。引起慢性间质性肾炎最为常见的药物是非甾体抗炎药和顺铂。

4. 梗阻性肾病　指由于尿流障碍而导致肾功能障碍甚至肾实质发生损害。主要由各种盐类结晶在肾小管内沉积导致梗阻性肾脏损害。肾小管机械性阻塞可导致其功能丧失,甚至使肾小管变性、坏死。最常见的是尿酸,如噻嗪类利尿药可引起尿酸结石;抗肿瘤药甲氨蝶呤等可产生高尿酸血症,形成尿酸结晶阻塞尿路;磺胺类药物及大量甲氨蝶呤可因尿液 pH 下降、脱水状态和药物自身溶解度等因素,而在肾小管或集合小管内形成结晶,阻塞尿液流动,严重时可造成梗阻性急性肾衰竭。

5. 狼疮样肾炎　为药物诱发的自身免疫复合物肾炎,发病率不高,有一定的遗传倾向,但药物是重要诱发因素。如青霉素、磺胺类、保泰松进入体内,先引起变态反应,再激发潜在的系统性红斑样狼疮患者发病,停药不能阻止病情发展。可引发药源性狼疮样综合征的药物有普鲁卡因胺、肼屈嗪、苯妥英钠等。其肾小球损害从基底膜改变到增殖性改变不等,一般停药后可恢复。

6. 其他　两性霉素 B 可使肾小管部分或全部产生耐血管升压素的作用,引起肾性尿崩症。药源性溶血性尿毒症综合征由肾微动脉和肾小球中微血管血栓形成所致,表现为溶血性贫血、血小板减少和急性肾衰竭。常见药物如环孢素、丝裂霉素、口服避孕药、奎宁等。

三、常见肾毒性药物

1. 非甾体抗炎药　可引起肾脏损伤的治疗药物有非甾体抗炎药(NSAIDs),如对乙酰氨基酚、阿司匹林、布洛芬、萘普生、吲哚美辛等。使用 NSAIDs 至少可引起三种不同类型的肾毒性。

第一种情况为使用大剂量 NSAIDs 后数小时引起的急性肾衰竭,表现为肾血流量和肾小球滤过率减少及少尿,停药后通常可逆转。机制可能是在正常情况下具有血管扩张作用的前列腺素被 NSAIDs 抑制后,体内的儿茶酚胺和血管紧张素占优势,导致肾血流量减少和肾组织局部缺血。

第二种情况,NSAIDs 尤其是对乙酰氨基酚使用 3 年以上,则可导致不可逆的肾毒性,称为镇痛剂肾病。大剂量使用对乙酰氨基酚引起肾毒性的特征为近曲小管坏死,伴有血浆尿素氮和血清肌酐增高,肾小球滤过率和对氨基马尿酸(PAH)清除率降低,水、钠和钾分级排泄增加,尿中葡萄糖、蛋白和刷状缘酶系增高。这种肾毒性的发生率在西方国家差异较大,有少于 1% ~36% 的患者需要肾透析。该肾病的原发性损害是乳头坏死伴慢性间质性肾炎。早期变化包括髓袢和整个乳头部毛细血管坏死。使用 NSAIDs 产生镇痛剂肾病的机制尚未阐明,可能与髓袢或乳头部慢性缺血继发肾血管收缩有关;也可能与细胞内反应性介质形成,继而激发氧化应激机制或与关键的细胞大分子共价结合有关。对乙酰氨基酚产生肾毒性的原因已较明确,主要在肾皮质被微粒体细胞色素 P450 氧化酶系统氧化为有毒的代谢物所致。

第三种情况较少见,为 NSAIDs 肾毒性导致肾间质肾炎,表现为弥漫性间质水肿伴炎症细胞浸润。患者通常血清肌酐升高伴蛋白尿。此时如停用 NSAIDs,则肾功能可在 1 ~3 个月内得到改善。

笔记

2. **氨基苷类抗生素** 氨基苷类抗生素的肾毒性,是因该类药物主要经肾排泄并在肾皮质内蓄积所致。其肾毒性特征为肾小球滤过率降低,伴有血清肌酐和尿素氮增加的非无尿性肾衰竭。发生率为 5% ~26%,但很少发生死亡。初期表现为尿浓缩困难而多尿,可能与髓袢升支粗段氯离子转运抑制有关。随后出现蛋白尿、管型尿,严重者可发生氮血症及无尿等,其发生率依次为新霉素 > 卡那霉素 > 庆大霉素 > 链霉素。奈替米星的肾毒性虽是氨基苷类抗生素中最低者,但仍需引起注意。当这类药物与头孢噻吩、头孢唑林、两性霉素 B、多黏菌素 B 或万古霉素合用时,可增加肾毒性发生。

组织学改变最初出现在溶酶体,随后可见刷状缘、内质网、线粒体损害,最终出现肾小管细胞坏死。临床使用常用量后损伤早期,可见溶酶体体积和数量增加。溶酶体含有髓样小体,具有不确定的磷脂电子-密度板状结构。氨基苷类产生肾脏毒性时会出现磷脂蓄积,为溶酶体水解酶如鞘磷脂酶和磷脂酶受抑制所致。磷脂水解在氨基苷类肾毒性中起到很重要的作用,但溶酶体中磷脂蓄积和肾小管坏死间的关系尚不清楚。

3. **头孢菌素** 大剂量应用头孢噻吩、头孢唑林的潜在肾毒性是出现肾小管坏死。其机制为近曲小管有机离子转运系统将其分泌进入小管,达到具有毒性的高浓度所致。这类头孢菌素的肾毒性可被近曲小管内与有机阴离子排泌系统竞争的化合物如丙磺舒所减弱,随着小管液内头孢菌素浓度降低,毒性可逐渐消失。

4. **马兜铃酸** 马兜铃酸(aristolochic acid,AA)是马兜铃酸科马兜铃属植物中所含有的共同成分,主要含有 AA Ⅰ、AA Ⅱ和Ⅳa,此外还有少量的 AA Ⅲ。含有 AA 的中草药很多,包括关木通、广防己、青木香、马兜铃、天仙藤、寻骨风、朱砂莲等 40 多种。其中应用最广泛的是关木通和广防己。许多中成药中因含有上述成分造成肾脏损伤,如龙胆泻肝丸、冠心苏合胶囊、排石颗粒剂等。含有 AA 中草药引起的药物性肾脏损害称为马兜铃酸肾病(aristolochic acid nephropathy,AAN),毒性作用主要是由其中 AA Ⅰ引起的。根据临床表现、病程进展和病变程度,马兜铃酸肾病一般分为急性肾功能不全、慢性肾功能不全和肾小管功能障碍三种类型,AAN 具有进一步发展为肾癌的潜在风险。不同类型马兜铃酸肾病的发病机制可能有所不同,但有共同的病理特征,即以肾小管间质病变为主,以肾间质中炎细胞浸润为特征。

5. **环孢素** 肾毒性是环孢素最主要的不良反应之一,临床肾毒性可表现在:①急性可逆性肾脏损伤;②急性血管损伤;③慢性肾间质纤维化。急性肾脏损伤表现为剂量依赖性肾血流量和肾小球滤过率减少,血浆尿素氮和肌酐增加。减少剂量可减轻症状。用药后尚可见血管病变和血栓性微血管病,可影响静脉和肾小球毛细血管,但不伴有炎症介质。长期用药可导致肾间质纤维化等慢性病变,表现为血清肌酐升高、肾小球滤过率降低,并伴有高血压、蛋白尿和肾小管坏死。

6. **顺铂** 顺铂是一种周期非特异性抗肿瘤药,尤其针对实体瘤具有较好疗效,但其肾毒性限制了其在临床的应用。顺铂的肾毒性可分为:①肾小管毒性;②肾血管损伤;③肾小球损伤;④肾间质损伤。顺铂抗肿瘤作用和诱发肾毒性作用机制尚不明确,可能与其在细胞内水解为活性形式氯羟二氨铂或二羟二氨铂有关。

7. **其他药物** 长期大剂量使用四环素类药物,可加剧原有的肾功能不全,影响氨基酸代谢,从而加重氮血症。大多数严重病例发生于孕妇,故孕妇尤其伴有肾功能不全者应慎用。

两性霉素 B 在临床使用也受肾毒性的限制,表现为抗利尿激素抵抗性多尿、肾小管性多尿、低血钾症和急、慢性肾衰竭。通常表现为不常见的肾小球和肾单位近端与远端部位功能完整性受损。

其他在某些个体,尚有一些偶发的过敏反应机制的肾毒性。

药物对肾脏损伤的类型及典型药物总结见表 4-1。

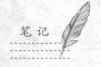
笔记

表 4-1 药物对肾脏损伤的类型、主要临床表现及典型药物

损伤靶部位及病理变化	临床分类(表现)	典型药物
肾乳头坏死、间质性肾炎	急性肾衰竭、镇痛剂肾病	非甾体抗炎药
肾小管刷状缘磷脂蓄积	急、慢性肾功能损害	氨基苷类抗生素
近曲小管坏死	急性肾功能损害	头孢菌素
肾小管、肾血管	急慢性肾衰竭、肾小管性酸中毒、低钾、多尿	两性霉素 B
肾小管、肾血管、肾间质	急性肾功能障碍、急性血管损伤和慢性肾间质纤维化	环孢素
肾小管、肾血管、肾小球、肾间质	急、慢性肾衰竭	顺铂
肾小管间质	急慢性肾功能不全、肾小管功能障碍	马兜铃酸 I

第三节 药物对肾脏损伤的评价

一、肾小球滤过率

肾小球滤过率(glomerular filtration rate,GFR)不仅反映肾小球的功能,而且还表明肾通过清除水浓缩尿液的能力。正常成人的 GFR 约为 125ml/min,一般影响肾小球的药物及导致肾血管疾病的药物,对肾小球滤过率有很大影响。此外,任何引起低血压或休克的药物均可降低肾小球滤过率。测定血中内源性物质,如血尿素氮(blood urea nitrogen,BUN)和肌酐(creatinine)是反映 GFR 的两项常用指标,其中肌酐尤其有代表性。

1. **内生肌酐清除率** 肌酐是肌酸的代谢产物。肌酐被肾小球滤过后,肾小管对其不吸收而全部从尿中排出,只有在血浆中浓度较高时,有小部分由肾小管排泄。内生肌酐清除率比较接近菊糖清除率,血浆肌酐浓度更稳定,且不必静脉注射而更实用。

2. **菊糖清除试验** 菊糖是一种多糖,能从肾小球滤过,但不被肾小管重吸收或分泌,在体内既不与血浆蛋白结合,又不被机体代谢,是测定 GFR 较好的方法。但需要静脉注射后,收集一定时间内的尿液,再测定血浆和尿中菊糖浓度。

3. **血清肌酐和 BUN 测定** 测定血清肌酐和 BUN 可间接反映 GFR,但没有上述两项试验灵敏,在 GFR 下降 50% ~70% 的情况下血清肌酐和 BUN 才会增高。

二、肾血流量

有机酸 PAH 可用于检测通过肾血浆总量的清除指标,因为 PAH 经肾一次滤过,即可从血中清除 90%,被清除的量与肾血浆流量密切相关。当药物引起 PAH 降低时,可能为活性分泌过程受损或肾血流量改变。

三、其 他

药物临床前评价动物试验,肾脏损伤的非特异性指标有:肾脏重量和尿中蛋白含量,甚至排尿量的改变也可粗略表示药物的肾毒性。采用光镜或电镜检查,观察肾脏有无水肿、充血、萎缩及纤维化等大体变化,以及在细胞和亚细胞水平上有无细胞坏死、凋亡,损伤的部位、程度及性质。另外,采用酶组织化学检查一些肾脏损伤时敏感的标志酶,如刷状缘的 ATP 酶和 5′-核苷酸酶、线粒体的琥珀酸脱氢酶和内质网的非特异性酯酶等都可反映药物对肾的毒性作用。

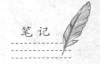
笔记

参考文献 ---

1. Klaassen CD. Casarett & Doull's Toxicology：the basic science of poisons. 8th ed. New York：McGraw-Hill Companies，Inc.，2013.
2. Roberts SM，James RC，Williams PL. Principles of toxicology：environmental and industrial applications. 3rd ed. New York：A Wiley-Interscience Publication John Wiley & Sons，Inc.，2015.
3. Arlt VM，Zuo J，Trenz K，et al. Gene expression changes induced by the human carcinogen aristolochic acid I in renal and hepatic tissue of mice. Int J Cancer，2011，128：21-32.

（朱丹雁）

笔记

第五章 药物对心血管系统的毒性作用

学习要求

1. 掌握 药物对心血管组织的损伤类型及损伤原理。
2. 熟悉 心血管损伤的生理功能学及组织学形态基础。
3. 了解 药物对心血管系统损伤的评价体系。

心血管系统重要的生理功能在于维持机体血液循环的正常运行,通过血液循环将营养物质、氧气和其他生物活性物质运送到全身各组织细胞,并将外来化合物及体内代谢产物带到排泄器官排出体外,保证机体内环境稳定和正常的生理功能。如果血液循环功能发生障碍,就会危及机体的生命。有些药物在治疗剂量以内或长期蓄积均可对心血管产生毒副作用,因此,熟知药物对心血管组织的损伤类型及药物对心血管系统损伤的评价指标对于合理安全用药是十分必要的。

第一节 心血管损伤的形态学与生理功能基础

一、形态学基础

心肌细胞是构成心肌组织的基本结构和功能单位(图 5-1)。从组织学、电生理特点和功能上可将心肌细胞分为两大类:一类是工作细胞,即是普通心肌细胞,含丰富的肌原纤维,具有兴奋性、收缩性和传导性,但不能自动地产生节律性兴奋,包括心房肌和心室肌;另一类是自律细胞,是特殊分化了的心肌细胞,含肌原纤维很少或缺如,无收缩功能,具有兴奋性、传导性和自律性。由这些自律细胞构成了心脏内的特殊传导系统,主要包括窦房结、房室交界、房室束和浦肯野纤维。心肌细胞可分支,细胞间通过闰盘(intercalated discs)紧密相贴,该处的电阻很低,使动作电位很容易从一个心肌细胞传导到另一个心肌细胞,因此,心房肌或心室肌在功能上是一个合胞体。窦房结所产生的窦性节律兴奋,沿着心脏的特殊传导系统顺序传布到左、右心房肌和左、右心室肌,通过兴奋收缩耦联机制,引起心房和心室节律性的收缩和舒张。

心肌收缩的过程包括氧化代谢的能量释放、腺苷三磷酸和磷酸肌酸对能量的储存及收缩蛋白对能量的利用。其中,能量的利用和细胞内 Ca^{2+} 的移动是心脏毒性常见的靶点。Ca^{2+} 是心肌细胞兴奋收缩耦联的关键因素,但心肌细胞的肌质网很不发达,容积较小,贮 Ca^{2+} 量比骨骼肌少。心肌细胞收缩所需 Ca^{2+} 除从终池释放外,还需由细胞外液 Ca^{2+} 内流补充,心肌横管的结构特点有利于心肌细胞收缩时 Ca^{2+} 由细胞外进入细胞内,心肌横管的直径是骨骼肌横管的5 倍,其容积比骨骼肌大 25 倍,横管内含有大量带负电荷的黏多糖,能结合较多的 Ca^{2+},故心肌收缩对细胞外 Ca^{2+} 依赖性较大。一些药物或毒物可通过干扰细胞对 Ca^{2+} 的转运而导致心脏毒性作用。

血管壁的结构可分为内膜、中膜和外膜(图 5-2)。内膜很薄,由单层内皮细胞和亚内皮细胞构成;中膜最厚,由多层环状或螺旋状的平滑肌、弹性纤维及胶原蛋白交互构成,在大动脉以弹性纤维为主,中、小动脉以平滑肌为主。外膜主要由纤维结缔组织构成。静脉中膜弹力纤维和

笔记

平滑肌较少,因而管壁较薄。毛细血管管壁极薄,主要由附着于基膜的内皮细胞构成,基膜外有很薄一层的结缔组织。

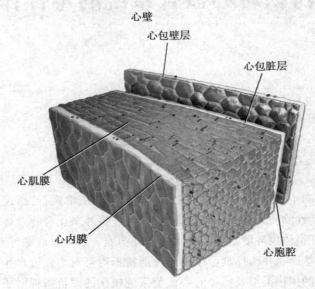

图 5-1　心肌细胞纤维立体结构

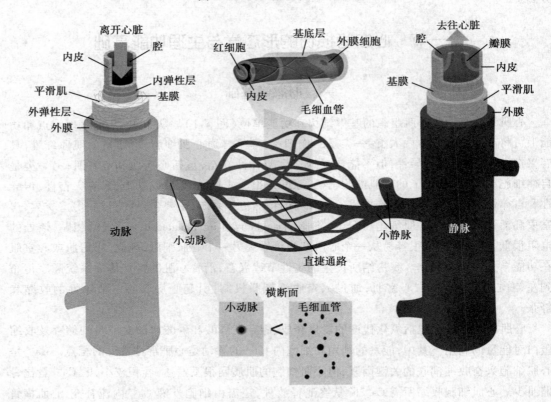

图 5-2　动、静脉血管结构示意图

二、生理功能基础

心血管系统的生理功能是不断地将氧气、营养物质、激素和药物等运送到全身组织器官,并将各组织细胞所产生的 CO_2 和其他代谢产物带到排泄器官,排出体外,以保证机体物质代谢和生理功能的正常进行。

心血管药物可以引起心血管系统复杂的生物效应,导致心律失常、传导阻滞、心肌肥大、缺

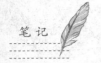

笔记

血性心脏病、心肌及血管细胞凋亡、坏死和心力衰竭等一系列功能和器质性改变(图 5-3)。

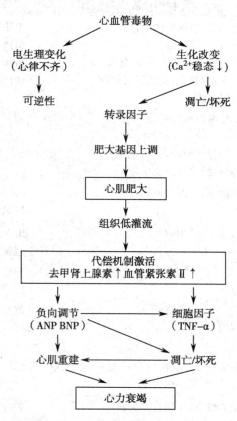

图 5-3 心血管药物致心脏损伤示意图

具有心血管毒性药物短时间作用引起心脏的早期反应是生化改变,如心肌酶活性变化和能量代谢以及离子稳态改变,并可导致心律失常。一般心律失常是可以恢复的,并经常作为其他类型心功能紊乱的并发症出现。心肌轻度损伤可以修复,因为心肌细胞发生结构和功能的适应性改变,但是严重的损伤可导致心肌细胞死亡。

具有心血管毒性的药物在持续作用下,可以激活转录因子,引发心肌细胞的一系列细胞及分子调控事件。通过肥大基因激活和转录因子上调可以引起心肌肥大,非生理状态心肌肥大在初期是代偿反应,这时心肌损伤是可逆性的;如果心血管药物的毒性作用持续,心脏会出现生理、生化、形态及功能的一系列改变,进而出现以心肌细胞凋亡和坏死为形态学特征的心肌细胞死亡。

凋亡和坏死这两种细胞死亡形式可同时出现在心肌组织和培养细胞中,两种细胞死亡类型的激发事件可能是共同的,出现哪种死亡形式取决于毒物的作用强度和作用时间。凋亡是受基因调控的程序性死亡,如果凋亡程序在下游的某个控制点被终止或药物毒性作用强度很大,细胞死亡形式可能由凋亡转为坏死。细胞凋亡是一个能量依赖过程,ATP 浓度是决定凋亡和坏死转换的关键因素。

引起心脏毒性的药物很多,其中有些是心血管疾病治疗药物,这些药物使用不当或长期使用都可能造成心肌损害(表 5-1)。

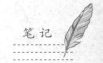

表 5-1　具有心血管毒性药物的一般毒效应

种类	损伤效应	可能机制
抗心律失常药物	传导速率↓,早期心律失常 心动过缓,传导阻滞 动作电位间期↑,QTc 间期延长 房室(AV)传导↓,负向肌力效应 负性变时效应	阻滞 Na^+ 通道 阻滞 K^+ 通道 阻滞 Ca^{2+} 通道 拮抗 β 肾上腺素受体
影响心肌收缩力药物及相关药物	影响动作电位延续时间 AV 传导↓ 拟副交感神经效应剂(低剂量) 拟交感神经效应剂(高剂量)	抑制 Na^+ - K^+ - ATP 酶 Ca^{2+} ↑
Ca^{2+} 致敏剂	舒张功能↓,早期心律失常	Ca^{2+} 敏感性↑;抑制磷酸二酯酶 抑制黄嘌呤氧化
儿茶酚胺类	心动过速,心肌细胞死亡	$β_1$ 肾上腺素受体活化 冠状血管收缩;线粒体功能障碍; 氧化应激反应;细胞凋亡
支气管扩张药	心动过速	$β_1$ 肾上腺素受体非选择性活化
抗肿瘤药物	心肌病 心力衰竭	改变离子稳态;氧化应激反应 冠状血管痉挛;细胞凋亡 线粒体损伤
抗菌药	负向肌力效应,动作电位持续时间↑,QTc 间期延长,早期心律失常	Ca^{2+} ↓,阻滞 K^+ 通道
抗真菌药	负向肌力效应,早期心律失常 传导阻滞	阻滞 Ca^{2+} 通道;膜通透性↑ 阻滞 Na^+ 通道
抗病毒药物	心肌病	冠状血管痉挛;线粒体损伤 抑制线粒体 DNA 聚合酶 抑制线粒体 DNA 合成 抑制线粒体 ATP 合成
中枢神经药物	ST 段升高,QTc 间期延长 传导阻滞,早期心律失常 心动过缓,抗胆碱能效应 心房纤颤,负向肌力效应 ST 段降低	改变离子稳态 阻滞 Na^+ 通道 阻滞 K^+ 通道 阻滞 Ca^{2+} 通道
麻醉剂	负向肌力效应,心输出量↓ 早期心律失常,传导速率↓ 心脏传导阻滞,心肌细胞坏死 拟交感神经效应,兴奋性↓ 缺血/心肌梗死	阻滞 Ca^{2+} 通道;改变 Ca^{2+} 稳态 阻滞 Na^+ 通道;冠状血管痉挛 氧化应激反应;线粒体损伤 β 肾上腺素能受体敏感性增加; 细胞凋亡
抗组胺药	动作电位延续时间↑,QTc 间期延长 早期心律失常	阻滞 K^+ 通道
免疫抑制剂	心肌病,心力衰竭	改变 Ca^{2+} 稳态

第二节　药物造成心血管损伤的类型

笔记

　　心血管系统是多种药物毒性作用的靶部位。很多药理学实验证明,参与药物对心血管的毒性作用的靶点包括：细胞膜表面受体、第二信使系统、离子通道、离子泵与细胞器。同时在心血管部位神经递质的释放异常亦可影响心血管的功能产生毒性作用。药物过量或异常作用于以上的靶点时，均可引起各种心血管系统功能或结构的损伤。

一、心力衰竭

心力衰竭（heart failure）即为心脏的泵血功能不能满足机体所需的血量要求。一般机体的代谢功能（如甲亢患者）提高表现为心脏相对供血不足。但是多数情况是由于心血管系统本身的异常而引起心力衰竭。

药物引起心力衰竭主要通过两个途径产生：降低心脏泵血能力与升高循环体液量即升高前后负荷。负性肌力药是常见的致心力衰竭的药物之一，因为该类药物可直接降低心肌的泵血能力。其中包括钙通道阻滞药（如维拉帕米、地尔硫䓬等）。尼非地平体外试验具有负性肌力作用但在体内未出现明显症状。β受体拮抗剂也能抑制心肌收缩能力并且减慢心率，提高外周血管的抵抗力增加心脏的后负荷，由此进一步降低心输出量。临床试验发现α受体拮抗剂能显著地降低血压，与充血性心力衰竭的发病率显著相关。

其他能引起或是加重心力衰竭的药物有：Ⅰ类抗心律失常药、皮质醇、非甾体抗炎药等。近年报道一种酪氨酸激酶抑制剂舒尼替尼，能显著降低心脏射血分数，并有可能引起致命心力衰竭。

二、心律失常

心律失常（arrhythmia）是指心脏冲动产生的频率、心脏起搏冲动在心脏中的传导速度、节律与激动心肌的次序异常。按照发生的原理分为冲动形成异常与传导异常。

K^+、Na^+和Ca^{2+}通道等在心脏的起搏与冲动传导过程中起着重要的作用。各种能够影响心肌细胞膜离子通道功能的因素均有可能引发心律失常（图5-4）。同时任何干扰心脏代谢的因素也能导致心律失常的发生。

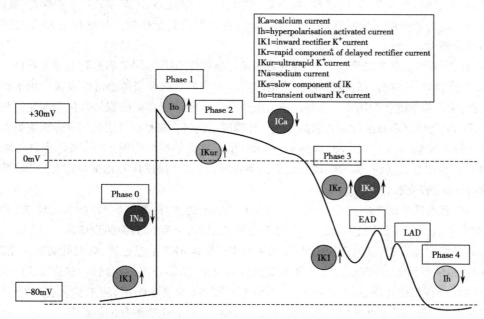

图5-4　心肌电生理与离子通道功能

药物可通过改变自主神经系统兴奋性，也可直接作用于细胞膜受体或离子通道而导致异常的冲动发放，进而导致心律失常。另外，冲动传导异常，如折返也是心律失常的重要机制。

药源性因素是较为特殊的导致心律失常的原因（表5-2）。药物导致心律失常多是由于影响心脏细胞的一种或多种离子通道,直接导致心肌细胞的电生理特征发生变化。

表 5-2　致心律失常的药物种类及主要药物名称

心律失常类型	药物
致窦性心动过速	灰黄霉素、丙米嗪、阿米替林、哌替啶、洛贝林、阿托品、肾上腺素、氯丙嗪、奋乃静、沙丁胺醇等
致心室颤动	两性霉素 B、克霉唑、阿托品等
致室性期前收缩	克霉唑、依米丁、阿托品等
致心动过速或室性心动过速	克霉唑、咖啡因、麻黄碱等
致窦性心动过缓	美沙酮、去甲肾上腺素、奥美拉唑等
致传导阻滞	卡马西平、乌头碱、三环类抗抑郁药、抗精神病药物、抗组胺药、抗惊厥药、右丙氧芬、抗疟疾药物(氯喹,奎宁)、钙通道阻滞药、普萘洛尔、美托洛尔、索他洛尔等

三、心肌炎与心肌病

心肌炎(myocarditis)是指心肌本身的炎症病变,分为局灶性或弥漫性心肌炎两种,可由于感染或非感染途径发病。发病心肌间质增生、水肿,有炎性细胞浸润。

药物的使用不当或是不良反应会引起心肌炎,包括超敏性心肌炎与中毒性心肌炎。药物引起的心肌炎可产生于心内膜下、血管周围以及间质组织的损伤与纤维化。药物损伤心肌的机制复杂,其中包括诱导某些细胞因子的产生,进而影响心肌供血如可卡因,损伤心肌细胞后在损伤部位发生免疫炎症反应等。

临床引起超敏性心肌炎的药物有:青霉素、异烟肼、破伤风类毒素、磺胺类药物、两性霉素 B、氨苄西林、麻黄碱、吲哚美辛、四环素、氯霉素、链霉素、头孢克洛、甲基多巴、白喉毒素、氯氮平。其中最易引起心肌炎的药物是磺胺类、甲基多巴、青霉素及其衍生物。超敏性心肌炎的发生无药物剂量依赖性。

可引起中毒性心肌炎的药物有:中毒性心肌炎与超敏性心肌炎不同,有药物剂量依赖性。通常在停药后,药物对心肌的损伤仍可延续一定的时间。其中某些抗肿瘤药物可以直接作用于心肌细胞的微管,使心肌细胞变性坏死。一些抗寄生虫药可以直接抑制心肌细胞的氧化磷酸化过程。某些抗精神病类药物具有直接抑制心肌的作用。环磷酰胺还可在毒性部位引起出血性血管炎。

药物性心肌病(drug-induced cardiomyopathy)是指接受某些药物治疗时,因药物对心肌的毒性作用而引起的心肌损伤,临床表现类似扩张型心肌病。个别药物(如儿茶酚胺类)引起类似于肥厚性心肌病的病变。

药物引起心肌病的机制复杂。常见的引起心肌病的药物有:抗肿瘤药(如多柔比星、柔红霉素)等对心肌有直接毒性,当多柔比星作用于心肌细胞后,可通过上调能量应激反应、氧化应激反应及其基因毒性反激反应,进而激活细胞内 AMPK 及其 AKT 信号通路,抑制脂肪酸氧化反应、促进凋亡,最终导致心肌细胞肥大,并加剧能量应激反应,诱导心肌细胞损伤(见图 5-5);抗精神病药物(如氯丙嗪、奋乃静、三氟拉嗪)、三环类抗抑郁药(如氯米帕明、阿米替林、多塞平)可抑制心肌收缩性;依米丁等可导致心肌细胞的代谢异常,抑制氧化磷酸化的进行等。

四、心　包　炎

任何因素影响心包膜产生炎症改变即为心包炎(pericarditis)。心包发生炎症使心脏压迫而舒张不良,影响心脏功能。心包炎可分为急性和慢性心包炎两类,慢性心包炎较严重的类型是缩窄性心包炎。

笔记

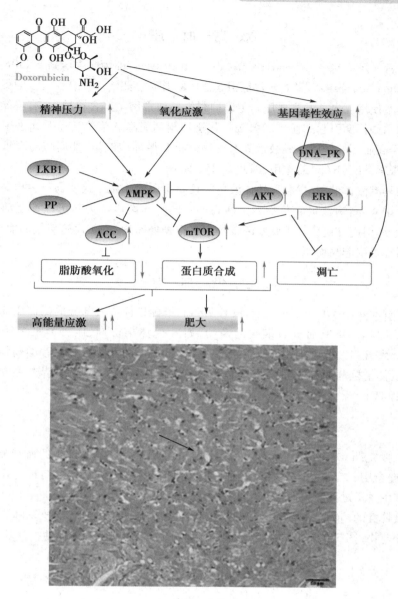

图 5-5　多柔比星致心肌损伤

注：毒理机制（上）；病理切片（下）→所示为心肌细胞空泡样变性

引起心包炎的药物主要有：普鲁卡因胺、异烟肼、肼屈嗪、色甘酸钠、丹曲林、麦角新碱、抗凝血药、溶血栓药、苯妥英、青霉素、多柔比星等。其中青霉素可能引发伴有嗜酸性粒细胞增多的过敏性心包炎。多柔比星和柔红霉素常诱发心肌病，同时也可诱发心包炎。普鲁卡因胺、肼屈嗪、异烟肼、苯妥英诱发红斑狼疮样综合征心包炎。

五、心脏瓣膜病

心脏瓣膜病（vascular heart disease）是由于心脏瓣膜（包括瓣叶、腱索及乳头肌）的炎症引起的结构毁损、纤维化、粘连、缩短，黏液瘤样变性，缺血性坏死，钙质沉着或者先天发育畸形。药物对于瓣膜的损伤多为瓣膜狭窄与瓣膜损伤。如预防偏头痛的麦角新碱和麦角胺、甲麦角胺长期应用损伤瓣膜。在此之后陆续发现食欲抑制剂芬氟拉明和右芬氟拉明、多巴胺受体激动剂培高利特和卡麦角林，以及毒品摇头丸等在使用与治疗时均有可能导致心脏瓣膜病。药物导致心脏瓣膜疾病的可能机制是影响或干扰 5-羟色胺的功能与代谢。

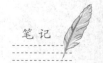

笔记

六、高　血　压

人类的正常血压为 80~120mmHg。高血压(hypertension)即为收缩压高于 140mmHg 和(或)舒张压高于 90mmHg。很多因素能异常地引起血压的升高。如治疗肾衰性贫血的促红细胞生成素如果过快过量使用能显著升高血压。免疫抑制剂环孢素用于器官移植后,有可能直接损伤血管内皮并影响水钠代谢引起高血压。单胺氧化酶抑制剂能降低单胺类递质如去甲肾上腺素的降解,促进其升高血压的作用。雌激素具有升高体重和循环体液量、外周胰岛素抵抗并且激动肾素-血管紧张素系统(RAS)的作用,因此能升高血压。

多种药物具有液体潴留、提高循环体液量的致高血压的作用。这些药物主要有非甾体抗炎药、皮质醇、甘珀酸、高钠含量的药物如抗酸胃药。同时非甾体抗炎药可以抑制前列腺素的合成,促使血管收缩引起高血压。甲状腺激素具有兴奋神经作用,收缩血管引起高血压。此外,酒精的过量摄入亦可引起高血压。

七、低　血　压

低血压(hypotension)不同于高血压,没有明确的指标指征。大部分的低血压症状是出现一过性直立性低血压。影响血管收缩类的药物,如 α 受体拮抗剂、血管紧张素转化酶抑制剂(ACEI)均能导致直立性低血压。其他能导致直立性低血压的药物有多巴胺类药物、硝酸盐、抗高血压药、β 受体拮抗剂、血管紧张素 Ⅱ 受体拮抗剂、阿片类药物、利尿剂、苯二氮䓬类、苯妥英、抗精神病药、锂等。

八、血　管　炎

药源性血管炎(drug-induced vasculitis)是由于在使用某些药物时产生的血管炎症。血管炎发生时,血管壁会变薄变窄并产生瘢痕。血管炎发生有急性与慢性之分,两种炎症均会使得靶组织或靶器官供血不足而产生损伤甚至坏死。

能引起血管炎的药物有上百种,如磺胺类、丙硫氧嘧啶、甲巯咪唑、卡比马唑、环丙沙星、环磷酰胺等化疗药物(图 5-6)。其中抗癌药能使细胞分泌多种致炎因子,促使炎症的形成与发展。

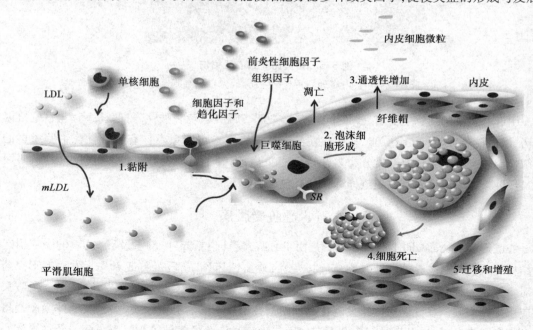

图 5-6　化疗药物对血管内皮的损伤机制

两性霉素 B,万古霉素,红霉素、四环素等静脉注射可引起血管炎。此外,吲哚洛尔等一些 β 受体拮抗剂能使小动脉血管痉挛产生雷诺现象;麦角胺可直接作用于血管细胞引起坏疽。最新报道辛伐他汀也可引起血管炎;人参皂苷可干扰血管平滑肌钙通道,导致血管收缩不良。

第三节　药物对心血管系统损伤的评价

药物对心血管系统的损伤从以下三个角度进行评价。

一、在体评价

1. **心电图**　心脏在收缩和舒张的同时产生微弱的电流,可从心肌组织传导到周围组织,使体表各个部位在同一周期中发生电位的变化。心电图可记录心脏动作电流在体表的电位差,反映了心房去极化、心室去极化以及心室复极化的过程。正常心电图的生理意义如下:

(1)P 波:反映左、右两心房去极化过程的电变化。

(2)QRS 波:反映左、右两心室去极化过程的电变化。

(3)T 波:反映左、右两心室复极化过程的电变化。

(4)PR 间期:是从 P 波起点到 QRS 波起点之间的时程,代表从窦房结产生兴奋,通过心房、房室交界区、房室束及左右束支、浦肯野纤维传导至心室所需时间,即代表从心房开始兴奋至心室开始兴奋所需的时间。

(5)QT 间期:是从 QRS 波起点到 T 波终点的时程,代表从心室兴奋开始去极化至完全复极化所需的时间。

(6)ST 段:指从 QRS 波群终点到 T 波起点之间的线段,代表心室各部分心肌均处于动作电位的平台期,各部分之间没有电位差存在。

心电图是检测心脏电激动最简单方便、最经济实用的无创检测方法,既可以反映心肌受损的程度、部位和发展过程,评价心脏的结构与功能,也是诊断与鉴别各种心律失常的重要方法,用于心功能的快速评价,辅助判断某些急性中毒的疗效和预后。心电图可作为研究对心脏有选择性毒性作用的药物以及筛选解毒性药物的有价值的观测指标,其缺点是对工作细胞损伤敏感性较低,例如某些毒性损伤中组织病理学损害已经出现,而心电图变化轻微。

2. **超声心动图**　应用超声波技术显示心脏形态结构和心内血流动力学状态,从而评价心脏整体和局部功能、心脏收缩和舒张功能,是一种介入性和无创性的诊断方法。该技术既能显示心血管病理解剖变化,又能显示心血管病理生理改变。故可以直观地显示外源物作用下心脏结构与功能的变化。该技术包括 M 型超声、二维超声、脉冲多普勒、连续多普勒、彩色多普勒血流显像、血管内超声、负荷超声心动图和三维超声心动图等,其优点包括无创、无痛苦、无射线污染,重复性好、准确性高等。

3. **核医学检查**　将标记上放射性核素的示踪剂如 ^{11}C、^{13}N、^{15}O、^{18}F 等引入人体,由于这些示踪剂可以参与机体某种生理或生化的代谢过程,因此在体外利用 γ 射线探头探查就能形成反映示踪剂在体内分布状况的图像。该技术可既可显示形态结构,对心脏的泵血功能、心肌血流灌注以及血管分布、心肌代谢水平、心室壁运动等进行全面观察,也可以探查到体内微量水平物质的变化,提供有关脏器与病变部位的功能甚至分子水平的信息。该技术具有安全、可靠、准确、灵敏、无创伤等优点,可用于心功能检查、心肌断层显像、心肌灌注显像、心肌代谢显像等方面。

4. **心电向量图**　心脏电激动的大小与方向在每一个瞬间是不相同的,心电向量图能直观地反映空间心电向量环在每瞬间的方向和振幅;与心电图相比,能更全面细致地显示心房去极化、心室去极化、心室复极化的空间心电变化。该技术能较明确地反映心脏的电生理活动和病理改

笔记

变,对心腔扩大、心肌肥厚、房室传导阻滞、预激综合征、心肌缺血及梗死等的诊断优于心电图,对外源性物质的心脏毒性作用有一定指导意义。

5. 磁共振技术　通过识别水分子中氢原子信号的分布来推测水分子在机体内的分布,进而探测机体内部结构的技术。这种探测技术对机体无损伤,无放射、辐射影响。心脏磁共振成像具有很高的空间分辨力,可准确地划分心内、外膜界线,精确显示心脏的形态、功能、血流灌注、心肌活性,连续性地定量分析心肌内能量代谢变化以及心脏的收缩和储备功能。该技术可以分时段地检测外源性物质的毒性,避免长期毒性的漏检。

二、临床病理学评价

1. 组织病理学检查　整体动物实验结束后进行解剖,首先肉眼观察心脏的大小、形态与结构,测量心重指数(心脏重量/体重×100%),通过染色法检测梗死区域的存在与体积;其次,取组织块进行组织病理学检查,根据实验需要做光镜或电镜切片。在光镜下可较为直观地观察病理改变,如心肌细胞溶解、变性或坏死,心肌纤维变性、收缩或断裂,间质水肿、出血或纤维化,炎症细胞浸润等;利用扫描电镜和透射电镜等精密仪器观察更为细致的病理改变,如线粒体结构、内质网结构、心肌纤维膜、微血管损伤等。此外,也可用免疫组织化学方法、图像分析技术、激光共聚焦扫描显微技术等进行心血管损伤的评价。

2. 心肌酶谱和心肌蛋白检测

(1)心肌酶谱

1)乳酸脱氢酶(LDH):是一种糖酵解酶,主要存在于心肌、横纹肌、肾等,当这些组织损伤时,便可向外周血液释放,使得血液 LDH 含量增加。但该酶检测方法的敏感性不够,尤其是心肌特异性较差。

2)天冬氨酸氨基转移酶(AST):又称谷草转氨酶,该酶在心肌中含量最高,当心肌细胞受到损伤时,即可大量释放入血,在血清中浓度迅速增加。但是肝损害时其血清浓度也可增加,故该酶特异性差,在评价心肌毒性中作为辅助手段。

3)肌酸激酶(CK):它有四种主要的同工酶,其中 CK-MB 型主要存在于心肌细胞中,具有相对较高的特异性及敏感性。若血清中 CK-MB 明显增高,可辅助判断无骨骼肌损伤的心肌梗死,对大面积心肌坏死有临床诊断价值,但若其含量正常并不能排除微灶心肌损伤。

传统的心肌酶谱作为心肌损伤的血清标志物,在诊断心肌损伤中发挥了非常重要的作用,其缺点是升高持续时间短,敏感性、特异性均不如下列心肌蛋白。

(2)心肌蛋白

1)肌红蛋白:是存在于心肌和骨骼肌细胞质中的亚铁血红素蛋白,能结合和释放氧分子,有贮氧和输氧的功能。正常情况下血液中含量很低,而当心肌和横纹肌损伤时,血液中含量增加,故心肌特异性不高。但肌红蛋白的敏感性高,大于 CK-MB 与心肌肌钙蛋白(cTnI),是评价心肌损伤最早的标志物之一。

2)肌钙蛋白:是心肌细胞的特异性蛋白,由三个亚单位 cTnT、cTnC、cTnI 组成。当心肌由于缺血、缺氧,发生变性、坏死,导致细胞膜受损时,cTnT 和 cTnI 释放出来,较早地出现在外周血液,因此测定两者浓度可反映心肌受损的严重程度。尤其是 cTnI 在心肌损伤后出现时间早,持续时间长,特异性及灵敏度很高,是目前反映心肌损伤的金标准。对 cTnI 水平进行动态监测,可作为活体长期心脏毒性检测的常规指标。

3. 电解质　血清电解质浓度无论增高或是降低,都会干扰心肌细胞去极化、复极化过程,导致心肌组织的自律性、传导性、兴奋性发生改变。严重的电解质紊乱可致心血管急症,甚至引起心源性猝死。血液中钾、钠、钙、氯等离子的浓度可用原子吸收法、火焰原子发射光谱法、离子选择电极法、化学比色法等进行测定,由电解质紊乱引起的心律失常等疾病可由心电图记录。

笔记

三、动力学评价

　　观察在外源性物质的作用下,心输出量、心率、室内压、收缩压、舒张压、呼吸频率等指标的动态变化情况,可为药物的心脏毒理学提供辅助评价依据。

参考文献

1. 楼宜嘉. 药物毒理学. 第 3 版. 北京:人民卫生出版社,2011.

2. The ALLHAT Officers and Coordinators for the ALLHAT Collaborative Research Group. Major Outcomes in High-Risk Hypertensive Patients Randomized to Angiotensin-Converting Enzyme Inhibitor or Calcium Channel Blocker vs Diuretic:The Antihypertensive and Lipid-Lowering Treatment to Prevent Heart Attack Trial (ALLHAT). JAMA,2002,288(23):2981-2997.

3. Afonsob L,Mohammada T,Thatai D. Crack Whips the Heart:A Review of the Cardiovascular. Toxicity of Cocaine. Am J Cardiol,2007,100:1040-1043.

4. Yu M,Han J,Cui P,et al. Cisplatin up-regulates ICAM-1 expression in endothelial cell via a NF-kappaB dependent pathway. Cancer Sci,2008,99:391-397.

(李运曼)

笔记

第六章　药物对呼吸系统的毒性作用

呼吸系统是机体与环境之间实现气体交换的部位,外源化学物质可以通过呼吸道和肺进入机体。通过吸入给药的药物在产生治疗效应的同时,不可避免地会对呼吸系统组织、器官带来程度不同的各种伤害。其他途径吸收的药物及其代谢物也可随血液循环到达呼吸系统而造成损伤。药物对神经、肌肉、心血管系统的一些副作用也可影响到机体的呼吸功能。这些毒性作用均有可能严重影响机体的呼吸功能而危及生命。

此外,呼吸系统还有对外来物质的防御、免疫及物质代谢等重要的功能,因此药物对肺产生损伤,除影响呼吸功能外,也会对整个机体产生损害。

第一节　呼吸系统损伤的组织形态学与生理学基础

呼吸系统由呼吸道和肺两部分组成。呼吸道包括鼻腔、咽、喉、气管和支气管,鼻腔、咽、喉为上呼吸道,气管和支气管为下呼吸道。肺包括呼吸性细支气管、肺泡管、肺泡囊和肺泡。肺泡是氧和二氧化碳在血液和空气之间交换的部位。呼吸系统的每个部分在结构和功能上都具有抵御外来有害物质的侵袭及在受到损害时进行自我修复的能力。

一、呼　吸　道

鼻腔表面为黏膜所覆盖,黏膜表层为顶部长有纤毛的假复层柱状上皮,其中含有丰富的浆液腺、黏液腺和杯状细胞,能产生大量分泌物,在纤毛协调一致的摆动下,可清除鼻腔内的异物。气管、支气管是气体进入肺的通道,并具有加温和湿化的作用。气管、支气管也覆以假复层柱状纤毛上皮,夹有分泌黏液的杯状细胞和无纤毛的支气管上皮细胞。上皮细胞是呼吸系统重要的代谢细胞,含有极丰富的滑面内质网,分布有大量的细胞色素 P450 和其他微粒体代谢酶类,在呼吸系统的药物代谢中起着重要的作用。上皮细胞可成为药物不良反应的直接靶标,其代谢释放的活性物质可作用于邻近细胞而产生毒性作用。另外,呼吸道平滑肌是控制气管和支气管内径,形成呼吸道阻力的主要因素,容易受到神经、体液、炎症和药物等诸多因素的调控和影响。

二、肺

肺的组织疏松、纤薄、血流丰富、氧浓度极高,这些解剖和生理特点为肺有效地进行气体交换提供了基础,同时也使肺接纳了大量外源性化合物,成为导致肺组织损伤,并对一些毒害作用做出迅速而严重反应的原因。

肺是进行气体交换的场所,肺泡的总容积占肺容积的 80% ~90%,上皮细胞、间质和内皮细胞构成了呼吸膜。肺泡表面约 90% 的面积为完整的、扁平而薄的 Ⅰ 型肺泡上皮细胞覆盖,此型细胞代谢较不活跃,细胞器较简单,胞质少,有利于气体通过。但此型细胞极易受损,且受损后

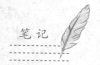
笔记

不能恢复,通常发展为纤维化。

散在于Ⅰ型肺泡上皮细胞之间的大多为Ⅱ型肺泡上皮细胞。Ⅱ型肺泡细胞覆盖约7%的肺泡表面,呈立方形,带微绒毛和贮存表面活性剂小体。主要功能是分泌表面活性剂,从而降低肺泡的表面张力,增加肺泡的弹性。Ⅱ型肺泡细胞还可以对外源性的化学物质进行代谢,修复受损的肺泡细胞。肺毛细血管内皮细胞形成一个连续的细胞薄层,可进行气体,水合电解质的转运。Ⅱ型肺泡细胞代谢活动活跃,能合成分泌肺泡表面活性物质,参与肺泡的损伤修复,同时也是化合物在肺代谢转化的重要场所。Ⅱ型肺泡上皮细胞含有发达的内质网、线粒体、高尔基复合体和丰富的核糖体。其内质网含有各种酶系,如具有代谢外源性化学物质作用的微粒体混合功能氧化酶系;线粒体内含有具有氧化供能作用的催化氧化磷酸化过程的酶系。Ⅱ型肺泡上皮细胞质内含有一种称为嗜锇性板层小体的结构,内含磷脂、黏多糖和蛋白质,分泌后形成肺泡表面活性物质,可以降低肺泡表面张力,防止液体渗出和肺泡塌陷。当Ⅰ型肺泡上皮细胞受到毒物作用发生坏死、脱落时,Ⅱ型肺泡上皮细胞可替代并分化转变为Ⅰ型肺泡上皮细胞。但由于Ⅱ型肺泡上皮细胞的细胞器和细胞质物质丰富,不利于气体通过,大面积的Ⅰ型肺泡上皮细胞受损后,替代的Ⅱ型肺泡上皮细胞可造成气-血屏障的增厚,气体交换功能发生障碍。

肺的间质细胞主要有成纤维细胞和巨噬细胞。成纤维细胞合成、分泌胶原蛋白和弹性蛋白,活化的肺巨噬细胞可分泌大量的活性物质、炎症因子、细胞因子等,参与各种肺损伤反应。这些细胞对肺的防御功能和损伤修复等有着重要的意义。但在许多病理条件下,或在外源性化合物的作用下,这些细胞的过度活化和增殖,会成为引起肺损伤的重要因素。

第二节　肺对药物的代谢与肺损伤

肺接收来自全身的静脉血,因此无论是呼吸道途径(即吸入给药)还是非呼吸道途径,化合物都须先进入肺才能进入体循环达到全身其他组织器官。在这些情况下,肺可成为药物的储存库,或成为药物吸收的首关消除器官。药物代谢动力学的研究发现,经过一次肺循环后,75%的普萘洛尔、60%的利多卡因、75%的芬太尼和64.5%的哌替啶被肺摄取,充分表明肺组织可明显影响某些药物的代谢动力学过程。口服给药,肝作为首关消除器官对肠道吸收的药物进行代谢转化,肺起第二消除器官的作用,能对来自于肝的物质做进一步代谢处理。

肺对药物的代谢转化具有重要的意义。尽管肺组织表达的与药物代谢有关的酶类相对较少,对药物的代谢转化作用较为有限,但许多在肝参与药物代谢转化的酶类在肺也存在。肺中的代谢酶系统包括微粒体混合功能氧化酶和其他多种氧化酶,以及转移酶、水解酶和结合酶等。这些酶对进入肺部的药物、致癌物和空气污染物等进行类似肝生物转化的代谢过程,包括Ⅰ相氧化、还原和水解反应,以及Ⅱ相结合反应。在这些反应过程中,可将一些化学物质转变成毒性更强和具有亲电子反应性的代谢产物,如环氧化物、硝基离子、氧自由基等,引起细胞受损、炎症、坏死、癌变等肺毒性反应。

肺毒物作用的部位主要是少数几种细胞:上皮细胞、肺血管内皮细胞和Ⅰ型、Ⅱ型肺泡上皮细胞。上皮细胞和Ⅱ型肺泡细胞是参与化合物代谢转化的主要细胞,容易受到化合物及其代谢物的毒性影响。肺血管内皮细胞直接与从静脉途径进入肺部的药物、外源性化学物质,以及各种代谢产物和免疫复合物密切接触,也容易直接遭受各种毒性损伤。Ⅰ型肺泡上皮细胞则容易受到吸入的各种化合物的直接攻击。肺泡巨噬细胞作为呼吸系统主要的防御细胞,在各种炎症、免疫反应以及其他各种损伤中释放出大量的活性物质,在呼吸系统损伤中具有重要的作用。

第三节　药物对呼吸系统毒性作用与常见类型

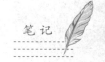

笔记

药物引起呼吸系统损伤的原因和形式复杂多样。其损伤作用可来自于药物或其代谢物的直接毒性作用,也可来自药物诱发的变态反应,或在代谢中产生的氧自由基等间接性的毒性作用,甚至可由于影响了神经系统、心血管系统的功能,或影响了机体的凝血功能等非呼吸系统的毒性作用。另外,药物的给药途径和药物的理化性质等对其毒性作用也有重要的影响。

对于吸入的气体和颗粒性药物而言,气体的理化性质和颗粒大小与呼吸系统损伤的部位和性质有密切关系。水溶解性高的气体(例如,二氧化硫、氨气、氯气等)在呼吸道的湿化作用下,难以进入呼吸道的深部,一般只能对上呼吸道造成局部的刺激性损伤。而水溶解性低的气体则能到达肺泡,化学性质活泼的气体(例如,臭氧、二氧化氮)能在肺泡局部产生毒性反应;化学性质不够活泼的气体(例如,乙醚、氟烷、氧化亚氮、环丙烷等中枢性麻醉药,一氧化氮等)能通过气-血屏障,进入肺循环后随血液进入体内。

对于雾化吸入的药物微粒,其直径大小是决定在呼吸道内沉积部位的主要因素。通常情况下,直径超过 $10\mu m$ 微粒主要沉积于鼻咽部,$0.1 \sim 3\mu m$ 的微粒主要沉积在气管和大的支气管,直径小于 $1\mu m$ 的微粒可在肺泡区沉积。沉积于呼吸道的可溶性微粒能通过呼吸道上皮细胞而吸收入血,不可溶的微粒随纤毛运动排出。沉积于肺泡的微粒,可被肺泡巨噬细胞吞噬,然后随巨噬细胞通过呼吸道的纤毛运动排出,也可进入血管、淋巴管而被带走。吞噬了微粒的巨噬细胞可被活化,释放出活性氧产物和溶酶体酶等活性物质引起炎症损伤。大量沉积于肺泡的微粒难以被巨噬细胞完全吞噬和清除,会造成持续性的、难以消除的肺部炎症反应和肺纤维化等严重损害。

经其他途径进入呼吸系统的药物及其代谢物也可产生直接的毒性作用。药物的代谢物可在肺部生物转化形成,也可来自肝等的代谢转化。进入肺组织的药物,可不发生任何反应,蓄积在肺部或随血流和气体排出;也可发生代谢转化,或在肺泡高氧环境中与氧气发生反应。药物在肺部发生的任何反应都有可能消耗大量的还原型辅酶Ⅱ、还原型谷胱甘肽等必需的还原性辅助因子,破坏肺的抗氧化防御机制,导致大量超氧阴离子(O_2^{-})、羟自由基($HO^{·}$)、单线态氧及过氧化氢等生成,使细胞发生脂质过氧化损伤。另外,药物或其代谢物还可能引起免疫反应,造成肺泡细胞、肺血管内皮细胞的损害。

常见的药物对呼吸系统的毒性作用有以下几种类型:

一、抑 制 呼 吸

药物引起的呼吸抑制主要是由于药物直接抑制了呼吸中枢或阻断与呼吸相关的神经肌肉接头上的受体。药物抑制呼吸运动,引起呼吸肌麻痹可分为中枢性和外周性两大类。治疗量的吗啡对呼吸系统有抑制作用,可引起呼吸频率减慢,潮气量减小。过量可引起急性中毒,主要表现为昏迷,深度呼吸抑制以及瞳孔极度缩小,常伴有血压下降。吗啡中毒机制是降低呼吸中枢对 CO_2 敏感性,也抑制脑桥呼吸调节中枢,呼吸肌麻痹是致死的主要原因。巴比妥类药物急性中毒主要表现为深度昏迷、高度呼吸抑制、血压下降、体温降低、休克及肾衰竭等,深度呼吸抑制是急性中毒的直接死因。巴比妥类药物的中枢作用主要抑制多突触反应。与该类药物激活 $GABA_A$ 时,能模拟 GABA 的作用,增加 Cl^- 的通透性,使细胞膜超极化相关。肌松药,例如筒箭毒碱类药物,因阻断膈神经支配的呼吸肌神经肌肉接头的 N_2 受体,引起呼吸肌麻痹。琥珀胆碱中毒时,也可引起呼吸肌麻痹。本类药物能竞争性地与运动终板膜上的 N_M 胆碱受体结合,但其本身无内在活性,不能激动受体产生去极化,反而阻断了乙酰胆碱(ACh)与受体的结合并产生去极化作用,使骨骼肌松弛。氨基苷类抗生素、多黏菌素 B、硫酸镁和钙通道阻滞药可抑制钙离子的内流,减少运动神经末梢乙酰胆碱释放,阻断神经肌肉接头的传递而引起呼吸肌麻痹。

二、呼吸道反应

1. **鼻塞**　药源性鼻塞主要是由药物舒张鼻部血管,引起鼻组织充血、水肿,影响鼻腔气所致。许多抗高血压药物,如甲基多巴、哌唑嗪、肼屈嗪和普萘洛尔等,具有舒张血管作用,是引起鼻塞的常见药物。此外,长期使用阿司匹林等非甾体抗炎药,以及激素类药物等也可引起鼻塞。

2. **喉头水肿**　药源性喉头水肿系血管神经性水肿发生在喉部所造成的,大多属于Ⅰ型变态反应,是各部位神经性水肿中最严重的一种。药源性喉头水肿的发生与药物的剂量大小无关,难以预测,其发病急骤,进展迅速,严重者可使患者在短期内窒息死亡。在我国,引起喉头水肿的药物以抗生素和中药注射剂最为常见,约占总发生率的60%。各种给药途径均可诱发喉头水肿,以静脉给药的发生率最高,约占总发生率的67%,其中约90%为静脉滴注。对各种易诱发过敏反应的药物,尤其是β-内酰胺类抗生素、造影剂、中药制剂,在静脉给药时,应注意防范喉头水肿的发生。

3. **哮喘**　哮喘是由多种细胞特别是肥大细胞、嗜酸性粒细胞和T淋巴细胞参与的慢性气道炎症;症状有咳嗽、喘息、呼吸困难、胸闷、咳痰等。典型的表现是发作性伴有哮鸣音的呼气性呼吸困难。严重者可被迫采取坐位或呈端坐呼吸,干咳或咳大量白色泡沫痰,甚至出现发绀等。药物引起哮喘可能涉及多方面的机制。

(1)超敏反应:以青霉素为代表的抗生素和以普鲁卡因为代表的麻醉药引起哮喘发作的机制就是通过有特异性IgE介导的Ⅰ型超敏反应诱发支气管痉挛,因此常伴有荨麻疹或过敏性休克。

(2)抑制环氧化酶:是阿司匹林哮喘的主要机制之一。阿司匹林类药物诱发哮喘的主要机制是通过抑制环氧化酶,包括抑制COX-1和COX-2,结果花生四烯酸向5-脂氧酶途径转化增多,在5-脂氧酶作用下花生四烯酸被大量转化为半胱氨酰白三烯(Cy-LTs),LTs可诱发支气管痉挛。

(3)β受体拮抗作用:普萘洛尔等β受体拮抗药可能导致哮喘剧烈发作,其机制是普萘洛尔阻断β受体的药理作用本身就可以诱发哮喘。

(4)药物对呼吸道黏膜的局部刺激:色甘酸钠,乙酰半胱氨酸,某些糖皮质激素气雾剂和粉雾剂等吸入可以诱发哮喘,主要是因为吸入上述药物后对气道黏膜局部产生直接刺激作用而引起气道平滑肌痉挛。

4. **咳嗽**　咳嗽的发生与呼吸道局部的状态和反应性有关,同时受到诸多活性物质的调节。卡托普利等血管紧张素转化酶抑制剂可能通过减少缓激肽降解,使气管-支气管的缓激肽、前列腺素和P物质局部浓度升高,增强了呼吸道的反应,易引起咳嗽。

三、肺　水　肿

药物中毒性肺水肿表示肺的损伤处于急性渗出阶段,肺泡-毛细血管屏障间液体增多,变厚。肺水肿时呼吸膜换气功能障碍,O_2和CO_2扩散受到阻碍,患者可能出现缺氧的表现。肺水肿往往是急性肺损伤的早期表现。肺水肿的后果不仅是对肺结构和功能的急性改变,而且由于急性期炎性细胞的浸润,炎性介质的释放和相关免疫反应的激活,都可能导致修复过程中纤维的增生出现不同程度的纤维化。与体循环相比,肺是一个低压、低阻力和高容量器官,在各种肺内和肺外病理生理过程中容易发生肺水肿。能够对肺损伤的药物都可能引起肺水肿。

四、肺炎及肺纤维化

药物引起的肺炎除了吸入给药直接引起Ⅰ型肺泡上皮细胞的损伤外,其他给药途径引起的

笔记

肺部炎症损伤一般表现为肺组织的间质性炎症。药物引起的肺炎症性损伤可以是药物或其代谢物的直接毒性作用,也可以是药物代谢过程中产生的氧自由基,以及药物诱发的肺部变态反应等间接毒性作用引起。各种长期接触药物引发的慢性肺部损伤,最终都可引起肺纤维化。但药物诱发的肺纤维化也可以不伴有明显的肺炎等损伤反应的发生,例如醛固酮,能通过促进肺组织胶原蛋白的合成而引起肺纤维化。

药物损伤肺内皮细胞或上皮细胞后导致水肿和炎症。如损伤不严重,毒物可以快速的清除,肺组织基膜完整,内皮细胞或上皮细胞都可以通过增殖并修复受损组织,渗出,水肿消退,肺组织呈急性炎症经过,组织结构和功能可以恢复正常。但是如肺组织长期或反复接触毒物,可能出现慢性的炎症,如慢性间质水肿或炎症,免疫活性细胞在局部的聚集,释放炎症因子。特别是巨噬细胞释放的肿瘤坏死因子、白介素和趋化因子等。促进间质中成纤维细胞的有丝分裂,胶原合成增多,最终发展成肺纤维化。肺间质纤维化还常见于长期粉尘接触的患者,如石棉或硅在肺中沉积,被巨噬细胞吞噬,引起巨噬细胞的损伤或死亡,颗粒被释放到细胞外,继续被其他巨噬细胞吞噬,这样持续地激活巨噬细胞释放细胞因子和炎症介质导致肺纤维化。对肺产生直接毒性作用和自由基损伤的药物通常为化学性质活泼的细胞毒性抗肿瘤药,例如,博来霉素、白消安、丝裂霉素、环磷酰胺、卡莫司汀等。博来霉素易于引起肺损伤的机制可能与肺组织缺乏博来霉素水解酶有关。进入肺的博来霉素不被水解,肺部的高氧环境会促使其与氧发生反应,随后分解产生大量羟自由基(OH·),进而引起肺组织受损,导致间质性中性粒细胞、单核细胞、淋巴细胞浸润。长期用药引起的反复炎症反应会促使成纤维细胞增生,胶原蛋白合成增加而导致肺间质纤维化。抗菌药呋喃妥因引起的肺损伤也可能与药物在肺与氧气发生反应有关,有证据表明呋喃妥因在肺部可诱发大量超氧阴离子和其他活性氧产物的生成。白消安对肺组织谷胱甘肽还原酶有抑制作用,削弱了肺组织的抗氧化保护能力,使肺组织容易受到氧自由基的攻击和伤害。

药物引起间质性肺炎、过敏性肺炎和红斑狼疮样综合征肺炎等均与药物的肺部变态反应性炎症损伤有关,主要为Ⅲ型和Ⅳ型变态反应。亦即与药物的抗原-抗体复合物在肺组织中沉积和激活补体,以及药物作为抗原使淋巴细胞致敏,导致淋巴因子释放和效应细胞分化,激活巨噬细胞,释放大量的炎症活性物质等一系列反应有重要关系。在药物引起的过敏性肺炎中,肺部间质及肺泡有大量的嗜酸性粒细胞的浸润,外周血象中嗜酸性粒细胞也明显增高。药物引起的红斑狼疮样综合征肺炎是药源性红斑狼疮样肺部损伤表现,患者伴有身体其他部位的类似系统性红斑狼疮样综合征的免疫性组织损害,肺部组织的主要病理变化为间质性肺炎,表现为肺间质炎性细胞的浸润、水肿,肺小血管栓塞等,也可出现肺泡壁损伤、坏死,肺泡内水肿、出血、透明膜形成,以及胸膜炎和胸腔积液等。

常见的引起肺变态反应性炎症损伤药物主要有青霉素类、磺胺类、头孢菌素类等抗菌药物,以及氯丙嗪、阿尼利定、对氨基水杨酸钠、干扰素、甲氨蝶呤、利巴韦林、氟尿嘧啶、吲达帕胺、呋喃妥因、肼屈嗪、乙内酰胺、普鲁卡因胺、青霉胺等。这些药物可诱发患者体内产生抗核抗体,引起红斑狼疮样肺炎。

胺碘酮的化学结构与甲状腺素相似,含有碘原子,其部分抗心律失常作用和毒性与其同甲状腺素受体相互作用有关。该药对肺的损害包括肺泡炎、间质性肺炎、类脂性肺炎、肺纤维化和哮喘综合征等,最为严重的不良反应是肺间质纤维化,可在用药后几周至几年内发生,因有致死的报道,一旦发现纤维化征象应立即停药,并用糖皮质激素治疗。尽管胺碘酮引起肺损伤的具体机制尚不清楚,但蓄积作用可能是其肺毒性作用的重要原因。目前认为胺碘酮可引起细胞内溶酶体的磷脂堆积,影响溶酶体胶原酶的合成及分泌,减少肺间质纤维的降解;胺碘酮引起的细胞磷脂代谢障碍还可造成肺组织的细胞及细胞器的膜性结构与功能受损;另外,胺碘酮还可通过诱发肺组织的变态反应和产生氧自由基而造成肺组织损伤。这些损伤导致了急性和慢性间质性肺炎的发生,并最终引起肺纤维化。

五、肺 气 肿

肺气肿是指肺充气过度,肺终末细支气管远端部分(包括呼吸细支气管,肺泡管,肺泡囊和肺泡)膨胀或破裂,以致肺功能减退而引起的一种阻塞性肺疾患,常继发于慢性支气管炎、支气管哮喘和肺纤维化。肺气肿在很多方面可视为肺纤维化的相反过程。肺膨大、变软,而不是变小、变硬。气体交换面积的破坏使得肺过度膨胀,血气比例的不合理导致肺气体交换功能障碍。吸烟是引起肺气肿常见的原因。烟雾中的焦油、尼古丁和一氧化碳等,可抑制支气管纤毛的活动,引起反射性支气管痉挛,诱发炎性细胞释放炎症介质等。药物引起的肺气肿表现为反复发作的肺部炎症,病理表现主要为肺泡炎和大量白细胞释放的蛋白酶增加,该酶可以分解支气管弹性蛋白,引起肺气肿。药物引起的支气管哮喘,同样具有导致肺气肿的可能。大气污染也是导致肺气肿的重要原因,空气中的污染物二氧化硫、氯气、氧化氮可致支气管炎症诱发肺水肿。

六、肺 栓 塞

药物诱发的肺栓塞通常并不是药物对肺部的血管或血液的直接毒性作用引起的,而是由于用药引起的外周血管内皮损伤、血液高凝状态等诱发了静脉血栓形成,脱落的栓子随静脉血回流,泵入肺动脉堵塞血管造成的。广泛的肺动脉血管栓塞可导致肺动脉高压、急性右心衰竭,以及肺泡塌陷、坏死和呼吸功能严重障碍,可引起患者的急性死亡。某些化疗药物,如环磷酰胺、甲氨蝶呤、丝裂霉素等可使抗凝血酶Ⅲ减少;口服避孕药、肾上腺皮质激素能使血浆纤维蛋白原增高和血小板数量增加,这些药物都可提高血液的凝固性而诱发肺栓塞。

七、肺 出 血

肺血管网面积巨大,尤以细小的血管和毛细血管网为丰富,在凝血和止血功能障碍的情况下,肺易于发生出血。各种抗凝血药、抗血小板药和纤维蛋白溶解药的过量使用,以及药物引起的血小板数量下降和凝血因子减少,都有可能诱发肺出血。常见诱发肺出血的药物有肝素、华法林、链激酶、尿激酶等。

八、肺动脉高压

在缺氧、炎症等刺激或损伤的情况下,肺动脉血管容易收缩、痉挛而出现肺动脉高压。各种引起肺慢性损伤的药物,以及损害肺血管、诱发肺血管平滑肌细胞增殖和血管收缩的药物都有可能引起肺动脉高压。常见引起肺动脉高压的药物包括阿米雷司、芬氟拉明等减肥药,这些药物可通过增强 5-羟色胺的作用,促进肺血管平滑肌细胞增殖、肺动脉收缩,引起肺动脉高压。另外,苯丙胺类等毒品具有拟交感的活性,可通过收缩肺血管引起肺动脉高压。

九、肺 癌

肺癌的发生与吸烟关系密切,据估计有 80% ~90% 的肺癌与吸烟有关。一般吸烟者与不吸烟者比较,肺癌的发生率高 10 倍,重度吸烟者肺癌发病率更是高 20 倍,研究显示戒烟可以降低肺癌的发生率。石棉纤维和金属粉尘与肺癌的发生相关。氡气可以诱发呼吸道癌症,吸烟者吸入氡气或石棉纤维会使肺癌的发生率较单独暴露的发生率成倍地增高,表明致癌剂之间有相互促进作用。

药物引起的肺癌机制中 DNA 损伤被认为是关键环节,药物或其体内的代谢物损伤 DNA 后具有潜在的致癌作用。如烷化剂临床常用来治疗各种肿瘤。其药理作用或细胞毒性作用

笔记

主要是由于 DNA 受到烷化作用,DNA 分子上最容易发生烷化的部位是鸟嘌呤碱基的 N-7。DNA 分子双链或单链上鸟嘌呤 N-7 的烷化可引起 DNA 链内、链间或分子间的交叉连接,阻碍 DNA 的复制,并使细胞的有丝分裂受到破坏。也可引起碱基脱失或 DNA 链的断裂,或复制时碱基配对错误。因此,烷化剂具有致突变和致癌作用。活性氧引起的 DNA 损伤是癌症发生的另一重要机制。活性氧在 Fe^{2+} 和其他变价金属存在下产生自由基,导致 DNA 的损伤,诱发癌症的发生。

第四节   药物对呼吸系统毒性作用的评价

1. 呼吸功能检查   呼吸系统的功能可分为通气功能和换气功能两方面,外源性化合物对呼吸系统的毒性作用主要是引起通气功能障碍和换气功能障碍。通过检测通气功能和换气功能的指标变化可以反映药物对呼吸系统功能损伤的情况。

通气功能的检测主要包括潮气量、肺活量、气道阻力和肺顺应性等机械性呼吸运动功能指标。各种诱发哮喘,引起呼吸麻痹、肺纤维化等损害的药物均能造成严重的通气功能障碍。换气功能的检测是通过检查通气/血流比值、血氧分压(PO_2)以及肺弥散功能等,反映气体穿透气-血屏障的难易程度。各种引起肺水肿、肺组织炎症细胞浸润、肺泡透明膜形成、肺实变等病理变化的肺损伤药物均可造成严重的换气功能障碍。

2. 组织形态学检查   对呼吸系统组织、器官的解剖和大体形态学观察,可以发现有无出血、水肿、肺实变、肺气肿、肺纤维化等急、慢性病理变化。

肺重是肺毒理学反应中的重要指标。各种损伤引起的肺水肿、出血与炎症等均可使肺重增加。通常用肺系数(肺湿重/体重×100%),以及肺湿重与肺干重比值作为评价指标。

肺组织的病理学检查是进行呼吸系统毒理学评价的主要检验指标,对进一步确定药物所损害的靶细胞及损害机制有重要意义,主要包括一般病理组织学检查和组织化学检查(图6-1)。

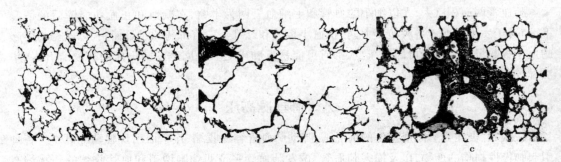

图 6-1   大鼠肺正常组织及病理组织示意图

a. 正常大鼠肺组织光镜下肺泡,血管和组织;b. 自发高血压大鼠吸入烟草(90mg/m² 悬浮在特殊材料)12 周后,可见肺泡过度膨胀(肺气肿);c. 大鼠暴露在矿石棉 12 个月,一年后可见围绕血管和气道的粘连组织(纤维化)。横杠 = 100μm

3. 支气管肺泡灌洗液(BALF)检查   支气管肺泡灌流检测对肺毒性反应的敏感度高,是肺毒理学检查中重要的实验方法之一。

支气管肺泡灌洗液就是用生理盐水或不含二价金属离子的缓冲液灌注和冲洗气管与肺泡腔而得的液体。对灌洗液进行细胞和生化指标分析,可从其所含的各种酶或蛋白质、活性介质、炎症细胞等变化中灵敏地发现肺损伤的情况。较常检测的 BALF 指标有总蛋白、磷脂组分、乳酸脱氢酶、脂质过氧化物、超氧化物歧化酶,以及炎症细胞的类型和数量变化等。

4. 肺组织羟脯氨酸测定   肺组织羟脯氨酸含量可以反映早期肺纤维化的病理变化,特异性好、相关性强。羟脯氨酸含量的变化亦可在支气管肺泡灌洗液中测定。

笔记

5. 物理学检查 呼吸系统的损害可利用 X 线和超声波技术等进行检查,其优势在于可以对实验动物活体进行连续的动态观察。

参考文献

1. 楼宜嘉. 药物毒理学. 第 3 版. 北京:人民卫生出版社,2011.
2. 邹仲之,李继承. 组织学与胚胎学. 第 7 版. 北京:人民卫生出版社,2008.
3. 姚文兵. 生物化学. 第 7 版. 北京:人民卫生出版社,2012.
4. 姚泰. 生理学. 第 2 版. 北京:人民卫生出版社,2010.
5. 李瑞. 药理学. 第 6 版. 北京:人民卫生出版社,2007.

（刘 铮）

笔记

第七章　药物对消化道的毒性作用

学习要求

1. 掌握　引起消化道毒性的常见药物及损伤机制。
2. 熟悉　药物消化道毒性作用的评价与检测方法。
3. 了解　消化道的结构功能与药物消化道毒性的关系。

第一节　消化道损伤的形态学与生理学基础

一、消化道的结构与功能

消化道(digestive tract)包括口腔、咽、食管、胃、小肠(十二指肠、空肠、回肠)、大肠(盲肠、阑尾、结肠、直肠、肛管),还包括位于消化道外的肝、胆囊和胰腺等器官(图7-1)。

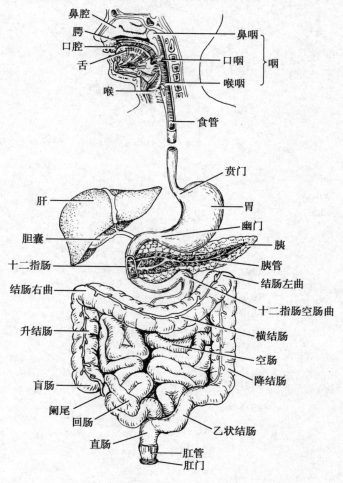

图 7-1　消化道的生理结构

笔记

口腔是消化道和呼吸系统的入口,其内覆盖有黏膜层,口腔后下部是咽部。食管是一个内覆有黏膜层的长条形薄壁肌性管道,连接着咽部和胃,是消化道最狭窄的部分。食管壁由黏膜层、黏膜下层、肌层和外膜组成,黏膜层包括上皮层和固有腺,黏膜下层由疏松结缔组织组成,肌层分环行内层和纵行外层,肌肉收缩产生蠕动,外膜由疏松的纤维组织构成,除腹段为浆膜外,其余均为纤维膜。食管的全长有三个生理狭窄部,是异物滞留和食管癌的好发部位。食管及邻近器官的病变易使食管发生梗阻,引起吞咽困难。

胃包括贲门、胃体和胃窦,食物通过可开闭的括约肌从食管进入胃内,此括约肌能防止胃内容物反流到食管。胃壁黏膜上有大量腺体,胃壁细胞可分泌三种物质:黏液、胃酸和胃蛋白酶前体。黏液覆盖于胃表面,保护其免受胃酸和酶的损伤。胃酸(pH 在 0.9 ~ 1.5)提高胃蛋白酶分解蛋白所需的高酸环境,还能杀灭细菌而成为抵御感染的屏障。胃酸的分泌受神经和激素两方面调节。

小肠包括十二指肠、空肠和回肠,是食物消化吸收的主要场所。经幽门括约肌进入十二指肠的食物量受小肠消化能力的调节。十二指肠接受来自胰腺的胰酶和来自肝的胆汁,是食物中蛋白质的重要消化场所。空肠主要吸收食物中的脂肪和其他营养物质,肠表面的皱襞、绒毛和微绒毛所形成的巨大表面积大大增强其吸收功能。回肠储备功能很强,未被空肠完全吸收的大部分养料由回肠吸收。小肠壁血供丰富,可运载肠道吸收的营养物质经门静脉到达肝。

大肠由回盲肠、升结肠、横结肠、降结肠、乙状结肠和直肠组成。大肠也分泌黏液,负责粪便中水分和电解质的吸收。大肠菌群可进一步消化某些肠内容物,有助于营养物质的吸收;大肠中的细菌还能产生一些重要物质,如维生素 K。

胰腺位于腹膜后上腹部深处,分胰头、颈、体、尾四部分,主要有两种基本的组织成分:分泌消化酶的胰腺腺泡和分泌激素的胰岛。消化酶有胰淀粉酶、胰脂肪酶和胰蛋白酶等,帮助消化淀粉、脂肪和蛋白质。胰岛细胞是内分泌腺,主要分泌三种激素:A 细胞分泌胰高血糖素,B 细胞分泌胰岛素,D 细胞分泌生长激素抑制素,可抑制前两种激素的释放。另外,胰腺还分泌胰多肽、胰抑素等激素。

肝具有多种功能,仅部分功能与消化有关。小肠壁吸收的营养成分最终经门静脉进入肝内。肝可清除肠道吸收的细菌和其他异物,并进一步分解肠道吸收的营养物质成为机体可利用的形式,使富含营养物质的血液流入体循环。肝产生的胆固醇主要用于制造胆汁。胆汁流出肝后,经左、右肝管流入肝总管。肝总管与来自胆囊的胆囊管汇合成胆总管。当食物进入十二指肠时,胆囊收缩,胆汁被排入十二指肠,与食物混合,帮助食物中脂肪的消化和吸收。药物和其他废物在胆汁中排出,随后被排出体外。

消化道的主要生理功能是摄取、转运、消化食物和吸收营养,排泄废物。除此之外,还有一定的清除有毒物质与致病微生物的能力,并参与机体的免疫功能调节。消化道也能分泌多种激素,参与消化道及全身生理功能的调节。消化道分泌的激素主要以内分泌,旁分泌和神经分泌三种方式发挥作用,如内分泌方式作用的激素有胃泌素(gastrin)、胆囊收缩素(cholecystokinin)、促胰液素(secretin)、胃动素(motilin)、胰多肽(pancreatic polypeptide)、抑胃肽(gastric inhibitory polypeptide)等;以神经肽方式作用的激素有血管活性肠肽(vasoactive intestinal peptide)、P 物质(substance P)、生长抑素(somatostatin)、甘丙肽(galanin)、脑啡肽(enkephalin)等。

二、消化道的结构功能与药物毒性的关系

消化道是药物治疗的主要给药途径之一,口服药物的吸收发生于整个胃肠道,主要在小肠的上皮细胞吸收,其次是胃、大肠、直肠等各个部位。被吸收的药物通过上皮细胞,进入门静脉或淋巴管,再转运至循环系统。在胃肠道对药物的整个吸收过程中,胃肠道黏膜容易受到弱酸

笔记

或弱碱药物的刺激作用而受到损伤破坏;消化道的分泌腺功能调节胃酸和其他消化酶的分泌量,胃黏膜能合成和释放前列腺素,可抑制胃酸分泌,刺激黏液和碳酸氢盐分泌,扩张胃黏膜血管,增加胃黏膜血流,维持胃黏膜的完整和促进受损胃黏膜的恢复,某些药物能够改变分泌腺的功能、抑制前列腺素的合成而引起胃酸分泌异常、胃黏膜受损;肠道菌群的平衡对维持健康肠道的功能是必需的,抗生素类药物能破坏大肠细菌间的平衡,产生二重感染等毒性作用。

第二节　药物对消化道损伤的类型与机制

一、药物对消化道的损伤类型

药物对消化道的毒性作用主要表现为恶心、呕吐、腹痛、腹泻、便秘、胃出血、大便潜血、胃及十二指肠溃疡穿孔、消化道黏膜腐蚀、口腔黏膜炎、胃炎和肠炎等。按照药物毒性表现类型分为上消化道出血和溃疡、恶心、呕吐、腹痛、腹胀、腹泻等。

（一）上消化道出血与溃疡

上消化道出血(upper gastrointestinal hemorrhage)是药物常见的消化道毒性作用,是由于上消化道直接接触药物,药物的刺激性破坏了消化道黏膜攻击因子与防御因子之间的平衡,引起黏膜损伤、糜烂,甚至引起溃疡和出血所致。尤其是对消化性溃疡患者,药物引起溃疡(ulcer)、出血、穿孔的危险性更大,严重者可致死。

引起上消化道出血或溃疡的药物主要有非甾体抗炎药、糖皮质激素类药物、抗肿瘤药、抗凝血药、抗菌药物及其他药物。

上消化道药物中毒的其他临床症状还包括流涎、窒息、咳嗽、呼吸困难(咽、喉部水肿所致)、唇和颊部充血等。接触腐蚀性强酸或强碱后,造成上消化道局部刺激或坏死。上消化道急性炎症发生时可见黏膜表面形成灰色至白色的腐蚀斑;穿孔性坏死可导致食管穿孔。由于上消化道供血有限,结缔组织也相对较少,食管损伤后愈合较慢。

（二）恶心、呕吐

恶心(nausea)、呕吐(vomit)是药物急性胃毒性的主要症状。根据呕吐物的性状可提示药物中毒的性质,如绿色呕吐物可能是含有从小肠反流的胆汁,亮绿色或黄色呕吐物可能含有被消化的药物或其他毒物,亮红色或黑色呕吐物可能含有胃部潴留的血液。

引起恶心、呕吐的药物有硫酸亚铁、抗酸药、吡喹酮、丙戊酸钠、氨茶碱以及抗肿瘤药物氟尿嘧啶和甲氨蝶呤等。这些药物对胃肠黏膜或迷走神经感受器有刺激作用。另外,非甾体抗炎药吲哚美辛和保泰松,免疫抑制剂硫唑嘌呤,环磷酰胺可引起胃黏膜糜烂、胃溃疡,从而引起恶心、呕吐。

呕吐是通过胃张力收缩迫使胃内容物(甚至可以是小肠内容物)经口排出的病理生理反射,其过程分三个阶段,即恶心、干呕与呕吐。药物通过咽部和胃部,引起胃部持续收缩,下食管括约肌松弛,腹肌收缩,膈肌下降,腹压增加,迫使胃内容物急速而猛烈地从胃反流经食管、口腔而排出体外。药物刺激消化道末梢神经、前庭神经、化学感受器产生的传入冲动到达呕吐中枢或者经化学感受器触发区产生呕吐反应(图7-2)。

化学感受器发动区富含组胺、乙酰胆碱和多巴胺的受体。该区对吗啡、麦角碱、吐根糖浆及其他一些毒物敏感。

（三）腹痛、腹胀、腹泻

药物引起的腹痛(stomachache)、腹胀(abdominal distension)可能因胃肠麻痹或胃肠胀气所致。引起肠蠕动减慢甚至肠麻痹的药物有抗精神病药氯丙嗪、氯氮平、多塞平,抗抑郁药丙米嗪、阿米替林等,抗组胺药,抗胆碱药阿托品和东莨菪碱以及抗帕金森病药苯海索等。治疗腹泻

笔记

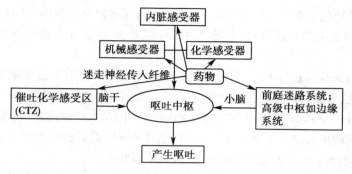

图 7-2　药物引起呕吐的机制

型肠易激综合征的阿洛司琼可引起局部缺血性结肠炎甚至引起死亡。肠道黏膜细胞生长较快，对周期性抗肿瘤药物如阿糖胞苷、羟基脲、甲氨蝶呤、长春新碱等均敏感，在用药数小时内即可出现毒性反应。

药源性腹泻(drug-induced diarrhea)的表现主要有粪便次数异常增多，粪便为水样、带有黏液、血性水样便或见有假膜，并伴有腹痛、腹胀、恶心、呕吐等，严重者可出现寒战、高热、昏迷、休克等。药源性腹泻的机制主要有：胃肠道防御系统的改变，包括胃酸分泌异常、肠动力紊乱、肠道菌群失调等；肠道正常生理功能的紊乱，包括体液和电解质的吸收和分泌紊乱、渗透性腹泻等；肠道黏膜损伤以及吸收不良性腹泻(图 7-3)。如抗消化性溃疡药西咪替丁、雷尼替丁，治疗阿尔茨海默病的药物他克林，大环内酯类抗菌药红霉素，胃黏膜保护药米索前列醇，脱水药山梨醇、甘露醇，非甾体抗炎药，口服氨基苷类药物，双胍类降糖药等均可通过不同机制导致腹泻。

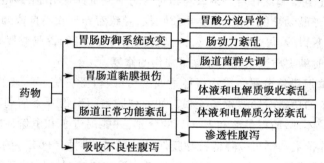

图 7-3　药源性腹泻的发生机制

二、对消化道产生毒性的常见药物

1. 非甾体抗炎药　非甾体抗炎药(NSAIDs)如阿司匹林、吲哚美辛、双氯芬酸、酮咯酸、吡罗昔康、美洛昔康等可均可引起上消化道出血和溃疡。布洛芬、塞来昔布等胃肠道损害较轻，发生胃肠出血概率较小。

NSAIDs 引起的胃肠道损害主要表现有：①消化不良、恶心、呕吐、厌食和腹痛；②黏膜损害；③消化性溃疡穿孔或消化道出血。其中阿司匹林引起的消化道出血比溃疡更常见，非阿司匹林引起的消化性溃疡多于出血。

2. 糖皮质激素类药物（甾体类抗炎药，steroid anti-inflammation drugs，SAIDs）　长期使用糖皮质激素可诱发或加重溃疡，多发生于幽门前区，被称之为"甾体激素溃疡"。糖皮质激素类药物长期大量应用时，加用抑酸药和黏膜保护药可减少胃肠道损伤的发生，不宜与非甾体抗炎药合用。

3. 抗肿瘤药（antineoplastic drug）　细胞毒抗恶性肿瘤药可损害消化道黏膜组织引起口腔溃疡、舌炎、食管炎、胃肠黏膜溃疡、出血等消化道反应。氟尿嘧啶对消化道毒性大，可出现血性腹泻。甲氨蝶呤消化道毒性以口腔炎多见,其次为颊部咽部黏膜溃疡,还有胃炎、腹痛、腹泻等,持续用药可发生消化道广泛溃疡,胃肠出血。巯嘌呤、阿糖胞苷等也可诱发或加重溃疡,引起胃肠出血。

4. 抗凝血药(anticoagulant)　肝素、双香豆素、华法林等应用过量可导致自发性出血,其中胃肠出血最常见,主要表现为黏膜下血肿、点状出血并可能伴有血性腹泻。

5. 抗菌药物(antibiosis)　头孢菌素类、喹诺酮类、甲硝唑、伊曲康唑、利福平、两性霉素 B、四环素类等抗菌药物可引起消化道出血。复方磺胺甲噁唑可阻碍维生素 K 的利用而导致凝血障碍,引起消化道出血。较长期使用抗菌药物,可引发菌群失调性肠炎。

6. 其他药物　利尿药呋塞米、依他尼酸可引起恶心、呕吐、上腹部不适,大剂量诱发消化道溃疡和胃肠出血。

磺酰脲类降糖药兴奋迷走神经,增加胃酸分泌,可引起或加重溃疡,导致胃肠出血。

酚妥拉明、妥拉唑林阻滞 α 受体可增加胃酸分泌;阻滞 5-羟色胺受体,引起肥大细胞释放组胺,可诱发或加重消化性溃疡。

抗高血压药物利血平、胍乙啶可耗竭交感神经递质,使副交感神经活动处于优势,从而促进胃酸分泌,加重溃疡和诱发胃肠道出血。

降血脂药烟酸、脱水药甘露醇、治疗帕金森病药左旋多巴等也会导致胃黏膜出血或缺血坏死。

三、药物对消化道毒性作用机制

1. 对胃肠道产生直接刺激作用　某些药物对胃肠平滑肌具有明显的刺激作用,可干扰肠道的分泌活动,改变肠道蠕动功能,减少营养物质吸收,导致营养吸收不良或药源性腹泻。如糖皮质激素类药物,可刺激胃酸、胃蛋白酶分泌,抑制胃黏液分泌,降低胃肠黏膜保护作用而使其更易受胃酸的侵蚀,同时糖皮质激素能延缓黏膜损伤的修复。

2. 改变胃酸和胃肠黏液分泌　药物可通过改变胃酸、胃蛋白酶或黏液的分泌,增强胃肠攻击因子减弱防御因子的功能而导致胃肠受损。如前列腺素衍生物米索前列醇能激动胃壁细胞上的前列腺素 EP_3 受体,增加胃黏液和 HCO_3^- 的分泌,并能促进水和电解质转运到肠腔而引起稀便或腹泻。非甾体抗炎药则可以降低胃黏膜保护剂地诺前列酮(PGE_2)的含量,导致胃溃疡。另外,组胺是胃酸和胰液分泌的强烈刺激因子,而组胺受体拮抗剂雷尼替丁等则抑制胃酸分泌,引起便秘或腹泻等不良反应。

3. 损伤胃肠道上皮细胞膜　药物可损伤具有屏障功能的胃肠道上皮细胞膜,干扰维持细胞内稳定的代谢途径而导致细胞坏死;或者影响黏膜或黏膜下的血液供应,导致缺血性坏死。如抗肿瘤药物高三尖杉酯碱可抑制小肠陷窝细胞的有丝分裂,影响肠道上皮的更新,破坏肠道上皮的完整性。

4. 改变胃肠运动　作用于胆碱能神经的药物可改变胃肠运动,导致肠蠕动减少或肠蠕动增加而引起便秘或腹泻。如胆碱酯酶抑制剂新斯的明或胆碱受体激动药卡巴胆碱可引起分泌过多及肠蠕动激进,导致严重腹泻;抗胆碱药阿托品可引起分泌低下和肠蠕动迟缓。

5. 对肠道正常菌群的影响　广谱抗生素可抑制肠道内正常菌群的生长,引起菌群失调而引起肠炎。如林可霉素可使敏感菌群被抑制,破坏肠道正常菌群间的相互制约、平衡生长的共生状态,发生艰难梭菌假膜性结肠炎,伴随腹泻和腹绞痛症状。

第三节　药物对消化道毒性作用的评价

笔记

药物对消化道的毒性作用常采用消化道分泌功能和消化道运动功能检测两方面的指标进

行评价。

一、消化道分泌功能检测

1. **胃酸和胃蛋白酶分泌量检测** 常选用狗和大白鼠。动物给药后,由狗右侧嘴角插入胃管定时收集胃液,大白鼠需剖开腹腔,从幽门端向胃内插管收集胃液,测定单位时间内胃酸和胃蛋白酶分泌量的测定。

2. **胰液分泌量检测** 可选用狗、兔或大白鼠。采用狗和兔实验时,分别找到主胰管,向主胰管内插入细导管即可收集胰液,计算单位时间内胰液的分泌量。大白鼠的胰液很少,胆管内插入内径约 0.5mm 的透明导管后,以胰液充盈的长度作为观察胰液分泌的指标。

3. **胆汁分泌量检测** 通过研究给药前后胆汁流量及成分的变化来观察药物对泌胆、排胆以及存在于胆系内结石的影响。常选用狗、猫、兔和豚鼠进行胆囊瘘手术收集胆汁,以狗为佳。若观察肝胆汁的分泌情况需要结扎胆囊管或选用大鼠,进行胆总管造瘘手术。收集胆汁后可进行各种成分的化学分析。

二、消化道运动功能检测

胃肠道运动功能检查包括胃运动功能测定,肠道通过时间测定和压力测定,胆道运动功能检测等。常采用狗、猫或兔等动物的健康成年者进行整体动物实验,性别不拘。

1. **胃运动功能测定** 主要有胃排空检查、胃压力测定、胃张力测定。

(1)胃排空检查核素法:用 Tc 标记固体试餐,在餐后不同时间应用弱磁测量仪探测胃磁场的变化,测定胃内标记物量。

(2)胃压力测定:将带有微型压力传感器的导管插入胃内,在透视下定位。一般空腹测压 3 小时,试餐后 2 小时。

(3)胃张力测定:胃腔近端放置一个气囊,并与电子调节泵连接。胃松弛时泵入气体,收缩时吸出气体,使气囊内始终维持恒定的低压水平,这种恒压器可定量测定胃上部的慢收缩和松弛,还可观察在不同水平气囊内压时气囊容积的变化。

2. **肠道通过时间测定和压力测定**

(1)肠道通过时间检查:①氢呼吸试验法:原理为乳果糖在结肠内经细菌酵解释放氢气,经肺呼出。口服乳果糖后相隔一定时间收集呼出气体,利用气敏色谱仪测定呼气氢浓度。根据呼出气体中氢气浓度的变化测算肠道通过时间。当呼出氢浓度高出基础值的 50% 即为峰值,从口服乳果糖至峰时间即为肠道通过时间。②放射性核素扫描法:用 ^{99m}Tc 标记试餐口服或以放射性核素标记液态物灌入盲肠的方法测定小肠通过时间测定或结肠通过时间。

(2)小肠压力测定:将压力集合管或带有微型压力传感器的导管经胃插入十二指肠直至空肠上段,可测得小肠消化间期和消化期的动力活动(收缩次数、收缩幅度和动力指数)。

三、动物离体标本实验

常选用兔、豚鼠、大白鼠等动物的组织。取禁食 24 小时的动物,通常用击头致毙法处死,以避免麻醉或失血等对胃肠运动功能的影响。立即常规剖腹,取出所需的胃、肠、胆囊等,去除附着的系膜或脂肪等组织。迅速放在充氧(或含 5% CO_2)、保温(37℃)的保温液中,并以注射器用保温液将管腔内的食物残渣洗净。操作时动作要轻柔,冲洗时不宜采取高压以使组织挛缩。

若用动物的肠管做实验时,通常取十二指肠或回肠。十二指肠的兴奋性、节律性较高,呈现活跃的舒缩运动。回肠运动比较静息,其运动曲线的基线比较稳定。所用的标本大都取 1.5cm 左右一段即可。以狗的胆囊做实验时可截取 4mm 宽,2cm 长的全层肌片。兔、豚鼠等的胆囊较小,

笔记

取材时常与胆管一起摘下。兔的胆囊可沿其长轴一剖为二,豚鼠则可以整个胆囊或取一半进行实验。

　　另外,动物给药后还可通过对胃肠道黏膜做病理组织切片观察药物的损伤程度。

参考文献

1. 谭毓治. 药物毒理学. 北京:科学出版社,2010.
2. 向明,季晖. 药物毒理学. 北京:中国医药科技出版社,2015.
3. 国家食品药品监督管理总局. 药物非临床依赖性研究技术指导原则. 2015.
4. 王心如. 毒理学实验方法与技术. 北京:人民卫生出版社,2012.

（郭秀丽）

笔记

第八章 药物对神经系统的毒性作用

学习要求

1. 掌握 药物对神经系统损伤的类型及机制。
2. 熟悉 药物对神经系统毒性作用评价。
3. 了解 神经系统损伤的形态与生理学基础。

神经毒理学(neurotoxicology)是研究外源化学物质或药物对神经系统结构和功能损害作用及其机制的科学。神经系统对药物的毒性作用较为敏感,药物除了可直接损害神经系统外,还可经由作用于其他系统而后继发神经系统损害。神经系统在全身调控方面发挥着重要作用,几乎全身所有的生理功能都受神经系统支配,当神经系统的功能和结构受损时,所造成的影响将会大大超出神经系统本身。重视和关注药物对神经系统的毒性作用,对于安全有效地应用药物意义重大。

第一节　神经系统损伤的形态学与生理学基础

一、组织形态学基础

神经系统分中枢神经系统(脑与脊髓)和周围神经系统(传入神经和传出神经)两大部分,两者是相互联系的整体。神经系统主要由神经组织(nervous tissue)构成。神经组织包括神经元(neuron)和神经胶质细胞(neuroglial cells)。神经元是神经组织的结构和功能单位,具有接受刺激、传导冲动和整合信息的能力。一个神经元可以有一个或多个树突,一般只有一个轴突。神经元之间和神经元与效应器之间的接触处形成突触(synapses)。神经元之间以突触互相连接,形成复杂的神经网络,以调节机体的各种活动。

典型的神经元主要由细胞体(soma)、树突(dendrite)和轴突(axon)三部分组成。神经元细胞体聚集形成大脑的灰质,集中存在于大脑和小脑的皮质、脑干和脊髓的灰质以及神经节内。髓鞘(myelin sheath)包裹着的轴突组成大脑的白质。根据神经元的作用,可将其分为中间神经元、运动神经元、感觉神经元和神经内分泌神经元。

神经胶质细胞广泛分布于中枢和周围神经系统的神经元胞体和突起之间或神经纤维束内。神经胶质细胞比神经元小,在整个生命周期中可分裂增殖,但无树突和轴突之分,在神经组织中起支持和绝缘作用,并维持内环境稳定。神经胶质细胞按形态、定位和作用可分为:星形胶质细胞(astrocyte)、少突胶质细胞(oligodendrocyte)、小胶质细胞(microglia)和施万细胞(schwann cell)等。星形胶质细胞分为原浆性和纤维性星形胶质细胞。在大脑的灰质,以原浆性星形胶质细胞为主,而脑白质则以纤维性星形胶质细胞为主。星形胶质细胞的功能与神经元的发育和迁移、神经递质代谢、神经系统损伤后修复和维持细胞外环境密切相关,并参与构成血脑屏障。少突胶质细胞富含类脂质,是中枢神经系统的髓鞘形成细胞,起着绝缘神经组织并促进动作电位传导等作用,但其分裂再生能力较差,受损伤后可导致中枢神经元脱髓鞘。少突胶质细胞损毁是临床上多发性硬化(multiple sclerosis)的主要病因。小胶质细胞具有吞噬作用,与从外周迁移到中枢神经系统的淋巴细胞和巨噬细胞一起,构成大脑的免疫防御系统。小胶质细胞终生保持增

笔记

79

殖能力,当神经元受损或衰老死亡时,它可清除细胞碎片,并通过分裂增殖填补缺损。施万细胞是周围神经系统的主要胶质细胞,包裹着周围神经元的轴突,形成有髓神经纤维的髓鞘,可绝缘神经组织,并促进动作电位传导;髓鞘的损伤可导致明显的神经传导紊乱及多种感觉和运动缺损。

二、生理学基础

(一)神经传递

神经元之间的联系方式至少有三种:突触传递、缝隙连接和神经元间交互作用。突触传递是神经系统细胞间信号通讯的一种主要形式,可分为电突触传递和化学性突触传递两类。哺乳动物神经系统绝大多数的突触是化学突触,化学性突触传递通过突触末梢的神经递质释放来实现,是药物毒性作用的重要靶位。缝隙连接(gap junctions)又称电突触(electrical synapse),是指电信号通过特殊的细胞间通道直接从一个神经元传递至另一个神经元。神经元间交互作用发生在大量神经元胞体或突起紧密排列的部位(如海马、小脑皮质等),一个神经元兴奋时产生的局部电流可直接影响毗邻的神经元。

(二)神经递质

神经递质是指在神经元的突触前膜向突触后膜起信息传递作用的化学物质,多为小分子的极性化合物。中枢神经系统中的递质达 50~60 种,一般可以分为以下几类:①胆碱类:乙酰胆碱;②单胺类:包括儿茶酚胺(多巴胺、去甲肾上腺素、肾上腺素)、吲哚胺(5-羟色胺)和组胺;③氨基酸类:包括兴奋性递质如谷氨酸、天冬氨酸,以及抑制性递质如甘氨酸、γ-氨基丁酸;④神经肽类:包括下丘脑释放激素类、神经垂体激素类、阿片肽类、垂体肽类、脑肠肽类和其他肽类;⑤其他:包括一氧化氮、花生四烯酸、血小板激活因子等。神经递质由突触前神经元合成并储存在囊泡中,当神经冲动传来时,递质由突触前膜释放,经突触间隙扩散到突触后神经元,并选择性地作用于突触后膜相应受体而传递信息,引起靶细胞精细地一系列生理生化改变。突触间隙中的神经递质可被附近的特异性降解酶水解灭活或被神经末梢再摄取。药物可通过影响神经递质的水解代谢、再摄取、贮存和释放而产生神经毒性作用。

(三)神经系统受体

从递质激活受体引起突触后神经元生物效应的机制来看,可将神经系统的受体分为两大家族:①与离子通道相偶联的受体,又称为化学门控通道(chemically gated channel),如神经肌肉接头处的 N 型乙酰胆碱门控通道;②通过激活 G 蛋白和蛋白激酶途径而产生效应的受体,如交感神经节后纤维作用于效应器细胞上的受体等。神经系统主要的受体系统包括胆碱受体、肾上腺素受体、多巴胺受体、5-羟色胺受体、组胺受体、氨基酸类递质受体、肽类递质受体和嘌呤类递质受体等。药物可通过影响神经系统受体的数目或表达而产生神经毒性作用。

(四)与药物毒性相关的神经系统功能特点

与药物毒性作用相关的神经系统功能特点包括血脑屏障的完整性、神经系统能量需求、轴突运输、髓鞘形成与维护、神经传导和神经元损伤等。

1. 血脑屏障(blood-brain barrier)　是指血液-脑组织间液和血液-脑脊液间的屏障,由血液-脑屏障、脑脊液-脑屏障和血液-脑脊液屏障三个屏障构成(图 8-1)。血脑屏障不仅能确保脑组织内环境的稳定性,还能阻止许多外来物质(如微生物、毒素和化合物等)的侵入,是控制内、外源性物质进出脑实质的主要屏障。

血脑屏障由脑毛细血管内皮细胞(brain capillary endothelial cells)、基底膜(basement membrane)和星形胶质细胞突起(astrocyte process)构成。毛细血管内皮细胞之间以紧密连接(tight junction)封闭,内皮细胞外有基底膜、周细胞(pericyte)及星形胶质细胞突起的足板(footend)围绕。由于血脑屏障缺乏胞饮作用,限制了许多极性大或解离度高的药物通过内皮细胞进行跨膜

笔记

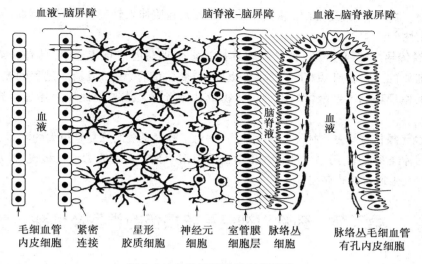

图 8-1 血脑屏障的解剖学基础

转运,也对白喉毒素、葡萄球菌素和破伤风毒素等神经毒物具有一定的屏障作用,这是机体在进化过程中自身形成的保护机制。但脂溶性高、非离子型化合物可以通过血脑屏障进入脑组织。脊髓血-神经屏障(blood-nerve barrier)由神经内膜中的血管与神经外鞘的扁平细胞提供,其屏障作用不如血脑屏障,故背根神经节比中枢神经细胞对神经系统药物毒性反应和神经毒物更敏感。另外,新生儿血脑屏障发育还不完全,早产儿更差,故早产儿易受神经毒物的损害。疾病、营养缺乏、照射射线等因素均可加重药物对神经系统的损害。

2. **能量需求** 脑是体内能量代谢最活跃的器官,由可兴奋细胞神经元、胶质细胞及血管组成。但脑组织几乎没有氧和葡萄糖贮备,主要依靠不断地从循环血流中摄取。多种损伤因素均可通过影响脑的能量代谢而导致脑的结构和功能异常。如癫痫病灶,需要增加 5 倍的能量来支持过强的脑活动。为了适应这些高能量的要求,大脑主要利用葡萄糖有氧代谢来满足旺盛的能量要求。成人脑重只占体重的 2.5%,而脑的供血量占全身供血量的 15%,脑耗氧量占全身耗氧量的 20%。每 100g 脑组织每分钟需要供血量 50ml,耗氧 3.5ml,消耗葡萄糖 5.5mg,以维持能量代谢的需要。即使短暂缺氧和缺糖,也会几乎不可逆地损害神经细胞而引起脑组织损伤。因此,脑组织不仅可受药物或毒物的直接损害而引发形态和功能改变,还进而因药物或毒物全身或局部毒性作用引起的缺血、缺氧和葡萄糖供应不足而间接受到损害。

3. **轴突运输** 神经元是一种分泌细胞,除了合成蛋白质之外,还需负担起包括轴突在内的远距离分配物质的能力,这一过程称为轴突运输(axonal transport)。了解神经元轴突的动态关系,在认识药物对神经系统的毒性作用有重要意义。当神经元胞体发生致死性损害时,会累及整条轴突产生变性,导致神经元胞体及轴突与树突死亡。但也有例外,如有机磷酸酯类药物引起的迟发性神经毒性,表现为选择性损害轴突和树突,病变自神经纤维远端开始,沿轴突向近端发展波及细胞体,形成所谓“返死性神经病”(dying-back neuropathy)。当损害只局限于轴突水平的变性时,而神经元胞体可继续存活,这种病理变化称为轴突病。轴突变性一般以远端为重,故常称为远端轴突病,晚期病变时远端肌肉发生神经源性肌萎缩。许多化学物质或药物引起的中毒性神经病都属于这类病变。

4. **髓鞘形成与维护** 在外周神经系统,施万细胞包绕轴突而形成髓鞘;在中枢神经系统,神经纤维的髓鞘由少突胶质细胞形成。髓鞘可防止神经冲动传导时的电流扩散,使神经元活动互不干扰。髓鞘形成与维持需要神经系统特有的代谢性蛋白质和结构蛋白质。一些药物可干扰髓鞘维护的复杂过程,从而导致髓鞘病(myelinopathy)。在轴突变性损伤过程中,施万细胞也出

笔记

现继发变性。胞质中出现包涵体,粗面内质网扩大或胞质伸入轴突内形成蜂窝状结构,进而可导致髓鞘变性。

5. 神经传导 神经递质在神经系统维持正常生理功能信息传递中,具有非常重要的意义。神经递质的生物合成、贮存、释放、再摄取、与受体结合、失活或消除过程的改变,必然对神经系统的生理功能产生密切的影响。药物或神经毒物造成神经递质上述过程异常会产生神经毒性。

6. 神经元损伤与修复 神经元再生能力差,对于神经系统的修复是很大的障碍。中枢神经系统和外周神经系统中,药物或外源性化学物质损伤的轴突再生能力差且缓慢,提示神经系统的损伤一旦发生通常持续存在。

第二节 药物对神经系统损伤的类型及机制

一、药物对神经系统损伤的类型

药物对神经系统的毒性作用,表现为对神经系统的结构和功能损害。药物对神经系统损伤的类型可按神经毒性靶器官分类或神经系统功能损害来分类。

(一)按神经毒性靶器官分类

神经元、轴突、髓鞘和神经递质是药物神经毒性作用最常见的四个作用靶位。根据药物神经毒性作用发生的靶位不同,可将药物对神经系统毒性作用类型分为:神经元损害、轴突损害、髓鞘损害和神经递质毒性(图8-2)。

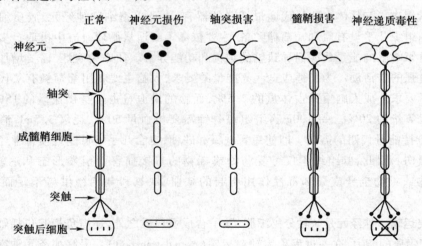

图 8-2 药物对神经系统毒性作用的类型

1. 神经元损害 许多药物可引起神经元损害,也称神经元病(neuronopathy),严重时可导致神经元凋亡或坏死。由于神经元属于终末分化细胞,具有不可再生性,而脑组织产生新生神经元的能力有限,神经元损害可持续存在,包括树突、轴突和髓鞘损害。

多柔比星是抗恶性肿瘤药,能够嵌入靶细胞双链 DNA 中,形成稳定的复合物,影响 DNA 功能,阻止 DNA 复制和 RNA 转录,从而导致靶细胞死亡。多柔比星除了心脏毒性以外,还可损害周围神经系统神经元,尤其是背根神经节和自主神经节神经元,其毒理学机制可能与抗恶性肿瘤机制一致。

氨基苷类抗生素具有前庭毒性和耳蜗毒性,庆大霉素对前庭毒性大于耳蜗毒性,链霉素、卡那霉素、阿米卡星则对耳蜗的毒性大于对前庭的毒性,奈替米星与依替米星的耳毒性低于庆大霉素和阿米卡星。耳毒性发生机制可能是内耳外淋巴液药物浓度过高,损害内耳柯蒂器

笔记

内、外毛细胞的糖代谢及能量代谢,导致内耳毛细胞膜上钠钾离子泵发生障碍,从而使毛细胞受损。

其他与神经元损害有关的药物及损害特征见表8-1。

表8-1　药物引起的神经元损害及其特征

药物	神经元损害性质	神经元损害引起的症状
氯霉素	视网膜神经元破坏、周围神经轴突变性	视神经炎,周围神经功能障碍
乙醇	胎儿小头畸形、皮质畸形	神经发育迟缓,出生前接触引起听力缺失
苯妥英	小脑普尔基涅细胞变性	眼球震颤、共济失调、呆滞
奎宁	视网膜神经节细胞空泡变性	视野缩小
维生素E	震颤、兴奋过度	海马神经元缺损,杏仁核、梨状皮质缺损

2. 轴突损害　药物对神经的轴突损害,如果是以轴突本身作为毒性原发部位而产生的中毒性神经障碍,即轴突病。电镜下显示,不同原因引起的轴突变性,其轴突超微结构早期变化可有不同。正己烷、丙烯酰胺或氯丙烯中毒性神经病时,早期轴突内神经微丝增多聚集;异烟肼中毒性神经病时,轴突内线粒体肿胀破坏,呈管囊状物聚集。

周围神经系统轴突变性可部分恢复或完全恢复,中枢神经系统轴突变性损害则难以恢复。周围神经系统中,神经胶质细胞和巨噬细胞可营造轴突再生的支持环境,故轴突变性可恢复。中枢神经系统中,受损的髓鞘释放抑制因子、星形胶质细胞形成瘢痕造成不利的神经胶质因子微环境,成熟神经元本身的性质也决定了轴突变性的不可逆。然而中枢神经系统神经元移植到周围神经系统时,神经元能呈现轴突延长。

一些药物可化学性切断轴突引起轴突变性,远端轴突病理性丧失而神经元胞体依然存活。轴突变性导致向突触运输功能障碍,引起周围神经病变的临床症状,首先累及轴突支配最远端的腿和手的感觉和运动功能;随着时间推移和损害发展,较近的轴突和脊髓长轴突也会受到损害。如果轴突损害仅限于周围神经,初始病因除去后,再生潜力很大,反复接触后对轴突变性可产生耐受性。在脊索的长轴突干的轴突变性是进行性的,临床上可引起迟发性运动神经病,出现痉挛状态。

毒物有机磷酸酯类是难逆性胆碱酯酶抑制剂,可引起轴突变性。轴突变性在急性接触有机磷酸酯类后7～10天后才发生,并呈持久的神经中毒症状,称之为迟发性神经毒性(delayed neurotoxicity)。脂溶性强的有机磷酸酯类化合物易进入神经系统,使体内生物大分子物质烷基化和磷酸化,从而导致迟发性神经毒性,病变可沿轴突向近端发展波及神经元胞体,形成"返死性神经病"。有机磷酸酯类作为终毒物可攻击多个靶点,但仍不清楚与引起轴突变性有关的重要靶点。胆碱酯酶可能不是其作用靶点,因为并不是所有有机磷酸酯类都会产生迟发性神经毒性。

长春新碱、秋水仙碱和紫杉醇等可引起微管相关性神经毒性。微管是构成细胞骨架和有丝分裂纺锤体的重要部分,也是轴突运输所必需的,因此微管是神经毒性药物作用的敏感靶点之一。长春新碱和秋水仙碱可与微管蛋白结合,抑制蛋白质亚单位缔合成微管,导致轴突运输障碍,从而引起周围神经病。紫杉醇与长春新碱不同,不促进微管解聚,而是与微管蛋白结合,促进微管蛋白聚合,抑制其解聚。长春新碱、秋水仙碱对微管的解聚和紫杉醇对微管的稳定化作用均可引起轴突损害,可能是由于这些药物破坏了正常情况下微管聚合与解聚的动态平衡所致。

其他一些药物引起的轴突损害及其特征见表8-2。

笔记

表 8-2　药物引起的轴突损害及其特征

药物	轴突损害性质	临床症状
氯喹	轴突变性,背根神经节细胞出现包涵物	周围神经病变,肌无力
氯碘羟喹	轴突变性,脊索、视神经变性	脑病(急性),亚急性脊髓视神经病
氨苯砜	有髓和无髓纤维轴突变性	周围神经病变,主要涉及运动神经
环氧乙烷	轴突变性	周围神经病变
异烟肼	轴突变性	周围神经病变,主要涉及感觉神经
甲硝唑	轴突变性,损害有髓神经纤维,小脑核病变	周围感觉神经病变,共济失调,癫痫发作
呋喃妥因	轴突变性	周围神经病变
肼屈嗪	缺乏资料	周围神经病变
碳酸锂	缺乏资料	昏睡,震颤,共济失调(可逆)
格鲁米特	缺乏资料	周围神经病变,主要涉及感觉神经

3. **髓鞘损害**　髓鞘是神经元突起的电绝缘物质。髓鞘损害可延缓神经传导,造成神经突起之间的传导异常。药物引起的髓鞘损害(髓鞘病)主要有两种类型:一是引起髓鞘层分离,称为髓鞘水肿(intramyelinic edema);二是选择性脱髓鞘作用(demyelination)。髓鞘水肿可以由碱性蛋白 mRNA 转录水平的改变引起,早期变化是可逆的,也可演变成脱髓鞘作用,使轴突丧失髓鞘。药物直接作用于髓鞘细胞也可引起脱髓鞘作用。脱髓鞘后,中枢神经系统只对脱髓鞘的局部产生髓鞘再生,周围神经系统中施万细胞可进行髓鞘再生。周围神经系统发生节段性脱髓鞘时,多个施万细胞进行髓鞘再生,会使结间体(相邻两个郎氏结之间的一段)比正常长度大为缩短,从而成为脱髓鞘留下的永久痕迹。脱髓鞘所引起的症状取决于脱髓鞘的范围,如局限于中枢神经系统,则产生中枢神经系统功能障碍;如局限于周围神经系统,可产生周围神经病;如弥漫性髓鞘病可产生中枢和周围神经系统功能障碍性疾病。

胺碘酮是广谱抗心律失常药,可引起周围神经轴突变性和脱髓鞘,使施万细胞内出现充满脂质的溶酶体,导致周围神经病。哌克昔林是钙通道阻滞药,可导致周围神经脱髓鞘、施万细胞内有膜结合的内涵物,患者出现周围神经功能障碍、周围神经炎等。

4. **神经递质毒性**　药物对神经系统毒性作用除了上述对神经结构产生毒性作用外,有些药物会影响神经递质的释放或摄取,激动或阻断相关受体,最终产生神经功能上的障碍。详见药物对神经系统毒性作用机制。

(二)按神经系统功能损害分类

药物对神经系统损害按损害部位和功能障碍可分为脑损害和精神异常、脑神经损害、脊髓损害和神经肌肉损害等。

1. **脑损害和精神异常**　脑损害可由于药物的直接作用和变态反应而引起。药物引起的脑损害,临床上可见癫痫、脑血管损害等。其病变包括炎性反应、弥散性出血和脱髓鞘性病变。

药源性脑炎多由疫苗和抗病毒血清引起的变态反应所致,表现为头痛、意识障碍、失明、癫痫样发作及各种局灶性神经系统体征,病死率高。狂犬病疫苗、牛痘疫苗、百日咳菌苗、麻疹减毒活疫苗、脊髓灰质炎疫苗、破伤风抗毒素、白喉抗毒素、蛇毒血清等均可引起脑炎。复方磺胺甲噁唑可引起无菌性脑膜炎多次发作,其特点为服药和症状起始的时间间隔短,再接触同类药物间隔更加缩短,当停服此药后,患者可迅速恢复。

青霉素脑室或鞘内注射,或大剂量青霉素(超过 2500 万 U/d)静脉滴注,可引起脑损害,症

笔记

状有意识障碍、肌阵挛、抽搐等。萘啶酸常被用来治疗革兰阴性杆菌所致泌尿系感染,该药对神经系统的毒性表现为感觉障碍、视力下降、头痛、呕吐、意识模糊等。苯妥英钠、呋喃妥因、甲喹酮等药物中毒可引起小脑综合征,症状为肌张力异常、姿态异常、共济失调、手震颤,偶见复视。苯妥英钠、三甲双酮、吩噻嗪类药物、丙米嗪和利多卡因等可引起中枢兴奋性递质增多或抑制性递质减少,致中枢兴奋与抑制失衡,引起癫痫发作。

药物引起的脑血管损害包括良性颅内压增高、脑血管出血、脑梗死和脑血栓形成。四环素类、喹诺酮类、磺胺类、维生素 A、维生素 D 以及肾上腺皮质激素类药物均可引起良性颅内压增高,其临床表现为头痛、呕吐、视乳头水肿,一般无局限性神经系统体征,脑脊液成分和脑室系统正常,只要及时停药,适当治疗,脱水降低颅内压,预后良好。颅内出血是肝素、双香豆素、氨基己酸、链激酶、尿激酶等抗凝血药的严重并发症。硝酸甘油使血管扩张,也可引起脑梗死,尤其以立位容易发生。长期服用避孕药(如雌激素)者有可能发生颅内动脉、静脉及静脉窦血栓。雌激素可促进血液凝固,降低小静脉壁平滑肌的弹性和张力、减慢血流,从而导致栓塞。胆影葡胺、泛影酸钠除引起一般脑损害反应症状外,还可造成脑血液循环障碍和脑梗死。

可引起严重的精神症状的药物主要是抗精神病药、镇静催眠药、抗组胺药,常与剂量、疗程有密切关系。药物导致的精神异常表现多样化,有的类似精神分裂症与情感性精神病,可导致人格解体神经症等,并出现幻觉与妄想。如异烟肼常可引起中毒性精神病,出现精神错乱、不安、欣快、失眠等,成人在服用过程中常出现健忘症;利血平常引起精神抑郁;糖皮质激素类药物可影响情绪、行为,并能提高中枢神经系统的兴奋性,出现欣快、失眠、激动,甚至精神错乱。

2. **脑神经损害**　药物引起的脑神经损害主要有视神经损害、耳毒性和锥体外系综合征。

乙胺丁醇、异烟肼、氯霉素、青霉胺、普鲁卡因青霉素、地高辛、氯磺丙脲、甲苯磺丁脲、保泰松、麦角胺、六甲溴铵、奎宁、氯碘羟喹及有机砷均可损害视神经,但较少见。

已知的耳毒性药物有近百种,常用者包括氨基苷类抗生素(链霉素、卡那霉素、新霉素、庆大霉素等)、大环内酯类抗生素(红霉素等)、多肽类抗生素(如万古霉素和多黏菌素)、抗恶性肿瘤药(长春新碱、顺铂)、水杨酸类解热镇痛药(阿司匹林等)、抗疟药(奎宁、氯喹等)、袢利尿药(呋塞米、依他尼酸)等,其中氨基苷类抗生素的耳毒性在临床上最为常见。氨基苷类抗生素损害第Ⅷ对脑神经,引起前庭毒性和耳蜗毒性。

抗精神失常药,如吩噻嗪类、丁酰苯类、三环类,常引起锥体外系综合征。近年来发现有较多患者,特别是儿童,应用甲氧氯普胺后引起锥体外系反应。非甾体抗炎药阿司匹林用于儿童感染病毒性疾病(如流感、水痘、麻疹和流行性腮腺炎等)退热时,偶尔可引起瑞夷综合征(急性肝脂肪变性-脑病综合征),以肝衰竭合并脑病为突出表现,可导致死亡。

3. **脊髓损害**　药物损害脊髓的表现包括脊髓炎、上行性麻痹、脑脊髓神经根炎、下肢迟缓性瘫痪、蛛网膜下隙阻塞、蛛网膜炎、永久性脊髓炎等。如大剂量造影剂作股动脉至腹主动脉造影可引起横贯性脊髓炎,多数患者后遗有痉挛性截瘫;接种狂犬病疫苗后也可引起急性上行性麻痹;破伤风疫苗可致胸腰段脊髓炎。除药物因素外,脊髓损害与用药方法也有密切关系,鞘内注射尤其容易引起。青霉素鞘内注射误入脊髓动脉,因血管痉挛可造成永久性脊髓损害;鞘内注射糖皮质激素类药物亦可能引起蛛网膜炎;鞘内注射甲氨蝶呤治疗白血病浸润或脊髓周围转移病变时,可引起一过性或永久性上行性麻痹等。

4. **神经肌肉损害**　很多药物能引起神经肌肉功能障碍,严重的甚至会导致患者死亡。药物对神经肌肉损害包括药源性肌病和药源性周围神经病。

药源性肌病的典型表现为进行性、对称性近端肌无力,不典型表现为远端弥漫性或局限性肌无力。药源性肌病的病理改变包括:①坏死,如他汀类降脂药物如与其他调脂药合用,可引起

笔记

肌肉坏死;②炎症,D-青霉胺或L-色氨酸引起肌肉炎症;③萎缩,皮质类固醇因蛋白分解作用而引起肌萎缩;④线粒体功能障碍,齐多夫定引起肌肉线粒体功能障碍;⑤空泡性改变,依米丁、胺碘酮、氯喹、羟化氯喹和秋水仙碱引起肌肉空泡性改变;⑥局部纤维化和肌组织挛缩,氯喹、氯丙嗪、哌替啶、苯海拉明、曲安西龙等肌内注射引起局部肌肉纤维化;⑦横纹肌溶解,胺碘酮、麻醉药、阿糖胞苷、环磷酰胺、他汀类调脂药、秋水仙碱、皮质类固醇、地西泮、利尿药、α-干扰素、他克莫司、抗利尿激素、喹诺酮类抗菌药引起横纹肌溶解症。

药物也可以影响神经肌肉接头,引起肌无力,如D-筒箭毒碱、琥珀酰胆碱、D-青霉胺可导致重症肌无力。氨基苷类抗生素、多黏菌素等可与突触前膜上的钙结合部位结合,阻断钙通道,阻止乙酰胆碱的释放,剂量过大或给药间隔较短,极易引起神经肌肉综合征,严重者可发生肌肉麻痹,甚至呼吸肌麻痹而呼吸骤停。药源性代谢紊乱,如利尿药和两性霉素引起的低钾血症,丙戊酸钠引起的肉毒碱缺乏症,也会导致肌肉功能紊乱。

许多药物也可引起药源性周围神经病。引起感觉神经病的药物有:顺铂、去羟肌苷、肼屈嗪、异烟肼、甲硝唑、氧化亚氮、苯妥英钠、维生素 B_6、司他夫定、二脱氧胞苷。引起运动和感觉神经病的药物有:胺碘酮、氯喹、秋水仙碱、锂剂、呋喃妥因、紫杉醇、长春新碱。药物引起的周围神经病,其危险性多呈现剂量依赖性。如果同时联用其他神经毒性药物,如细胞毒性抗恶性肿瘤药,或有潜在的先天性神经病,如腓骨肌萎缩症(Charcot-Marie-Tooth disease),都会增加周围神经病的易感性和严重性。药源性周围神经病的典型表现为远端对称性运动感觉轴突病,也有单纯表现为感觉神经病,停药或减量后通常能部分或完全缓解;某些情况下,停用神经毒性药物后,临床症状会继续进展数天或数周,这种现象被称作惯性作用(coasting)。

二、药物对神经系统毒性的作用机制

药物引起神经系统损伤的作用机制复杂,主要通过影响神经递质、受体、离子通道、细胞信号转导、神经胶质细胞和胆碱酯酶等产生神经毒性,最终导致神经功能障碍。

(一) 影响神经递质水平

1. 影响神经递质代谢,改变递质水平 可卡因通过抑制突触前膜摄取单胺类神经递质的酶活性,增加突触间隙多巴胺、去甲肾上腺素的浓度而引起神经毒性。苯妥英钠、三甲双酮、吩噻嗪类、丙米嗪、利多卡因、萘啶酸等许多药物能使脑内兴奋性递质增多或抑制性递质减少,从而导致兴奋与抑制失衡,引发癫痫。

2. 干扰神经递质的贮存和(或)释放 利血平通过干扰囊泡对递质的再摄取而导致中枢及外周交感神经末梢囊泡内儿茶酚胺类神经递质耗竭,导致精神抑郁等神经系统毒性。麻黄碱能促进去甲肾上腺素能神经末梢释放递质而产生精神兴奋和失眠等中枢兴奋症状。

(二) 直接作用于受体

吗啡、可待因和阿托品等作为体内受体的外源性配体,直接与相应的受体结合产生生物学作用,与此同时产生神经毒性。产生神经毒性作用的类型包括直接作用和间接作用。

1. 直接作用 药物模拟内源性配体发挥激动药或拮抗药作用而产生神经毒性。例如,氯丙嗪阻断中脑-边缘系统通路和中脑-皮质通路多巴胺受体产生抗精神失常作用,而拮抗黑质-纹状体通路多巴胺受体则会产生锥体外系不良反应;烟碱引起 N 受体过度兴奋,出现神经节麻痹,还可出现嗜睡,甚至精神错乱、昏迷;阿托品可进入中枢,阻断 M 受体,引起嗜睡、激动和幻想。

有些药物可与受体大分子结合引起受体分子构象变化而影响受体复合体与神经递质的结合,从而产生别构效应(allosteric effect)。如苯二氮䓬类药物与 GABA 受体分子上的识别位点高亲和力稳定结合,对 GABA 受体产生别构性调节作用,增强 GABA 与 GABA 受体的结合,加强其中枢抑制作用。

笔记

2. 间接作用　有些药物通过代偿作用上调或下调受体而产生毒性作用。如氯丙嗪造成迟发性运动障碍的原因可能与长期阻断突触后膜多巴胺受体，使多巴胺受体数目向上调节有关。

（三）影响离子通道

局部麻醉药普鲁卡因和可卡因通过阻断 Na^+ 通道和 K^+ 通道产生神经毒性。Ca^{2+} 通道在神经和肌肉活动（包括神经递质和激素释放、动作电位的产成和兴奋收缩耦联等）中发挥着重要作用，因此是许多药物引起神经毒性的潜在作用靶部位。

（四）影响细胞信号转导

1. 细胞内钙与神经毒性　细胞内钙稳态的维持与神经细胞的死亡过程有着密切关系，在脑和脊髓继发性损伤中发挥重要作用。一定程度上 Ca^{2+} 的变化是神经元死亡的最后"共同通路"，是神经元继发性损伤的主要原因之一。Ca^{2+}/钙调蛋白复合物激活靶酶，产生生物效应。当细胞内 $[Ca^{2+}]_i$ 增加时，引起神经递质释放，如释放乙酰胆碱增加神经元的兴奋性、释放谷氨酸可活化受体门控型 Ca^{2+} 通道。

2. NO 与神经毒性　过量的 NO 具有神经毒性，可损伤神经细胞线粒体，导致多种类型的神经元凋亡。药物发生毒性作用过程，可能激活诱生型 NO 合酶表达，导致局部 NO 大量集聚。在脑缺血损伤及阿尔茨海默病、帕金森病等疾病发生发展的过程中，伴随特定种类的神经细胞发生过度凋亡，而 NO 引起的神经细胞损伤可能是这些疾病的病因之一。

3. cAMP/cGMP 与神经毒性　磷酸二酯酶抑制药如咖啡因、茶碱等可抑制磷酸二酯酶，减少 cAMP/cGMP 降解，增加细胞内蛋白激酶 A 或蛋白激酶 G 的水平，而产生神经毒性作用。

（五）影响神经胶质细胞功能

正常情况下，神经胶质细胞可通过其谷氨酸摄取系统调节谷氨酸水平及星形胶质细胞树突对谷氨酸 NMDA 受体的物理遮盖作用，缓解谷氨酸对神经细胞的损害而发挥神经保护作用。但在神经毒物（药物）损害条件下，星形胶质细胞肿胀，谷氨酸摄取系统平衡失调，细胞外液谷氨酸水平增高，从而对神经系统产生协同损伤作用。

（六）影响胆碱酯酶活性

其毒性机制是通过过度抑制胆碱酯酶而引起乙酰胆碱积聚，使人体肌肉痉挛、呼吸困难，最后窒息而死。临床上使用的可逆性胆碱酯酶抑制剂如新斯的明，用于手术结束时拮抗非去极化肌肉松弛药的残留肌松作用，也用于重症肌无力，手术后功能性肠胀气及尿潴留等。过量可引起恶心、呕吐、腹泻、流泪、流涎等，严重时可出现共济失调、惊厥、昏迷、语言不清、焦虑不安、恐惧甚至心脏停搏。非可逆性胆碱酯酶抑制剂通常是有机磷酸酯类毒物农药，作用时间长，如不及时抢救可致死。

（七）影响微管形成和维生素利用

有些药物是通过影响细胞骨架产生毒性，如秋水仙碱是通过阻止微管形成，破坏轴浆运输。异烟肼常可引起中毒性精神病，出现精神错乱、不安、欣快、失眠等，成人在服用过程中常出现健忘症。其作用机制是异烟肼与维生素 B_6 结构相似，而竞争同一酶系或结合成腙后由尿排出，降低维生素 B_6 的利用。维生素 B_6 是氨基酸转氨酶和脱羧酶辅酶，缺乏时导致中枢抑制性递质 γ-氨基丁酸减少，产生中枢兴奋、失眠、烦躁不安，甚至惊厥、诱发精神分裂症和癫痫发作。

第三节　药物对神经系统毒性的评价

一、产生神经系统毒性的药物种类

能够产生神经系统毒性的药物种类很多，具体见表8-3。

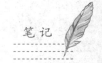

笔记

表 8-3　产生神经系统毒性的药物分类

药物类型	药物
抗恶性肿瘤药	长春新碱、顺铂、阿糖胞苷、环磷酰胺、氟尿嘧啶、紫衫醇
抗菌药物	氟喹诺酮类、β-内酰胺类、大环内酯类、氨基苷类、硝基咪唑类
麻醉药	乙醚、氟烷、氨胺酮、硫喷妥钠、普鲁卡因
中枢神经兴奋药	苯丙胺、戊四氮、士的宁
中枢神经抑制药	巴比妥类、水合氯醛、甲喹酮、氯氮䓬、地西泮
抗癫痫药	苯妥英钠、扑米酮
抗精神病药	氯丙嗪、奋乃静、丙米嗪、三氟拉嗪、异唑肼、碳酸锂
镇痛药	吗啡、哌替啶
致幻药	麦角二乙胺
传出神经系统药	乙酰胆碱、毒扁豆碱、烟碱、阿托品、琥珀胆碱、筒箭毒碱、肾上腺素、去甲肾上腺素、普萘洛尔
其他	利血平、奎尼丁、地高辛、异烟肼、水杨酸

二、药物对神经系统毒性的检测和研究方法

药物对神经系统的毒性作用范围很广,机制复杂,单一的指标很难全面评价药物的神经毒性。研究药物对神经系统的毒性需要有针对性地利用多种神经系统毒性的检测和研究方法。目前,药物神经毒性研究一般以行为指标作为判断终点。在神经系统功能的评价时通常采用功能观察组合试验(functional observation battery test)。神经毒理学现代研究方法包括神经学检查、形态学、电生理学、生物化学、分子生物学、行为学及神经影像学等,均是研究药物神经毒性作用的有用工具,已被广泛地应用。

(一)神经学检查

神经学检查是评估中枢神经系统受损害程度的基本手段,可初步提示药物产生神经毒性的作用部位。多数神经学检查既可在人,也可在实验动物进行,但精神状态和许多感觉功能的测定则仅能对人作出评价。

1. 人体观察

(1)脑神经功能检查:主要了解药物对十二对脑神经所支配的头面部功能的影响。脑神经检查方法依据不同脑神经而各不相同,例如三叉神经的评价主要是检查面部感觉、咀嚼运动、角膜反射和下颌反射。

(2)运动功能检查:包括随意运动与肌力、肌张力、不随意运动、共济运动等。例如,肌力检查方法是被检查者依次作上下肢各关节屈伸运动,同时检查者给予适当阻力,从而发现肌力是否正常、减退或瘫痪。

(3)反射功能检查:各种反射的检查,可以客观提示神经系统损害的部位及程度。病理反射是中枢神经系统损害时出现一些正常情况所不能见到的反射,例如霍夫曼征、巴宾斯基征、奥本海姆征、踝阵挛和髌阵挛等。

(4)步态检查:步态异常可因运动或感觉障碍引起,其特点与病变部位有关,有助于药物毒性部位的确定。例如上运动神经元损害可致剪形步态和僵硬步态。

2. 实验动物观察　一些神经学检查也可在实验动物进行。动物的运动功能测试内容包括:动物的体格发育指标,如体重、开眼、张耳、出牙、阴道张开、睾丸下降等;动物的反射及感觉功能,如平面翻正反射、前肢反射和后肢反射;神经肌肉成熟状态可测试转棒和足展开等;神经运

笔记

动协调,如空中翻正;耐力如前肢悬挂、爬绳和游泳时间;自发活动度,如开阔场地试验和踏轮。也可检测听觉、视觉、嗅觉、痛觉的变化。

（二）形态学检查

脑、脊髓神经病理学的检查包括大体形态学、器官重量、组织病理学,对确定药物神经毒性病变的准确解剖学部位至关重要。此外,必要时进行电子显微镜检查,细胞水平和超微结构水平的形态学依据常有利于神经系统毒性作用的诊断和确定其作用方式。形态学检查结合其他神经毒性试验结果,有助于判断受试药物的神经毒性。

神经组织的结构和功能较为复杂特殊,尼氏体、髓鞘、变性髓鞘、神经纤维和神经胶质细胞等必须靠特殊的染色技术处理,才能充分地显示其结构。例如,作为神经细胞功能活性的形态指标,尼氏体在光镜下为嗜碱性斑块或细颗粒,由于轴突的切断、过分的刺激等可导致这种颗粒破碎并逐渐消失。

（三）神经电生理学检查

神经电生理学方法是用电生理仪、微电极、电压钳及膜片钳技术等记录或测定整体动物或离体器官组织、神经和细胞离子通道等的膜电位改变、传导速度和离子通道活动的方法。该方法在屏蔽干扰的环境中精确地测定包括各种器官的自发性电活动(如心电、脑电、神经电)、诱发电位以及离子通道开放和关闭等电活动。神经电生理检查包括:电测听、脑诱发电位、脑血流图、肌电图和脑电图等。

周围神经检查常用的指标包括:运动神经传导速度、感觉神经传导速度和动作电位及慢纤维的神经传导速度。在慢性或短期使用神经毒性药物的整体动物中或神经的暴露部位进行这些检查。

肌电图检查用于检查静息时和收缩时肌肉的电活动。药物的神经毒性可表现为:插入电位异常;静息肌肉出现自发电活动;肌肉随意收缩时运动单元的干扰型电活动变化。

（四）生物化学和分子生物学检查

组成神经细胞的各种分子及其动态的生物化学过程为神经系统网络运行的分子基础。生物化学和分子生物学检查对某些神经系统病理改变具有特异的确诊价值。

药物诱导的脑、脊髓、脑脊液等部位生物化学改变对其导致的神经毒性的发病机制起主要作用。神经系统中与葡萄糖代谢有关的酶系统常是药物攻击的目标,所以应关注用药前后有关酶的活性变化。蛋白质,尤其是酶蛋白,在神经递质合成或降解、神经信号传递及细胞内环境的稳定等方面具有重要的功能,很多神经毒性药物可损害蛋白质的合成。常用的生化检测有神经系统特定部位的神经递质含量测定、蛋白质检查、酶活力测定和基因诊断等。

（五）神经影像学

医学影像学技术可直接应用于药物对中枢神经系统毒性的检测与研究。影像学检查不仅可以辅助确定脑和脊髓病变的位置、大小和性质,也可以提供血流动力学、生物化学、脑代谢和脑功能等信息。常用的技术手段包括电子计算机 X 线断层扫描、磁共振成像、脑超声波检查、放射性核素检查等。

（六）神经系统体外培养技术

离体的神经器官、组织或细胞,在培养基中生长与分化,可用于神经系统毒理学的研究。用机械法或酶消化法从脑、脊髓和背根神经节分离出细胞,在合适的培养基中进行神经细胞培养。脑片培养是除细胞培养外应用最普遍的体外模型,从脑、脊髓、后根神经节、感觉传导神经节甚至整个胚胎,在合适的培养基中都可进行离体培养。采用神经系统体外培养技术作为研究平台,结合电生理学(如膜片钳法测定膜的各种离子通道)、形态学、生物化学和分子生物学等多种方法,可深入进行药物诱发神经毒性的评价及作用机制的分析。

（七）行为学研究

行为学也是评估药物神经毒性的重要指标。相对于离体研究,行为学实验能观察多因素混

笔记

合作用对人或动物的影响,反映其整体状态。多种组合的行为学测试方法可以用于检测药物对人或实验动物的神经毒性作用。

1. 人体试验 利用心理功能测定量表测定人的心理功能,测试使用药物后出现的临床症状,综合评价精神及神经的异常。心理功能测定量表的内容包括学习、记忆、思维、智力、注意力等。

2. 动物试验 研究内容包括动物的沟通行为、情绪表达、社交行为、学习行为、繁殖行为等。最常用的是测试受试动物用药后的学习和记忆功能变化,主要包括 Morris 水迷宫实验、放射状迷宫实验、Barnes 迷宫实验、T 型迷宫实验、Y 型迷宫实验、被动回避实验、物体识别实验、高架十字迷宫、跳台实验、黑白箱实验、穿梭箱实验等。根据研究目的和试验设计的需要,合理选择行为学试验来观察药物的神经毒性作用。Morris 水迷宫实验、放射状迷宫实验、Barnes 迷宫实验、T 型迷宫实验常用于研究动物的空间学习和记忆能力;避暗试验、跳台试验、T 型迷宫实验、Y 型迷宫实验和放射状迷宫用于辨别性学习试验;Morris 水迷宫实验对动物的体力要求比较高,不适合幼龄鼠和老年鼠,有视觉及肢体运动障碍的动物进行此实验也受到限制。行为功能对内部和外界环境的变异特别敏感,不同动物之间以及动物个体不同时间的结果也存在很大差异。在评价药物神经毒理学结果时,必须保证其可靠性,应排除观察的偶然性及不适当的试验方法所带来的偏差等。方法学的改进和标准化会增加灵敏度和可重复性,有助于推动神经行为毒理学研究的发展。

参考文献

1. 楼宜嘉. 药物毒理学. 第 3 版. 北京:人民卫生出版社,2011.

2. Klaassen CD. Casarett & Doull's Toxicology:the basic science of poisons. 8th ed. New York:McGraw-Hill Companies,Inc.,2013.

3. Cheng XL,Liu HQ,Wang Q,et al. Chemotherapy-induced peripheral neurotoxicity and complementary and alternative medicines:progress and perspective. Front Pharmacol,2015,6:234.

4. Disma N,Mondardini MC,Terrando N,et al. A systematic review of methodology applied during preclinical anesthetic neurotoxicity studies:important issues and lessons relevant to the design of future clinical research. Paediatr Anaesth,2016,26(1):6-36.

5. Vorhees CV,Makris SL. Assessment of learning,memory,and attention in developmental neurotoxicity regulatory studies:synthesis,commentary,and recommendations. Neurotoxicol Teratol,2015,52(Pt A):109-115.

(胡长平)

第九章　药物对内分泌系统的毒性作用

内分泌系统分泌微量激素,激素通过血液循环到达靶细胞,与相应的受体相结合,发挥其广泛的全身性作用。作为一个信息传递系统,内分泌系统与神经系统相互配合,共同调节机体各种功能活动,以维持内环境的相对稳定。许多药物能干扰内分泌腺体合成和释放激素,对其功能甚至结构产生影响,从而引起各种药源性内分泌系统疾病。内分泌器官的化学损伤最常发生在肾上腺,其次为甲状腺、胰腺、垂体和甲状旁腺。

第一节　内分泌系统的生理学特点

一、内分泌系统的组成

内分泌系统由内分泌腺以及内分泌细胞组成。内分泌腺体主要包括垂体、甲状腺、甲状旁腺、肾上腺、胰岛、性腺、松果体及胸腺。内分泌细胞分散于许多组织器官中,如心、肺、肾、肝、脑以及消化道黏膜等部位。

二、分　泌　方　式

激素需要借助于体液在体内传递化学信息。激素经血液运输至距离分泌部位较远的靶组织,称为远距分泌,是经典的内分泌方式;经组织液直接扩散并作用于邻近的细胞,称为旁分泌方式,如胃肠激素;激素还可以反转作用于分泌该激素的细胞,如前列腺素,称为自分泌方式。

三、激素分泌的调节

激素一般以相对的恒定速度(如甲状腺激素)或一定节律(如皮质醇,性激素)释放,但激素分泌总量会随机体的需要而发生相应的变化,以维持机体内环境的稳定。下丘脑与垂体组成了一个完整的神经内分泌功能系统。此系统可分为两部分:①下丘脑-腺垂体系统,两者间是神经体液性联系;②下丘脑-神经垂体系统,两者有直接神经联系。下丘脑弓状核分泌释放激素和释放抑制激素,主要有促甲状腺激素释放激素(TRH)、促性腺激素释放激素(GnRH,或促黄体生成激素释放激素,LHRH)、生长激素释放激素(GHRH)、生长激素释放抑制激素(GHRIH)、促肾上腺皮质激素释放激素(CRH 或 CRF)、促黑激素释放因子(MRF)和促黑激素释放抑制因子(MRIF)、催乳素释放因子(PRF)及催乳素抑制因子(PIF)等。腺垂体分泌至少 8 种蛋白质激素:促甲状腺激素(TSH)、促肾上腺皮质激素(ACTH)、黄体生成素(LH,或间质细胞刺激素,ICSH)、促卵泡激素(FSH)、生长激素(GH)、催乳素(PRH)、促脂解素(LPH)、黑素细胞刺激素(MSH)。这些释放激素或释放抑制激素经垂体门脉系统进入腺垂体,促进或抑制垂体激素的分泌,并进一步影响靶腺的功能。垂体激素、靶器官激素也反馈作用于下丘脑或垂体。形成了 3

笔记

个主要的调节轴：下丘脑-腺垂体-甲状腺轴、下丘脑-腺垂体-肾上腺轴、下丘脑-腺垂体-性腺轴。下丘脑视上核产生抗利尿激素（ADH，血管升压素），而室旁核产生催产素（OXT），并通过长轴突转运释放到神经垂体的血管中。

第二节　药物对内分泌系统损伤的类型及常见药物

一、药物对甲状腺的毒性作用

血液中的碘被摄取进入甲状腺，可在甲状腺球蛋白的酪氨酸残基上发生碘化，经一系列反应合成甲状腺激素。甲状腺激素主要有两种：四碘甲腺原氨酸（即甲状腺素，T_4）和三碘甲腺原氨酸（T_3）。在促甲状腺激素（TSH）的作用下，T_4 和 T_3 释放入血。血浆中 T_4 的浓度远高于 T_3，但 T_3 的活性是 T_4 的 5 倍左右。血液中87% 的 T_3 来源于 T_4，经 5'-脱碘酶脱碘产生，其余来自甲状腺的分泌。药物可引起甲状腺肿大及肿瘤、甲状腺功能紊乱，包括甲状腺功能亢进和减退等。有些药物还可影响甲状腺功能试验的结果。

（一）甲状腺增生肿大及肿瘤形成

如果药物的作用使血液中甲状腺激素水平降低，垂体的 TSH 会代偿性分泌增加。TSH 将促进甲状腺滤泡细胞发生增殖改变，包括肥大、过度增生，直至形成肿瘤。引起甲状腺增生肿大及肿瘤形成的机制及药物如下（图9-1）。

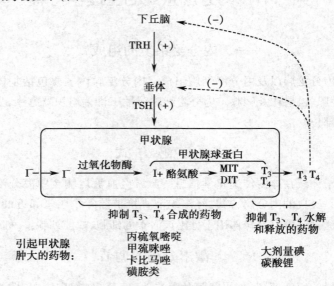

图 9-1　影响甲状腺激素合成、释放的药物致甲状腺肿的作用环节

1. **抑制甲状腺的碘摄取**　甲状腺激素合成的起始步骤是通过主动运输从血液循环中吸收碘。阴离子化合物高氯酸根（ClO_4^-）和硫代氰酸根（SCN^-）能与碘离子 I^- 竞争，阻断甲状腺滤泡细胞富集碘，与碘缺乏的后果相似，持久作用引起甲状腺增生肿大。

2. **抑制甲状腺激素的合成**　甲状腺激素合成的第二步是碘与甲状腺球蛋白酪氨酸残基的结合，并逐步合成甲状腺激素。此过程中首先需要甲状腺过氧化物酶将无机碘化物氧化为分子态（反应态）碘，因此过氧化物酶受抑制，甲状腺激素的合成降低。能抑制过氧化物酶的药物及化合物有：①巯基酰胺，如硫脲、硫脲嘧啶、丙硫氧嘧啶、甲巯咪唑、卡比马唑等；②苯胺衍生物及相关化合物，如磺胺类药物、对氨基苯甲酸、对氨基水杨酸和氨苯丁酮等；③其他抑制剂，如安替比林及碘安替比林。

3. **抑制甲状腺激素的分泌即抑制 T_3、T_4 的释放**　大剂量碘抑制甲状腺激素释放，降低血液中甲状腺激素水平,用于治疗格雷夫斯病(Graves disease,毒性弥漫性甲状腺肿)及甲状腺功能亢进。治疗躁狂症的碳酸锂也对甲状腺激素的释放有较强的抑制作用。

4. 诱导肝微粒体酶　T_4 和 T_3 在肝微粒体酶体系作用下,分别经葡糖醛酸化和硫酸酯化后从胆汁中分泌,此过程是 T_4 和 T_3 从胆汁中分泌的限速步骤。诱导肝微粒体酶可以促进甲状腺激素的分解代谢及经胆汁排出,使血液中甲状腺激素水平降低。能诱导肝微粒体酶的药物包括中枢系统作用药物(如苯巴比妥、苯二氮䓬类药物)、钙通道阻滞药(如尼卡地平、苄普地尔)等。长期使用苯巴比妥、苯二氮䓬类药物可使肝微粒体尿苷二磷酸(UDP)-葡糖醛酸转移酶活性提高,促进 T_4-葡糖醛酸苷的形成,后者经胆汁从粪便中排出,T_4 水平降低,负反馈抑制消失,TSH会代偿性分泌增加,甲状腺受到长期高水平的 TSH 刺激常使滤泡细胞形成肿瘤的危险度增加。肝微粒体诱导剂导致甲状腺增生形成示意图见图 9-2。

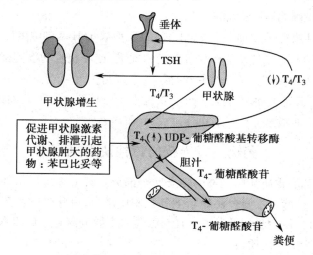

图 9-2　肝微粒体诱导剂导致甲状腺增生形成示意图

5. 抑制 5′-单脱碘酶　赤藓红抑制 5′-单脱碘酶,可引起啮齿类动物的甲状腺功能紊乱及甲状腺良性肿瘤发生率上升。原因是抑制 5′-单脱碘酶后,T_4 经单脱碘转化为 T_3 的过程受阻,T_4 蓄积,随之转化为 rT_3;血液中 rT_3 增高,T_3 下降。

(二)甲状腺功能紊乱及常见药物

药源性甲状腺功能紊乱包括功能亢进和功能减退。功能亢进的症状和体征有甲状腺肿大、体重下降、肌肉退化、震颤以及原有的心律失常加重等。功能减退(甲减)的症状和体征有疲劳、怕冷、精神委靡、活动迟钝和皮肤干燥等。常见的药物有如下几种:

1. 胺碘酮　抗心律失常药胺碘酮的化学结构与 T_4、T_3 相似,分子量的 37% 为碘,且其中10% 脱碘后成为碘离子,结果使 T_4 合成增加。同时胺碘酮抑制 5′-脱碘酶致 T_4 转化成 T_3 过程受阻,致 T_3 常降低或为正常低值。胺碘酮也参与甲状腺抗体的形成。由胺碘酮诱致的甲亢(amiodarone-induced thyrotoxicosis,AIT),多见于缺碘地区的患者。甲状腺功能检查见 T_4 增高、TSH 降低,同时检测 T_3,可有助于非药源性甲亢的鉴别,后者 T_3 增高,而胺碘酮诱致者则为低值。胺碘酮也能诱导甲状腺功能减退(amiodarone-induced hypothyroidism,AIH),主要发生于长期使用的患者。在饮食摄入碘高的地区、有甲状腺自身抗体的妇女很易发生。过量的碘可抑制甲状腺细胞对碘的摄取和氧化,从而抑制甲状腺激素的合成与释放,即 Wolff-Chaikoff 效应。实验室检查结果为血清 TSH 升高,游离 T_4(FT_4)下降或正常。多数可在停药后恢复,少数则表现为持久性甲状腺功能减退。

2. 聚维酮碘　聚维酮碘常用于妇科宫颈及阴道治疗炎症及术前准备,反复擦拭用药几天后可出现甲亢症状。为减少碘的吸收,聚维酮碘擦拭后应用无菌干纱布再将聚维酮碘擦净。

笔记

3. **锂剂**　锂剂广泛应用于治疗双相情感障碍及粒细胞减少等疾病。锂抑制 T_4、T_3 从腺体的释放,主要引起甲减和甲状腺肿。锂剂也可引起甲状腺功能亢进,可能的机制是当锂制剂停止使用后,解除了锂对甲状腺激素合成的抑制,而出现反跳性甲状腺功能亢进。

4. **干扰素 α**　干扰素具有广谱抗病毒繁殖作用,用于慢性丙型、乙型肝炎,多发性硬化和肿瘤性疾病的治疗。干扰素 α 诱发的甲状腺疾病以慢性丙型肝炎患者的发生率最高;甲状腺自身抗体阳性及女性的患病危险性增加。常表现为甲减、甲状腺炎、毒性弥漫性甲状腺肿,即 Graves 病。干扰素 α 诱发的甲状腺疾病多数为亚临床型,多可自行缓解。对有甲状腺病史或甲状腺抗体阳性者在应用干扰素 α 治疗时,应注意监测甲状腺功能。

5. **其他**　治疗甲亢的药物如丙硫氧嘧啶和甲巯咪唑可导致甲减。此外,硝普盐、高氯酸盐、磺脲类药物也可致甲减。

（三）药源性甲状腺功能试验异常

甲状腺功能测试主要是测定血浆总 T_4 和 T_3 浓度,血浆 TSH 基础浓度以及游离 T_4 浓度。药物有时可以在未出现甲状腺功能障碍临床症状的情况下,使甲状腺功能测试结果超出正常参考值范围。常见的药物有苯妥英、卡马西平、利福平,这些药物可导致血浆中 T_3 和 T_4 水平下降。放射显影剂含有碘,能引起 T_4 水平上升。可能干扰甲状腺功能试验的药物还有胺碘酮、阿司匹林、β 受体拮抗剂、糖皮质激素、肝素、非甾体抗炎药、雌激素等。

二、药物对肾上腺的毒性及常见药物

肾上腺包括周围部的皮质和中央部的髓质两个部分。肾上腺皮质由外向内依次分为球状带、束状带和网状带。球状带主要分泌醛固酮等盐皮质激素,束状带分泌可的松和氢化可的松等糖皮质激素,网状带分泌少量的性激素。肾上腺髓质主要分泌肾上腺素和去甲肾上腺素。药物一般影响较多的是肾上腺皮质(图 9-3)。

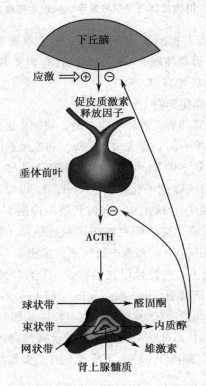

图 9-3　肾上腺皮质激素分泌的调节

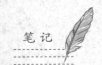
笔记

（一）促激素源性萎缩

下丘脑释放促肾上腺皮质激素释放因子（CRF），控制促肾上腺皮质激素（ACTH）的分泌和释放，后者刺激肾上腺皮质合成和释放糖皮质激素与盐皮质激素（图9-3）。临床长期大剂量尤其是连日给予糖皮质激素，可引起肾上腺皮质萎缩和功能不全。其毒理学机制为长期大剂量使用糖皮质激素，反馈性抑制下丘脑-垂体-肾上腺轴，使垂体产生的 ACTH 长时间减少，从而导致肾上腺皮质功能丧失，出现促激素源性萎缩。肾上腺皮质功能的恢复与糖皮质激素应用的剂量、时间及患者的个体差异有关。停用激素后，垂体分泌 ACTH 的功能一般需要 3~5 个月才能恢复，肾上腺皮质对 ACTH 恢复反应需要 6~9 个月，有的甚至长达 1~2 年。因此，停药需经缓慢的减量过程，不可骤然停药，以免出现撤药综合征，表现为头晕、头痛、厌食、情绪改变、衰弱，甚至引起死亡。停用糖皮质激素后应连续应用促皮质素 7 天。停药一年内如遇应急情况，如感染或手术等，应及时给予足量的激素。

（二）损伤性萎缩

这种萎缩是指肾上腺组织细胞受到直接损伤所导致的萎缩。米托坦（mitotane，双氯苯二氯乙烷，O,P′-DDD）与杀虫剂滴滴涕（DDT）为一类化合物，用于不可切除的肾上腺皮质癌、切除后复发癌以及皮质癌术后辅助治疗。该药能相对选择性地作用于肾上腺皮质束状带及网状带细胞，使其萎缩、坏死，对正常细胞及瘤细胞均有损伤作用。皮质激素在肾上腺皮质的线粒体和内质网内以胆固醇为基础经侧链裂解和羟化而合成，米托坦抑制碳链裂解酶和11β-羟化酶，使皮质激素生产减少，而米托坦代谢过程中产生的氧化自由基是造成皮质细胞坏死的细胞毒理机制。

球状带的萎缩反映了某些药物如螺内酯和卡托普利对醛固酮合成与分泌的抑制作用。其作用机制可以是直接的，如螺内酯对 18α-羟化酶的抑制；也可以是间接的，如卡托普利对肾素-血管紧张素-醛固酮系统的抑制作用。

（三）肾上腺髓质增生

腺垂体激素与肾上腺髓质增生性损害存在一定的相关性，如大鼠实验中长期使用生长激素与嗜铬细胞瘤以及其他部位肿瘤发生率增加相关。大鼠慢性毒性研究中也发现，通过抑制多巴胺功能而导致催乳素分泌增加的几种抗精神病药也与肾上腺髓质增生的发生有关。

尼古丁和利血平也使大鼠肾上腺髓质增生的发生率增加。尼古丁直接刺激肾上腺髓质的 N_1 受体使肾上腺髓质增生。利血平使肾上腺素能神经末梢的神经递质耗竭，代偿性引起肾上腺皮质增生。

血液中钙、磷水平的增加可以导致髓质细胞增生性改变，例如，大鼠慢性毒性试验中无限制地大量摄入食物、过多地摄入钙、过多地摄入能增加钙吸收的食物，如维生素 D 含量高的食物等。

三、药物对性腺的毒性作用

性腺既是生殖器官又是内分泌器官，具有生成精子（男性睾丸）或卵子（女性卵巢），以及分泌雄性激素或雌性激素的双重功能。

（一）药物对睾丸的毒性作用

睾丸由不同阶段的生精细胞、睾丸支持细胞（又称塞托利细胞）和间质细胞构成。支持细胞为各阶段的生精细胞及精子提供营养、支持和保护作用。睾丸支持细胞通过细胞间连接形成血-睾屏障，对维持睾丸的内环境稳定有重要作用。睾丸支持细胞能分泌抑制素和雄激素结合蛋白，抑制素可以抑制垂体分泌促卵泡激素（FSH），雄激素结合蛋白与雄激素结合提高生精环境中雄激素的水平。间质细胞合成和分泌睾酮，其内分泌作用受下丘脑-垂体-性腺轴的调节。

秋水仙碱可引起睾丸支持细胞胞质微管溶解，使睾丸支持细胞留下形态不规则的稀疏的顶部凸起而没有足够的结构支持,从而导致生精上皮中大量生殖细胞脱落。严重时可引起睾丸萎缩。睾酮或其他雄性激素类药物可恢复、代替睾丸的正常生理功能,对青春前期可刺激和维持男性第二性征、躯体发育及正常性功能。对成年期可恢复和维持性欲、性功能和第二性征。但长期使用或滥用该类药物,可抑制精子的产生,并可导致睾丸萎缩。棉酚是棉花种子、根和茎中含有的酚类物质。棉酚能破坏睾丸生精小管的生精上皮,使精子生产数量减少,直至没有精子的生成。停药后可逐渐恢复,但是可引起不可逆的精子发生障碍。顺铂、烷化剂、甲氨蝶呤等抗肿瘤药损伤细胞的 DNA,抗肿瘤治疗过程中,不可避免地影响精子的生成。

大鼠及小鼠试验中,很多种药物都能引起间质细胞肿瘤增生性损害,包括兰索拉唑、吲哚美辛、甲硝唑、西咪替丁、氟他胺、吉非罗齐、螺内酯、他莫昔芬、阿糖腺苷、氯贝丁酯等。但是间质细胞瘤在大鼠是高发的肿瘤,发生机制可能是药物长期使用扰乱了大鼠下丘脑-垂体-睾丸轴上的某一环节,使黄体生成素(在男性也称为间质细胞刺激素,ICSH)反馈性生成增加,引起间质细胞增生性变化所致。尽管睾丸间质细胞瘤是啮齿类动物慢性毒性试验中常发生的内分泌肿瘤之一,但是人类间质细胞瘤的发生非常罕见,大鼠不是评价药物致人类睾丸肿瘤潜在危险的合适模型。

(二)药物对卵巢的毒性作用

卵巢功能受下丘脑-垂体-卵巢轴的影响。给予较大剂量的雌激素和孕激素,可通过负反馈抑制作用,抑制下丘脑分泌促性腺激素释放激素(GnRH),使腺垂体分泌 FSH 和 LH 减少,FSH 缺乏可使卵泡不能发育成熟,LH 减少会使排卵前必需的 LH 突发性分泌不能形成,从而抑制排卵,可用于临床避孕。同理,抗雌激素类药物氯米芬在腺垂体水平竞争性阻断雌激素受体,阻止正常的负反馈调节,促进 GnRH 和腺垂体 FSH 和 LH 分泌,刺激卵巢增大,诱发排卵,可用于不孕及闭经的治疗。

在药物对卵巢的毒性作用方面,呋喃妥因、他莫昔芬、雷洛昔芬等在小鼠试验中可引起卵巢肿瘤发生率上升,但在人类并没有观察到相应情况的发生。

(三)药源性性腺疾病

药源性性腺疾病是指药物所致性激素分泌紊乱及性腺功能障碍,男性主要表现为男性乳腺发育及与睾丸功能障碍有关的症状;女性主要表现为男性化、多毛症以及与卵巢功能障碍有关的症状。

1. **药源性男性乳腺增生症**　己烯雌酚、氯米芬、洋地黄苷、雌激素、螺内酯等药物因具有雌激素活性,可导致男性乳腺增生。酮康唑、乙醇、长春碱、西咪替丁、环丙孕酮、氟他胺和苯妥英等药物可能通过减少睾酮的生物合成和干扰其作用而导致男性乳腺增生。白消安、卡莫司汀、金霉素、可乐定、肼苯哒嗪、长春新碱、苯乙肼、绒促性素等药也有此作用。但是,这些药物无升高催乳素作用,故不导致溢乳。

2. **女性男性化**　合成类固醇激素,包括糖皮质激素,都有不同程度的雄激素样作用,可致女性多毛症、声音变粗等。妊娠期给予可致女性胎儿男性化及男性胎儿性早熟。达那唑可以降低睾酮与血浆性激素球蛋白结合的结合能力,导致血中游离态即有活性的睾酮浓度增加,从而引起女性多毛症和男性化。

3. **闭经**　在月经周期的卵泡期,黄体生成素和促卵泡激素分泌逐渐增加,至排卵前这两种激素的血浓度可达到最高峰。口服避孕药抑制此两种激素高峰浓度的产生,可以抑制排卵,但是对于部分女性,特别是有月经周期不规则病史者可导致闭经。

四、药物对下丘脑及垂体的毒性作用

垂体在内分泌腺轴调节机制中处于非常重要的位置。垂体增生性病变或肿瘤的发生与下丘脑及靶腺功能的改变密切相关,药物也可以通过直接作用于垂体引起垂体功能的改变。

甲状腺外科手术切除或放射治疗后,或甲状腺激素的合成受到化学抑制后,垂体中分泌促甲状腺激素的细胞会增生和肥大。性腺切除能诱导催乳素细胞瘤的形成。动物试验中也发现了多种化学物质能引起垂体细胞瘤,如降钙素能诱导大鼠垂体瘤,咖啡因、舒必利等也与大鼠垂体瘤的发生有关。但实验动物垂体瘤的发生受动物种属、品系、生殖状态及食物等多种因素的影响。临床前试验给药条件下,药物对实验动物垂体的影响与人类病理生理的相关性还有待进一步研究。

临床应用的多种药物可对垂体功能造成影响。糖皮质激素、促肾上腺皮质激素通过反馈轴调节作用能抑制生长激素分泌或释放。长期接受糖皮质激素类药物治疗的儿童哮喘患者,可致生长停顿。

抗精神病药氯丙嗪可阻断结节-漏斗通路多巴胺神经元的多巴胺受体,导致垂体激素分泌紊乱,出现催乳素分泌增加和生长素分泌减少,临床上表现为溢乳-闭经综合征。女性闭经溢乳,男性性功能下降,少数也可溢乳。儿童长期用药会影响生长发育。抗精神病药作用机制与氯丙嗪相同,也能引起溢乳-闭经综合征。其他常见的药物还包括:抗抑郁药如阿米替林、丙米嗪和氟西汀;抗溃疡药如西咪替丁和雷尼替丁;镇痛药如美沙酮、吗啡;苯二氮䓬类;雌激素、利血平和甲基多巴等。

抗利尿激素作用于远端小管和集合小管引起肾小管对水的重吸收增加,使尿液浓缩,尿量减少。药物可以导致药源性抗利尿激素分泌紊乱综合征,主要表现为低钠血症和继发的神经精神症状。常见药物有吩噻嗪类、三环类抗抑郁药、抗癫痫药(如卡马西平)、细胞毒性药物(如环磷酰胺、顺铂、长春新碱等)、降血糖药(如氯磺丙脲和甲苯磺丁脲等)。吩噻嗪类、三环类抗抑郁药及卡马西平能增加 ADH 的释放;长春新碱因其神经毒作用导致控制 ADH 释放紊乱。

五、药物对胰腺的毒性作用及药源性低血糖症

(一) 药物对胰岛的毒性作用及药源性高血糖症

人体的胰腺中有 25 万 ~175 万个胰岛,胰岛主要有两种细胞:分泌胰高血糖素的 A 细胞和分泌胰岛素的 B 细胞。药物或化合物通过破坏胰岛 B 细胞或干扰胰岛 B 细胞的功能,会导致糖尿病或药源性高血糖症。

1. **药物对胰岛的毒性作用** 对胰腺产生毒性作用的典型药物是链佐星(streptozocin,STZ)和四氧嘧啶(阿脲,alloxan)。STZ 是一种广谱抗生素,具有抗菌、抗肿瘤作用和致糖尿病的副作用,目前主要用于糖尿病动物模型的制备和胰岛 B 细胞癌的治疗。STZ 对实验动物的胰岛 B 细胞具有高度选择性毒性作用,它可以使多种动物如大鼠、小鼠、狗、猴、羊、中国地鼠、豚鼠和兔的胰岛 B 细胞破坏,导致糖尿病。STZ 是目前使用最广泛的糖尿病模型化学诱导剂,一般采用大鼠和小鼠制作模型。STZ 致糖尿病的机制目前尚不完全清楚,主要包括直接作用和免疫机制。直接作用表现为破坏胰岛细胞,主要见于 STZ 大剂量注射后所引起的实验性 1 型糖尿病;免疫机制表现为激活自身免疫过程,导致 B 细胞的损害,常见于多次小剂量注射时所诱发的糖尿病。

四氧嘧啶可产生超氧自由基而破坏 B 细胞,也与干扰锌代谢有关。四氧嘧啶引起的血糖反应分为三个时相,一次腹腔或静脉注射后,开始血糖升高,继而因 B 细胞残存的胰岛素释放引起低血糖,之后开始持久的高血糖,胰岛 B 细胞呈现不可逆性坏死。因为四氧嘧啶也同时会造成肝、肾的中毒性损伤,模型制备方面已经很少应用。四氧嘧啶和 STZ 在致动物糖尿病方面有很多相似之处,但不同动物对四氧嘧啶的敏感性差异较大,例如豚鼠对四氧嘧啶不敏感。

喷他脒为抗寄生虫药,用于治疗艾滋病耶氏肺孢子菌肺炎。该药溶解胰岛 B 细胞使胰岛素释放,引起严重的低血糖,但是随着 B 细胞不断地被破坏,最终将发展成胰岛素缺乏和糖尿病。

2. **药源性高血糖症** 某些临床常用药可以引起药源性高血糖症,常发生在药物治疗过程中,能加重原有糖尿病患者的高血糖。常见的引起高血糖症的药物及机制如下:①抑制胰岛素

笔记

的生物合成或分泌:抗肿瘤药门冬酰胺酶(抑制胰岛素分子中门冬酰胺残基,使胰岛素生成过程受抑)、二氮嗪、噻嗪类利尿剂、β受体拮抗剂;②诱导胰岛素抵抗或影响胰岛素在靶组织利用:抗精神病药氯氮平和奥氮平、糖皮质激素类药物氢化可的松和泼尼松、噻嗪类利尿剂、β受体拮抗剂;③增强负反馈调节:β拟交感神经药。

应用有可能导致糖尿病的药物时,应经常监测血糖、尿糖,及时发现及时采取措施。

(二) 药源性低血糖症

低血糖症在大多数情况下由于药物的不合理使用所致,较低的血浆葡萄糖水平最终导致神经低血糖,临床表现为 Whipple 三联征(即精神混乱、昏迷、全身痉挛及神经障碍),如不及时发现常会危及生命。常见的引起低血糖的药物及机制如下:①增加胰岛素水平或胰岛素分泌的药物:胰岛素、磺酰脲类、双胍类降糖药、水杨酸类药物、磺胺类抗菌药、丙吡胺、喷他脒、β拟交感神经药;②提高对胰岛素敏感性的药物:血管紧张素转化酶抑制剂;③降低负反馈调节:β受体拮抗剂;④其他:抗疟药奎宁、奎尼丁、色氨酸、单胺氧化酶抑制剂、环丙沙星、对乙酰氨基酚。

第三节　药物对内分泌毒性作用的评价

药物对内分泌器官毒物作用的检测可分为体外试验和体内试验,研究方法可分为形态学检测和功能学检测。内分泌器官重量能粗略反映药物对该内分泌器官的毒性作用,形态学检测包括光镜检查、电镜检查、免疫组织化学检查等。功能学检测包括激素水平、激素合成、释放、释放抑制及代谢检测等。

一、甲　状　腺

1. **血清甲状腺激素的测定**　血清游离甲状腺素(FT_4)、游离三碘甲腺原氨酸(FT_3)、血清总甲状腺素(TT_4)、总三碘甲腺原氨酸(TT_3)、血清反 T_3(rT_3)等是临床常用的指标,可反映甲状腺功能状态。激素水平测定可采用放射性标记和非放射性标记免疫法,具有无放射性、试剂稳定、结果显示快等优点,缺点是试剂和仪器较贵。

2. **甲状腺^{131}I摄取率**　根据^{131}I可产生 γ 射线的原理,可用盖革计数管测定法测定甲状腺^{131}I摄取率,用于甲亢的诊断。

3. **下丘脑-垂体-甲状腺功能检测**　可以进行 T_3 抑制试验、血清促甲状腺激素(TSH)的测定及促甲状腺激素释放激素(TRH)兴奋试验。T_3 抑制试验时,先测定基础^{131}I摄取率,口服 T_3 之后,再做^{131}I摄取率试验。与基础摄^{131}I率比较,正常人以及单纯性甲状腺肿患者^{131}I摄取率下降50%以上,而甲亢患者不被抑制,可用于鉴别甲状腺肿伴^{131}I摄取率增高是由甲亢还是由单纯甲状腺肿所致。TSH 水平可采用放射免疫或荧光免疫技术测定,用于甲亢和甲减的诊断与治疗监测。TRH 兴奋试验时,静脉注射 TRH 后,如果 TSH 升高,可排除甲亢;如 TSH 不升高,则支持甲亢的诊断,因为甲亢时血清中 T_4、T_3 增高,反馈抑制 TSH,因而 TSH 不受 TRH 兴奋。

二、肾　上　腺

1. **肾上腺重量测定**　肾上腺重量可粗略反映肾上腺皮质功能的变化情况。严重急性中毒时,肾上腺重量有时在 6~24 小时就会有明显增加,肾上腺表面也可能有出血点。在下丘脑-垂体-肾上腺轴,垂体分泌的 ACTH,对肾上腺功能、活动和重量有密切影响。当 ACTH 分泌增加时,肾上腺皮质的功能增强,出现肥大,重量增加;当 ACTH 分泌减少时,功能活动减弱,肾上腺出现萎缩,重量减轻。

2. **肾上腺皮质激素和 ACTH 的测定**　如尿 17-羟皮质类固醇和 17-酮皮质类固醇测定,血皮质醇和皮质酮测定,ACTH 测定等,可反映肾上腺皮质激素和促激素分泌是否正常。

笔记

3. 肾上腺内维生素C及胆固醇含量测定　当急性中毒时,肾上腺内维生素C含量下降速度和持续时间与中毒的严重程度相关。胆固醇是肾上腺皮质激素的前体。实验动物在ACTH作用下,或因中毒引起的应激反应时肾上腺合成分泌的17-羟皮质类固醇增加,故皮质内胆固醇含量明显下降。而在这一过程中,需要消耗维生素C,故本指标与维生素C类似。胆固醇下降的对数值与促皮质素剂量或应激强度成正比,因此,本指标也是急性中毒时评价肾上腺皮质功能活动简单、可靠的指标。

4. 嗜酸性粒细胞和淋巴细胞计数　这是间接反映肾上腺皮质功能的指标。血液中糖皮质激素(可的松、氢化可的松等)浓度的增加能引起循环血液中嗜酸性粒细胞和淋巴细胞的减少,而且减少的百分率与剂量明显相关。通过给药前后外周血中这两种细胞数变化率的测定,能评价肾上腺皮质功能活动的情况。本方法可对实验动物进行连续多次测定,适合长期毒性试验中对动物的动态观察。

5. 影像学检查　采用X线计算机体层摄影(CT)和磁共振成像(MRI)对垂体、肾上腺的大小和形态了解很有帮助。B超成像对腹腔肾上腺探查也有帮助。

三、性　　腺

垂体-性腺系统功能检查,主要是促性腺激素和性激素的测定,还可以用一些相关的细胞学检查间接反映性激素的情况。血、尿中的促性腺激素FSH和LH、雄激素、雌激素等均可直接测定,也可以通过测定这些激素的靶组织发生的变化来间接评价。如对雌性动物可对其卵巢类固醇激素和维生素C水平进行测定,也可以进行生物监测,包括对动物子宫重量、未成熟雌鸡的输卵管重量、阴道涂片细胞学检查等间接反映垂体-性腺系统的功能。对雄性动物可通过测定睾酮含量、前列腺前叶重量以及精液细胞学检查来反映。有时为了进一步研究药物对垂体-性腺系统毒性作用环节的影响,根据不同情况,可采用去势动物、切除垂体的动物进行研究,分析作用环节和毒理学机制。

参考文献

1. Klaassen CD. Casarett & Doull's Toxicology:the basic science of poisons. 8th ed. New York:McGraw-Hill Companies,Inc.,2013.

2. Veytsman I,Nieman L,Fojo T. Management of endocrine manifestations and the use of mitotane as a chemotherapeutic agent for adrenocortical carcinoma. Journal of clinical oncology,2009,27(27):4619-4629.

3. 楼宜嘉. 药物毒理学. 第2版. 北京:人民卫生出版社,2007.

(郝丽英)

笔记

第十章　药物对免疫系统的毒性作用

药物对免疫系统的毒性作用是药物毒理学的重要组成部分。免疫系统是机体为适应外界环境的变化,维持机体稳态环境,抵御病原体和外来物质的侵袭而进化形成的复杂的机体防御性体系。免疫系统遍布于全身各组织脏器,随时监视着体内的各种变化,能识别和防范外源性物质的侵入,并迅速做出各种相应的应答。免疫系统是药物引起机体毒性最敏感的靶器官之一,许多药物不良反应常起源于免疫异常或免疫毒性(immunotoxicity)。如免疫复合物可累及位于肺、关节和肾脏的血管内皮,导致相应的组织毒性(疾病)。免疫系统本身非常复杂,许多有关药物免疫毒性的作用靶位、机制等也远未明了。药物作为外源性化合物进入机体后,在早期即可与免疫细胞或免疫分子接触,往往免疫系统在其他器官系统尚未观察到毒性作用时就已经表现出损害,如淋巴结细胞构成减少、宿主抵抗力下降、特异免疫功能应答改变等。

新药临床前安全评价中关于药物免疫毒性的评价指标及方法尚需完善。因此,较全面地了解免疫反应生物学,加强用药期间对免疫功能的检测,探索药物可能作用的环节及对免疫系统的影响至关重要。这些研究不仅可以发现对机体损害的早期指标,也有助于对药物临床前和临床研究做出较全面的评价。

第一节　免疫反应生物学

免疫系统由具有免疫功能的器官、组织、细胞和细胞因子组成,是机体免疫机制发生的物质基础。根据其功能不同,可将整个系统分成3个组织层次:①中枢免疫系统;②外周免疫系统;③免疫细胞。通过淋巴细胞再循环和各种免疫分子,可将上述各部分的功能予以协调统一。免疫系统虽有一系列的内部调节机制,但不完全独立运行,而是与其他系统互相协调,尤其是受神经体液调节,又可对神经体液调节进行反馈影响,共同维持机体的生理平衡。

免疫功能主要行使机体自我识别和对抗原性异物排斥反应的功能,这两个方面都与药物有关。药物作为一个外来物进入人体时(尤其是一些生物制剂,或者药物及其代谢产物作为半抗原与体内大分子结合成为的全抗原),免疫系统排斥外源性抗原异物的能力可能引发强烈的免疫反应。另一方面如药物直接伤害免疫系统,则又可抑制免疫系统,造成免疫功能低下。

一、免　疫　器　官

根据免疫器官发生的时间顺序和功能差异,可分为中枢免疫器官和外周免疫器官。

1. 中枢免疫器官　包括骨髓和胸腺,中枢免疫活性细胞的产生、增殖和分化成熟,对外周淋巴器官发育和全身免疫功能起调节作用。骨髓异常时累及的不单是免疫细胞,其他免疫功能也发生障碍。胸腺的免疫功能包括驯化T细胞,在骨髓初步发育的淋巴干细胞经由血液循环迁移至胸腺皮质外层,为双阴性($CD4^-/CD8^-$)细胞,然后不断向内层迁移,为双阳性细胞($CD4^+/$

笔记

CD8$^+$)细胞。最后通过在皮质内凋亡或被巨噬细胞吞噬,只有少数胸腺细胞继续发育并从皮质迁移至髓质,成为单阳性(CD4$^+$或CD8$^+$)细胞,即成熟的T细胞,T细胞通过髓质小静脉进入血循环。因此如果药物影响骨髓、胸腺等器官,可对体液性免疫和细胞性免疫均产生毒性作用。这些毒性作用可通过胸腺和骨髓的组织形态学变化、胸腺的器官系数,以及淋巴细胞数量和分化发育的异常等病理变化反映出来。

2. 外周免疫器官　包括脾、淋巴结,以及全身弥散的淋巴组织。淋巴结的功能主要有两方面。其一是滤过和净化作用,通过淋巴窦内吞噬细胞的吞噬作用及体液抗体等免疫分子的作用,杀伤病原微生物或清除异物,从而起到净化淋巴液,防止病原体扩散的作用。其二是免疫应答场所,淋巴结中富含各种类型的免疫细胞,有利于捕捉抗原、传递抗原信息和细胞活化增殖。其中滤泡树突状细胞表面有丰富的Fc受体,具有很强的捕捉抗原抗体复合物的能力,这可将抗原长期保留在滤泡内,对形成和维持B记忆细胞、诱导再次免疫应答发挥作用,也是形成EAC玫瑰花环鉴别B细胞传统方法的基础。B细胞受刺激活化后,高速分化增殖,生成大量的浆细胞而形成生发中心。T细胞也可在淋巴结内分化增殖成为淋巴细胞。无论哪类免疫应答,都会引起局部淋巴结肿大。脾是淋巴细胞再循环的最大储库和强有力的过滤器,同时也是免疫应答的重要基地。并且脾能产生抗体,尤其是IgM和IgG,其数量对调节血清抗体水平起很大作用;其次尚能分泌体液因子,合成补体等。

药物诱导的各种免疫应答可引起免疫器官和免疫组织增生、肿大,而药物的免疫抑制毒性作用则可引起免疫器官的萎缩和重量减轻。

二、免 疫 细 胞

参与免疫应答的细胞可分为三大类:第一类为在免疫应答过程中起核心作用的免疫活性细胞,即淋巴细胞;第二类为免疫应答过程中起辅助作用的单核-巨噬细胞;第三类则为单纯参与免疫效应的其他细胞。其中淋巴细胞是免疫系统的主要细胞。按其性质和功能可分为T细胞、B细胞和自然杀伤(natural killer,NK)细胞,不同类型的淋巴细胞很难从形态上分辨,只能通过其不同的表面标志和不同的反应性质进行区分。

1. T细胞（T cell）　当干细胞由骨髓转移至胸腺时形成,并在胸腺分化和成熟,又称为胸腺依赖性淋巴细胞。成熟的T细胞离开胸腺进入淋巴系统,受抗原刺激后参与免疫应答,对免疫系统起监控作用。T细胞是血液中的主要淋巴细胞,约占血液淋巴细胞60%～70%。当胸腺受到药物的毒性作用时,可出现胸腺萎缩,T细胞发育受阻,外周血淋巴细胞显著减少,外周淋巴器官的胸腺依赖区缩小等病理表现。因此药物导致胸腺萎缩,可产生严重的免疫系统毒性,是药物免疫毒性的重要评价指标。在T细胞发育的不同阶段,细胞表面可表达不同种类的分子,如T细胞受体、分化抗原簇(cluster of differentiation,CD)及其他表面标志(组织相容性抗原、有丝分裂原受体、病毒受体、白介素受体等)。由于这些分子与细胞免疫功能有关,也可作为鉴别T细胞及其活化状态的表面标志,因此与药物免疫毒理作用关系密切。

效应T细胞按细胞表型及功能区分,可分为三个主要亚群。药物的免疫毒性作用往往会影响这些T细胞亚群的分化、增殖和功能。

(1)细胞毒性T细胞(cytotoxic T cell,Tc):Tc为CD8$^+$T细胞,能杀伤带有抗原标记的靶细胞,T$_c$细胞杀伤一个细胞后,可转向另一个靶细胞,反复行使这种杀伤功能,因此在抗病毒感染、抗肿瘤免疫、移植排斥反应和某些自身免疫疾病中起重要作用。Tc细胞对靶细胞的直接细胞毒作用在迟发型过敏反应中发挥着重要作用。

(2)抑制性T细胞(suppressor T cell,Ts):Ts也属于CD8$^+$T细胞,能够抑制T细胞和B细胞的活性,对细胞免疫和体液免疫都有抑制作用。Ts细胞对于调节免疫系统的功能和控制免疫应答的强度具有重要的意义。

笔记

(3)辅助性 T 细胞(helper/inducer T cell,Th):Th 属于 CD4$^+$T 细胞,具有协助体液免疫和细胞免疫的功能,还可促使 Tc 细胞和 Th 细胞成熟,并协助其发挥作用。分化的 Th 细胞有两种类型:Th1 和 Th2 细胞。Th1 细胞可释放各种细胞因子,募集并激活巨噬细胞、Tc 细胞和中性粒细胞等,介导细胞免疫的发生,在 Ⅳ 型变态反应(即迟发型过敏反应)中起着关键性的作用。Th2 细胞可帮助 B 细胞获得抗原信息,促使 B 细胞活化并转化为浆细胞分泌抗体,在抗体介导的体液免疫反应(Ⅰ～Ⅲ型过敏反应)中发挥着关键的作用。

2. **B 细胞（B cell）**   由骨髓干细胞衍生、发育、成熟,该过程伴随一系列细胞内基因和表面标志的变化,故称骨髓依赖性淋巴细胞。B 细胞在血液中占淋巴细胞总数的 20%～30%,在脾数目多达 60%。B 细胞是主导体液免疫的核心细胞,受抗原刺激后,成熟的 B 细胞在外周免疫器官继续增殖分化成为浆细胞,分泌抗体。

3. **免疫辅佐细胞（accessory cell）**   在免疫应答过程中,淋巴细胞需要在其他细胞的辅佐下,才能接受呈递的抗原物质的刺激,进而活化、增殖,产生特异性的免疫反应,这些细胞被统称为免疫辅佐细胞或抗原呈递细胞(antigen presenting cell,APC)。

主要的免疫辅佐细胞为单核细胞和巨噬细胞。巨噬细胞分布于全身各组织,其名称可因所在的部位而不同,如结缔组织中的组织细胞(histiocyte),肝的库普弗细胞(Kupffer cell),骨组织的破骨细胞(osteoclast),神经组织的小胶质细胞(microglial cell),以及表皮部位的朗格汉斯细胞(Langerhans cell)等。这些细胞具有吞噬功能,可捕获、加工和呈递抗原给淋巴细胞,帮助淋巴细胞活化,并辅佐调节免疫应答。另外,一些无吞噬能力的树突细胞(dendritic cell)及 B 细胞等也具有呈递抗原和辅佐免疫应答的作用。

4. **其他免疫细胞**   除上述细胞外,还有多种细胞参与了免疫反应。例如粒细胞(包括中性粒细胞、嗜碱性粒细胞和嗜酸性粒细胞),不但是炎症反应的重要细胞,在特异性免疫效应中也发挥着重要作用,如清除抗原异物、释放各种活性介质、参与 Ⅰ 型过敏反应等。肥大细胞(mast cell1)主要分布于黏膜与结缔组织中,活化后释放的组胺、白三烯、前列腺素等活性介质是导致 Ⅰ 型过敏反应的重要因素。K 淋巴细胞(killer lymphocyte)在特异性抗体 IgG 介导下,可对一些病原体感染的细胞、移植组织的细胞和癌细胞等产生强大的杀伤作用。自然杀伤细胞(natural killer cell,NK)则不需要预先致敏,能直接非特异性地杀伤肿瘤细胞、病毒感染细胞,以及较大的病原体(如真菌和寄生虫)。其发育和分化过程尚不明确,但显然不同于 T 细胞和 B 细胞,因 T 和 B 淋巴细胞联合免疫缺陷时,NK 细胞可正常,而 T 和 B 细胞正常时,可有 NK 细胞缺陷。因此在观察和评价药物对免疫系统毒性时,应该注意这种特点。

三、免疫分子

1. **免疫球蛋白（immunoglobulin，Ig）**   免疫球蛋白是浆细胞分泌的能与相应的抗原特异性结合的蛋白质,又称抗体(antibody,Ab),主要存在于生物体血液和其他体液(包括组织液和外分泌液)中,约占血浆蛋白总量的 20%;还可分布在 B 细胞表面。免疫球蛋白是由相同二条重链和二条轻链组成。免疫球蛋白以重链命名,分为 IgG、IgA、IgM、IgD 和 IgE 五类。免疫球蛋白与抗原结合能产生多种效应:对抗病原微生物和毒素的侵袭;活化补体,对病原体或靶细胞进行杀伤;加强吞噬细胞等免疫细胞的吞噬或杀伤效应;与肥大细胞或嗜碱性粒细胞结合,产生过敏反应等。抗体本身还可活化自身免疫细胞,使之产生针对抗体的抗体,从而对自身免疫进行调节。

2. **补体（complement）**   补体系统是血清中的一组具有酶活性的、不稳定的、能帮助抗体溶解靶细胞的一组蛋白,主要由 30 多种蛋白分子组成,是迄今所知机体最复杂的限制性蛋白水解系统。补体激活途径至少有 3 条:经典途径,替代途径和凝集素途径。在激活补体过程中产生许多具有生物活性的物质,可导致一系列重要的生物效应,如溶解细胞与杀菌作用、促进炎性反应、中和及溶解病毒等作用,从而可增强机体防御能力或引起机体免疫损伤。

笔记

3. 细胞因子（cytokine）　细胞因子是由多种细胞分泌的可介导和调节免疫应答及免疫反应的小分子多肽。产生细胞因子的细胞种类很多，主要有激活的免疫细胞、基质细胞和肿瘤细胞。已鉴定的细胞因子达百种以上，大体上分为 7 类：白介素、干扰素、肿瘤坏死因子、集落刺激因子、转化生长因子、趋化因子和其他细胞因子（包括表皮生长因子、血管内皮细胞生长因子、血小板衍生生长因子、成纤维细胞生长因子等）。它们的主要功能有：①介导天然免疫应答和效应功能；②免疫调节功能；③调节炎症反应；④刺激造血细胞增殖和分化成熟的功能；⑤抗肿瘤生长的功能。

第二节　药物对免疫系统的毒性作用

药物可以直接损伤免疫器官、组织和细胞的结构与功能，影响免疫分子的合成、释放和生物活性。对免疫功能的过度干扰，无论是增强作用或是抑制作用，均会对机体产生不利的影响。免疫功能过度的增强，有可能诱发变态反应和自身免疫性疾病；而免疫功能过度的抑制，则会削弱机体的抵抗力和对肿瘤等异常细胞的识别和杀灭能力，诱发感染和肿瘤的发生。药物诱发的机体免疫系统异常应答可发展为免疫性疾病，包括：①免疫抑制（immunosuppression）导致机体对疾病的易感性；②免疫增强作用导致药物超敏反应（hypersensitivity）；③药源性自身免疫性疾病（autoimmunity）。

除了药物本身的化学性质，给药的途径和剂量，以及用药个体的药物代谢基因的多态性对药物免疫系统毒性作用也有重要的影响。

一、药物引起的免疫抑制

药物对免疫功能的抑制作用包括对体液免疫功能、细胞免疫功能、巨噬细胞功能、NK 细胞功能及宿主抵抗力等的抑制作用。免疫功能的降低可导致机体对细菌、病毒、肿瘤及寄生虫的抵抗力下降，从而使机体发生感染性疾病，甚至肿瘤的发生率增加。药物主要通过以下三个方面的作用抑制免疫系统的功能：

1. 抑制免疫细胞的增殖　所有的免疫细胞均来自骨髓的具有自我增殖能力的造血干细胞，激活的 T 细胞和 B 细胞也会克隆性地生长、增殖。这些细胞对抑制细胞增殖的药物极为敏感，各种具有细胞毒性的抗肿瘤药物可直接杀灭增殖的免疫细胞，强烈地抑制机体的免疫功能。

2. 抑制免疫细胞的分化　T 细胞和 B 细胞是淋巴干细胞在胸腺和骨髓特定的微环境中，经过一系列复杂的分化、增殖过程才发育成为成熟的淋巴细胞；成熟的 T 细胞需在多种复杂的诱导因素的作用下，经过一系列精细的调控过程才能进一步分化成 Th、Ts 和 Tc 细胞；成熟 B 细胞发育为浆细胞需经过免疫球蛋白基因重组等复杂的分化过程。药物对淋巴细胞分化过程的干扰无疑最终会影响正常功能的效应 T 细胞和浆细胞的发育，抑制机体的细胞免疫和体液免疫。抑制免疫细胞分化的典型药物有糖皮质激素、环孢素等。

3. 抑制 T 细胞活化　Th 细胞与抗原呈递细胞的相互作用是特异性免疫反应中最为重要的步骤。抗原呈递细胞对 Th 细胞的活化，除通过 T 细胞受体-抗原-主要组织相容性复合体（major histocompatibility complex，MHC）的相互作用外，还需共刺激受体、黏附分子、细胞因子和胞内信号转导分子等参与此活化过程。药物影响这些过程中相关分子的功能或表达水平，都将产生抑制免疫反应的作用。一些用于器官移植抗免疫排斥反应的药物，例如环孢素、西罗莫司、莫罗单抗-CD3（muromonab-CD3，OKT3，一种阻断 T 细胞受体的单抗）都具有抑制这种免疫激活的作用。

二、药物引起的过敏反应

过敏反应是机体对识别的外源性物质的特异性免疫反应，又称为变态反应，是药物的常见

笔记

不良反应之一。过敏反应是一个非常复杂的过程,到目前为止,每个环节都尚未完全探讨清楚。目前的免疫学研究普遍认为过敏反应主要有以下3个发展阶段:①致敏阶段:过敏原进入机体后,选择性地与超敏原特异性B细胞结合,这种B细胞随即产生抗体,这类抗体再作用于肥大细胞和嗜碱性粒细胞,使这些细胞对超敏原产生致敏状态。如果长时间再没有过敏原的刺激,这种致敏状态就会自动消失。②激发阶段:当相同的过敏原再次进入机体与致敏的肥大细胞和嗜碱性粒细胞结合,使这些细胞释放生物活性介质。③效应阶段:生物活性介质引起局部或全身组织充血、水肿或抗体沉积;根据生物活性介质的不同,引起过敏反应的程度、部位和过程长短也有所不同。

（一）药物诱发的过敏反应的类型

过敏反应都需要预先接触抗原物质,以激发初次反应,其后再次接触该抗原则可引起强烈的免疫反应。在Ⅰ~Ⅲ型免疫反应中,预先与抗原接触,浆细胞产生特异性的抗体,例如IgE、IgM和IgG,再次接触抗原后,诱发抗体介导的免疫反应;在Ⅳ型反应中,与抗原接触后产生记忆T细胞,再次接触抗原后,诱发细胞介导的免疫反应。图10-1说明由盖-库分类法的各类超敏反应发生机制。免疫球蛋白的生成取决于抗原特性、个体遗传背景和环境因素。

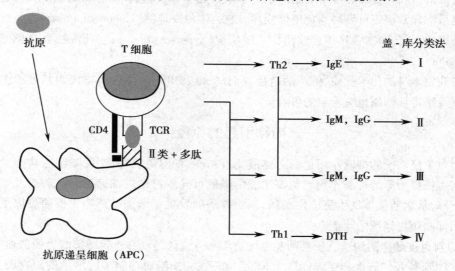

图10-1　药物诱发机体过敏反应机制

1. **Ⅰ型反应（速发型过敏反应,immediate hypersensitivity）**　此型过敏反应是由IgE介导的变态反应。特征是发作迅速、有明显的病理生理效应,但很少有组织破坏。初次通过呼吸道、胃肠道接触合适的抗原时,通常不出现免疫症状(敏感性),再次接触则可激发强烈的变态反应。此时抗原和紧粘在宿主已致敏肥大细胞上的IgE特异性结合,肥大细胞释放组胺、肝素、凝血因子、前列腺素、白三烯、缓激肽等活性介质。上述过程在抗原与IgE结合后2~3分钟内就可完成,释放的介质很快引起毛细管扩张和通透性增强,甚至血压迅速减低,气道平滑肌强烈收缩和腺体分泌增加,根据发生部位的不同,可表现为皮肤荨麻疹、支气管哮喘、过敏性胃肠炎等。严重的全身性过敏反应,可出现呼吸困难和休克等,可以是迅速致死性的。

诱导Ⅰ型反应的抗原多是外源性的,常见诱发Ⅰ型反应的药物包括各种抗生素(尤其是青霉素等β-内酰胺类抗生素)、磺胺类、普鲁卡因、碘类化合物,以及高分子的蛋白类制剂和疫苗等。引起Ⅰ型免疫反应的抗原都是多价的,必须与细胞表面两个或两个以上的IgE分子结合,形成抗体桥联作用,才能产生细胞活化信号。小分子药物通常不具有免疫原性,但在体内与具有免疫原性的大分子结合,就可诱导针对小分子物质的抗体应答。这时小分子就通常称为半抗原,而被半抗原附着的蛋白质称为载体。结合到大分子载体上后,半抗原可改变载体原有的表位,也可形成新的表位。半抗原在表位中是关键性基团。青霉素G代谢产物青霉酸与体内蛋白

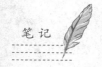

的赖氨酸反应,形成半抗原-蛋白复合物,可使有过敏体质的患者发生变态反应。(图 10-2)

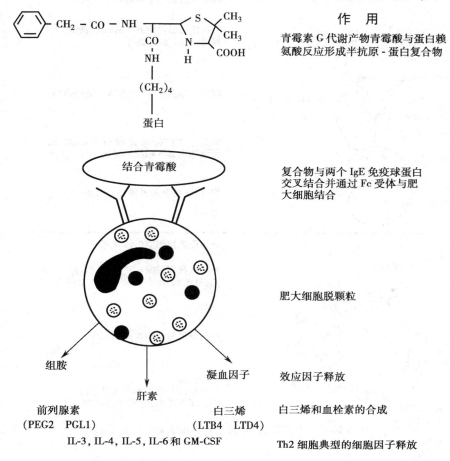

图 10-2 Ⅰ型反应(速发型过敏反应)

对人类具有该型免疫毒性的药物较普遍。有些有过敏体质的患者接触药物后,可产生细胞介导的过敏,如药物苯佐卡因和新霉素可引起皮肤疹、瘙痒、起鳞片、发红、小泡疹等。

2. **Ⅱ型反应(抗体依赖型细胞毒过敏反应,antibody-dependent cytotoxic hypersensitivity)** 该型过敏反应是由 IgG 或 IgM 抗体与靶细胞表面相应抗原结合后,在补体、吞噬细胞和 NK 细胞参与作用下,引起的以细胞溶解或组织损伤为主的病理性免疫反应。药物与细胞表面结合,或者药物引起细胞膜蛋白的异常改变,都有可能诱发相应的抗体生成,从而导致抗体介导的细胞毒性损伤。某些情况下,免疫复合物吸附在细胞表面(红细胞、血小板或粒细胞),产生补体介导的细胞毒性,导致免疫溶血性贫血、血小板减少症或粒细胞减少症。服用"氧化性"药物如非那西丁,其代谢产物对氨苯乙醚通过羟化,会产生可使血红蛋白氧化为高铁血红蛋白并引起溶血的毒性代谢物,血红蛋白氧化偶联红细胞膜蛋白修饰,造成红细胞被机体免疫系统识别为外源性物质,从而引起免疫性溶血反应(图 10-3)。

3. **Ⅲ型反应(免疫复合物介导的过敏反应,immune-complex-mediated hypersensitivity)** 该型过敏反应也与免疫球蛋白 IgM 和 IgG 有关。与Ⅱ型反应不同之处是,免疫球蛋白产生的是抗血清可溶性抗原(图 10-4),其结果是大量免疫复合物沉积处的组织广泛损害。因此由药物或化学半抗原(加上载体分子)、特异性抗体加上补体成分构成的可溶性免疫复合物可引起免疫复合物疾病。最常累及的靶位是位于肺、关节和肾脏的血管内皮,也可累及皮肤和循环系统。免疫病理学包括补体活化及免疫复合物在血管壁、关节和肾小球沉积。免疫复合物活化激活炎症反应,因此组织损伤与巨噬细胞、中性粒细胞、血小板吸附的沉积位点有关。临床特征可表现

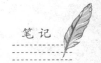

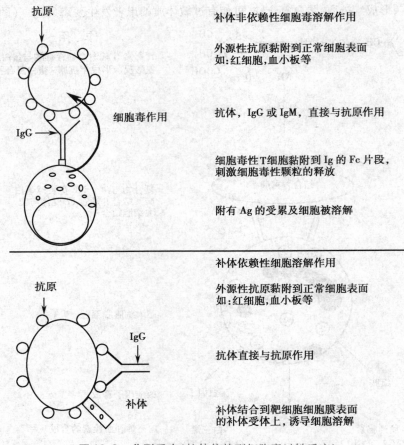

补体非依赖性细胞毒溶解作用

外源性抗原黏附到正常细胞表面
如：红细胞，血小板等

抗体，IgG 或 IgM，直接与抗原作用

细胞毒性 T 细胞黏附到 Ig 的 Fc 片段，
刺激细胞毒性颗粒的释放

附有 Ag 的受累及细胞被溶解

补体依赖性细胞溶解作用

外源性抗原黏附到正常细胞表面
如：红细胞，血小板等

抗体直接与抗原作用

补体结合到靶细胞细胞膜表面
的补体受体上，诱导细胞溶解

图 10-3 Ⅱ型反应（抗体依赖型细胞毒过敏反应）

作 用

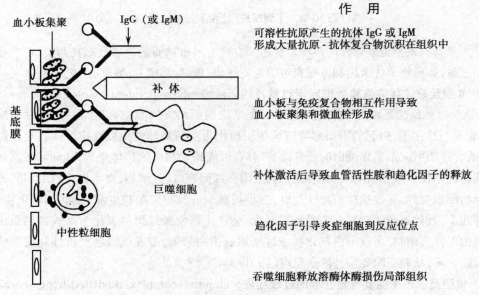

可溶性抗原产生的抗体 IgG 或 IgM
形成大量抗原 - 抗体复合物沉积在组织中

血小板与免疫复合物相互作用导致
血小板聚集和微血栓形成

补体激活后导致血管活性胺和趋化因子的释放

趋化因子引导炎症细胞到反应位点

吞噬细胞释放溶酶体酶损伤局部组织

图 10-4 Ⅲ型过敏反应过程

为发热、皮疹，并伴有紫癜和(或)荨麻疹。

　　各种抗血清、抗毒素等生物制品，以及青霉素、链霉素等抗生素诱发此类变态反应较为常见。

　　4. Ⅳ型反应（细胞介导的过敏反应，cell- mediated hypersensitivity） 该型过敏反应需预

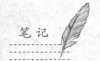
笔记

先与药物接触及 T 细胞敏感化。由效应 T 细胞与相应抗原作用后,在组织与抗原反应并释放淋巴因子,吸引巨噬细胞到该位点而导致以单核细胞浸润和组织细胞损伤为主要特征的炎症反应(图 10-5)。此型变态反应是一种细胞免疫反应,没有抗体和补体的参与,发生较为缓慢,一般在再次接触抗原 48 ~ 72 小时后反应才出现,故又称迟发型过敏反应(delayed hypersensitivity)。药物引起的Ⅳ型反应常见于局部用药诱发的接触性皮炎,例如皮肤局部应用磺胺类抗菌药或抗真菌药等。青霉素因为与受损皮肤接触容易诱发此类变态反应而终止了其皮肤制剂的开发。

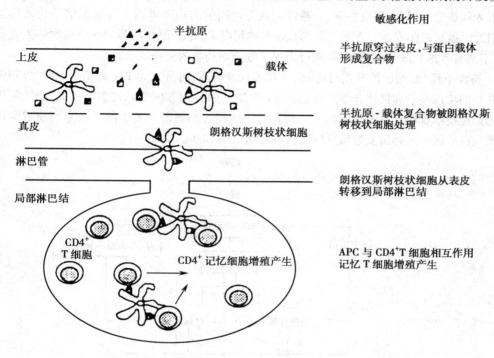

图 10-5　Ⅳ型反应(细胞介导的过敏反应)

（二）药物诱发过敏反应的机制

药物引起过敏反应的机制非常复杂,除了与机体免疫系统的复杂性有关外,药物的剂量和给药途径等对免疫反应都有重要的影响。例如,低剂量和吸入给药的药物通常诱发 IgE 介导的免疫反应;高剂量和口服的药物通常诱发 IgG 介导的免疫反应;Ⅳ型变态反应通常发生在局部给药途径。概括而言,药物诱发过敏反应主要的机制有以下几方面:

1. **药物形成半抗原-载体复合物**　机体的免疫系统只能识别大分子物质(> 1000)。大多数药物的分子量并不高,本身不会诱发免疫反应。然而,药物可作为一种半抗原,在体内与大分子物质(例如,血浆蛋白和细胞膜蛋白)结合形成半抗原-载体复合物,这种复合物可作为抗原物质被抗原呈递细胞处理,然后由 T 细胞识别而诱发免疫反应。

一般而言,大多数药物须经过生物活化才能成为半抗原物质。但是,肝作为药物生物转化的主要器官,实际上很少成为不良免疫反应的靶位,这与肝高效的代谢解毒能力和较弱的免疫反应性有关。而药物的肝外代谢往往是半抗原形成的主要原因。例如,皮肤、骨髓和呼吸道等都具有一定的药物代谢能力和较强的免疫反应能力。当药物到达这些组织器官后,被巨噬细胞、中性粒细胞或朗格汉斯细胞吞噬和处理,可作为抗原物质与细胞膜 MHC 蛋白上的肽链结合而呈递给 T 细胞进行识别,从而诱发过敏反应。有少数药物可不经过代谢活化,而是直接作为半抗原与相应的蛋白质结合,成为完全抗原而诱发过敏反应,其中典型的药物为青霉素类和头孢菌素类抗生素。

2. **药物作为直接抗原物质**　一些异源性的蛋白质、酶类或肽类药物的分子量较大,本身具有免疫原性,能直接被机体作为抗原识别而诱发过敏反应。但某些小分子药物,例如利多卡因、

笔记

塞来昔布和复方磺胺甲噁唑等,也可直接成为抗原物质。这些药物可不经代谢或抗原处理等过程,而是直接与抗原呈递细胞表面 MHC 肽链结合,作为抗原物质激活 T 细胞。

3. **药物毒性损伤诱发共刺激信号(co-stimulation signal)** 机体为避免出现一些不必要的免疫反应带来的损伤,对抗原的刺激存在某些规避的机制。一般情况下,仅靠抗原呈递细胞的 MHC 呈递抗原对 T 细胞的激活作用较为有限,抗原呈递细胞还须提供其他共刺激信号,共同作用于 T 细胞才能有效地激活 T 细胞。这种共刺激信号通常是在病原体侵袭、细胞受到损伤等情况下才能诱发。因此,反应性强、刺激性大或毒性高的药物因可诱导共刺激信号的表达而更容易引起过敏反应的发生。在缺乏共刺激信号的情况下,半抗原化的药物或者药物作为直接抗原,如不能有效地刺激 T 细胞激活,则可出现 T 细胞对药物的免疫耐受。

4. **药物干扰 Th 细胞的分化与功能** T 细胞被激活后,可分化为 Th1 和 Th2 细胞,分别调控细胞介导的免疫反应和抗体介导的免疫反应。T 细胞的分化方向受到许多因素的调节,其中最重要的是免疫细胞所释放的细胞因子。药物对这些相关细胞因子表达的影响有可能成为诱发变态反应的原因。药物诱发过敏反应的机制总结见图 10-6。

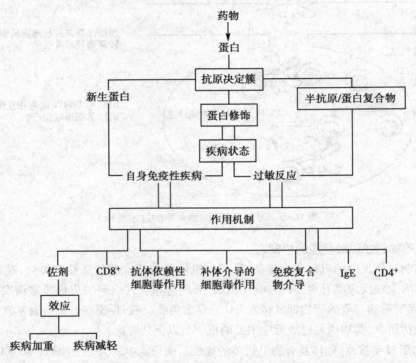

图 10-6　药物诱发机体过敏反应或自身免疫性疾病过程

三、药物引起的自身免疫反应

在过敏反应中,免疫反应针对的是药物本身或药物-蛋白质复合物。在药物诱发的自身免疫反应中,攻击的对象则是自身的蛋白质,这有可能导致严重的组织损伤和类似自身免疫性疾病的发生。药物诱发的自身免疫反应的机制与其抑制自身免疫耐受、干扰机体对自身分子的识别等有关(图 10-6),其主要的作用环节包括以下方面:

1. **干扰中枢免疫器官的负性筛选** T 细胞和 B 细胞在离开胸腺和骨髓前,自身反应性的细胞会通过负性筛选而被选择性地清除。药物干扰这种细胞的筛选清除过程可诱发自身免疫反应。

2. **药物毒性损伤诱发共刺激信号** 通常情况下,在中枢免疫器官未被清除的自身反应性的少数 T 细胞或 B 细胞到达外周免疫组织后,由于缺乏共刺激信号的作用,并不会被充分活化。

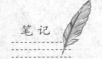
笔记

若药物的毒性作用造成了明显的组织和细胞损伤,可诱发共刺激信号的表达,使自身反应性的 T 细胞、B 细胞完全活化而诱发自身攻击。

3. 暴露和呈递自身抗原　细胞受到药物的损伤有可能暴露出自身的抗原性物质,进而诱发自身的免疫攻击。另外,某些药物或其活性代谢物,可以与体内的蛋白质发生反应。例如,使蛋白质肽链发生氧化反应,可以使自身蛋白转变为抗原性物质而诱发自身免疫反应。

4. 干扰细胞免疫基因的表达　免疫细胞的基因表达与药物诱发的自身免疫反应有直接的关系。例如,*MHC* 基因表达的变化可影响到机体对相关的细胞和免疫复合物的吞噬、清除。药物对这些免疫基因表达的影响有可能诱发对自身细胞或生物大分子的异常免疫反应。

5. 诱发交叉免疫反应　某些药物与机体自身蛋白之间存在一些共同或类似结构的基团,这些药物诱发的针对药物本身的免疫反应可能会因为交叉反应而攻击机体的蛋白分子。

药物诱发的自身免疫性损伤可以是某一特定的器官,也可以是全身性的。器官特异性的损伤往往是由于存在某种特定的抗原造成的。例如,甲基多巴诱发的自身免疫性溶血,其作用的抗原靶分子为红细胞膜上的 Rh 蛋白;氟烷诱发的自身免疫性肝炎,其作用的抗原靶分子为肝细胞的 CYP450 酶类。在全身性自身免疫性损伤中,自身抗体可以针对许多不同的抗原,但通常为细胞内广泛存在的成分,例如组蛋白和核酸分子等。这些抗原分子可以从死亡的细胞中释放出来,若未被及时清除,则可能诱发免疫复合物引起的广泛性组织损伤。系统性红斑狼疮是典型的全身性自身免疫性疾病,常见的诱发药物包括肼屈嗪、普鲁卡因胺和异烟肼等。药物诱发的自身免疫反应并不常见,通常与长期大剂量用药有关,停止用药后,症状大多会逐渐消退。

临床可见的药物自身免疫反应例子有:

1. 甲基多巴　导致自身免疫的靶部位是血小板和红细胞。用药后出现血小板减少症,可检测到抗血小板抗体,这是一种自身或改变自身抗体免疫识别的标记。1% 服用该药的患者可发生溶血性贫血,其中约有 30% 可检测到红细胞抗体,这些抗体并不直接抗化合物或化学物质-膜结合物。

2. 肼屈嗪、异烟肼、普鲁卡因胺　引发自身免疫性疾病,表现为系统性红斑狼疮样综合征。在患有该综合征的个体可检测到对 DNA 的抗体,对肼屈嗪和异烟肼的研究显示,抗原决定簇是髓过氧化物酶。这些药物导致用药者产生免疫球蛋白抗髓过氧化物酶,DNA 呈现对普鲁卡因胺抗原决定簇。但免疫系统并不识别这三种药物或化学结合物,因此这些药物产生自身免疫的机制与系统性红斑狼疮的机制无关。

3. 氟烷　可导致自身免疫性肝炎,人类发生率是 1/20000。病理过程由化学性改变自身肝蛋白到一定程度,使免疫系统能识别被改变的肝蛋白和抗体,而产生的肝脏炎症。大鼠实验结果表明,细胞色素 P450 酶系可将氟烷氧化为三氟乙酰化物,后者可与蛋白结合。在该药引起免疫性肝炎的患者,可检测出特异微粒体蛋白抗体产生。

药物引起自身免疫反应的临床前研究,迄今尚未满意的动物模型,实验提供的免疫毒性资料与人类发生的毒性资料间存在较大差异。

第三节　药物免疫毒性的检测及防治原则

为探究药物对免疫系统的影响,药物免疫毒性的检测往往需要进行一系列不同的试验。在临床情况下,对使用具有免疫毒性药物治疗患者进行鉴别诊断非常重要。此外,大多数药物或化学物质对人体产生免疫毒性的潜在性评价需在体外试验模型或实验动物上进行。

一、临床检测药物免疫毒性试验

用药患者的免疫毒性检测,对于确定药物对人体健康危险度评价具有重要意义。由于免疫

笔记

系统本身的复杂性、人们对药物作用的免疫学机制认识的局限性、某些药物复杂的体内药动学特征及许多免疫毒性指标值建立的困难性,目前国际上还缺乏统一用于诊断临床免疫毒性的评价体系。当怀疑免疫功能异常源于使用药物时,确定患者有无感染性疾病及血药浓度是否异常是非常重要的。同时也应当结合患者的病史、年龄、性别等因素对关联免疫学参数进行综合分析。下述现有评价体液免疫和细胞免疫的实验室检测指标可用于评价药物对免疫系统损伤情况:

1. 免疫球蛋白值。
2. T 细胞和 B 细胞值。
3. 皮肤变态反应。
4. 淋巴细胞体外功能试验。
5. 免疫抗核抗体检测。

二、实验动物检测药物免疫毒性试验

一些对人类具有潜在药物免疫毒性资料来自动物试验结果。许多动物试验评价指标与人类诊断指标完全一样,且可提供在人类无法直接检测的毒性终点指标,如免疫病理发展过程、对疾病抵抗力下降等。

用实验动物研究药物或外源化合物潜在免疫毒性,已经形成较完善的免疫活性试验方法。分级研究方案多被推荐用于动物免疫毒性的标准化检测。Ⅰ级试验包括体液和细胞免疫功能系统完整性评价系统和免疫系统病理学评价系统(表 10-1)。如Ⅰ级筛查试验的结果呈阴性,则可认为在该剂量下被测药物不具有显著的免疫毒性。如在Ⅰ级试验观察到免疫毒理学效应,则应继续进行Ⅱ级免疫毒性特征性试验。Ⅱ级试验用于进一步验证药物或外源化合物免疫毒性,并进行深入毒性机制研究。可根据Ⅰ级试验结果,有选择地进行特异性免疫学试验,表 10-1 推荐了可用于Ⅱ级试验的指标和检测方法。

表 10-1　免疫毒性Ⅰ级和Ⅱ级试验内容

试验分级	指标	检测方法
Ⅰ级试验	免疫病理	血液学:血红蛋白、粒细胞和分类计数
		脏器重/体重:脾、胸腺、肾和肝淋巴器官
		组织学:脾、胸腺和淋巴结
	体液免疫	测试 IgM 斑块形成细胞反应
	细胞介导免疫	T 和 B 淋巴细胞对有丝分裂剂、混合淋巴细胞的反应性
	非特异免疫	测定 NK 细胞活性
Ⅱ级试验	免疫病理	血液和脾中 T 和 B 细胞群定量分析
	体液免疫	测试 IgG 斑块形成细胞反应
	细胞介导免疫	测定 T 细胞活性,迟发过敏反应
	非特异免疫	巨噬细胞功能:腹腔巨噬细胞数及其吞噬功能
	宿主抵抗力	对致病原或肿瘤的防御能力
	终点观察	感染性微生物或同基因肿瘤免疫刺激

Ⅰ级试验免疫毒性检查指标是基本的检测终点。白细胞总数和分类计数可从外周血液检查获得;记录体重和特殊免疫器官重量,求得脏器系数。免疫功能相关组织(如脾、胸腺和淋巴结)需要进行病理组织学检查。空斑形成细胞试验可用于体液免疫功能评价。在该试验中,动物注射绵羊红细胞作为抗原,4 天后取下脾分离脾细胞并与绵羊红细胞培养。B 细胞产生抗绵

笔记

羊红细胞抗原的 IgM 可导致红细胞裂解,在培养皿中呈现清楚的区域称为溶血空斑。溶血空斑数(每个脾或每百万脾细胞为单位)提示脾细胞合成分泌抗原特异性抗体的功能,反映免疫系统产生初级免疫应答(IgM 介导)的能力。通过测定外周血 T 淋巴细胞和 B 淋巴细胞对有丝分裂剂(如刀豆素 A)的反应性来评价细胞免疫功能。

Ⅱ级试验是在Ⅰ级试验观察结果基础上的进一步研究,可以更深入说明药物的免疫毒性特征。如Ⅰ级试验表明免疫细胞抑制,则可测试脾或血液中 T 细胞和 B 细胞特定的细胞表面抗原。在体液免疫评价中,Ⅰ级试验出现异常初次反应(IgM 介导),Ⅱ级试验则可进一步评价再次反应(IgG 介导)。细胞介导免疫异常则可进一步评价 T 细胞毒性,通常以肿瘤细胞作为测试细胞。Ⅱ级试验中的非特异性免疫资料可考虑巨噬细胞计数及其功能试验,一般从实验动物腹腔或肺泡获取巨噬细胞进行培养,通过检查噬菌细胞活性、细胞因子分泌和(或)活性氧或活性氮产生水平来反映巨噬细胞功能。此外,可用生物学(如致敏绵羊红细胞或细菌)或非生物物质(如荧光标记物质)作为目标吞噬物,采用光学显微镜检查巨噬细胞吞噬外来物质的能力。也可采用酶联免疫吸附试验(ELISA)或酶联免疫斑点测定(ELISPOT)进行抗体和抗体生成细胞的定量检测。

当推测药物可能具有免疫抑制(或偶见的免疫刺激)作用时,最直接的测定整体免疫功能的方法之一是宿主抵抗力模型。该试验检测药物对不同病原体和同源移植瘤细胞的处置能力,宿主抵抗力降低表示有免疫功能损害。用于该试验的微生物,可包括病毒、细菌、酵母、真菌、寄生虫;而同源性肿瘤细胞株则来自实验动物相同的种系。常见的用于宿主抵抗力模型的微生物和肿瘤细胞株如表 10-2 所列。

表 10-2　常用宿主抵抗力试验模型

攻击物类型	病原体	典型的接触途径
病毒	Ⅱ型单纯疱疹病毒	腹腔、静脉、阴道
	流感病毒 A2	鼻内给予
细菌	小棒状杆菌	静脉内注射
	李斯特杆菌	静脉内注射
	铜绿假单胞菌	静脉内注射
	肺炎链球菌	静脉内注射
寄生虫	疟原虫	感染血静脉或腹腔注射
	旋毛形线虫	肠道内给予
肿瘤细胞	B16-F10 黑色素瘤细胞	静脉内注射
	PYB6 纤维肉瘤细胞	皮下注射

三、药物免疫毒性的防治原则

1. **免疫抑制的防治原则**　免疫抑制剂在临床上广泛应用于治疗自身免疫性疾病,防止器官移植所致的排斥反应以及肿瘤的化疗,如长期使用都会对机体免疫功能产生不同程度的抑制作用。要防治药物引起的免疫抑制损伤,关键是要严格掌握用药指征,药物剂量及疗程,用药期间注意严密监测患者的病情变化,特别是观察患者是否近期易患感染性疾病,以及肝、肾功能,血常规等检查,以便早期发现毒性作用并及时停药或调整给药方案。

2. **过敏反应的防治原则**　药物引起的过敏反应可发生在用药过程中任何时段,与药物的剂量无关,是不可预测的。因此防止药物过敏反应主要是通过询问患者用药史、过敏史以及家族史,必要时需皮试(如青霉素、注射链霉素),了解所使用药物的药理作用和不良反应(过敏反应

笔记

发生率和严重程度),合理使用药物等。药物过敏反应治疗主要是及时停止可疑药物,轻者可用抗组胺药(马来酸氯苯那敏、氯雷他定等),重者使用糖皮质激素。

3. 自身免疫性疾病的防治原则 防止药物引起的自身免疫性疾病关键是在长期使用一些可致自身免疫的药物时,尽早发现临床症状,必要时检查抗核抗体,C反应蛋白等,及时停药。

参考文献

1. Klaassen CD. Casarett & Doull's Toxicology:the basic science of poisons. 8th ed. New York:McGraw-Hill Companies,Inc.,2013.

2. Roberts SM,James RC,Williams PL. Principles of toxicology:environmental and industrial applications. 3rd ed. New York:A Wiley-Interscience Publication John Wiley & Sons,Inc.,2015.

3. 陈慰峰. 医学免疫学. 第4版. 北京:人民卫生出版社,2006.

4. 楼宜嘉. 药物毒理学. 第3版. 北京:人民卫生出版社,2011.

5. 邹仲之,李继承. 组织学与胚胎学. 第7版. 北京:人民卫生出版社,2008.

6. 姚文斌. 生物化学. 第7版. 北京:人民卫生出版社,2012.

(刘 铮)

第十一章　药物对血液系统的毒性作用

学习要求

1. **掌握**　药物对血液系统的毒性类型与机制。
2. **熟悉**　血细胞生成过程的主要环节和影响因素。
3. **了解**　药物对血液系统毒性作用评价。

药物可影响血液的形成和功能,产生血液毒性(hematotoxicity)。血液系统为全身各组织运送氧气、维持血管完整性、为宿主防御反应提供必要的免疫因子等重要功能,作为高度增殖分化的系统对药物毒性作用高度敏感,因此是药物毒性作用的重要靶器官。药物毒性常影响血液系统功能的两个方面:①红细胞的携氧功能;②红细胞、白细胞和血小板的生成。血细胞生成涉及骨髓、肝、脾、淋巴结等多个脏器,其功能的发挥涉及循环和呼吸系统,因此药物血液毒性的形成比较复杂,其诊断和防治也需考虑其他系统的相关性。

血液系统可作为药物毒性作用的直接靶器官,也对药物毒物产生的次一级效应敏感,因而血液毒性包括原发毒性和继发毒性。原发毒性是一个或多个血液成分受到直接影响,为药物的严重毒性作用;继发毒性是其他组织受损或系统紊乱的结果,由于血细胞可以反映出许多化学物质对其他组织的局部或系统毒性作用,所以继发毒性更为常见。本章主要讨论药物的原发毒性。

第一节　血液系统的组成和血细胞的生成

一、血液系统的组成

血液系统是由骨髓、脾、淋巴结等器官以及通过血液运行在全身各处的血细胞所组成。血液由血浆和红细胞、白细胞和血小板等细胞成分组成,血细胞形成的各阶段如图 11-1 所示,由于血细胞更新较快,因此该过程中各环节均可受药物的影响。骨髓造血细胞及循环血中的细胞分类计数,可反映药物的血液毒性。血浆其主要成分是水,其余是血浆蛋白质(白蛋白、球蛋白、脂蛋白、纤维蛋白原等)、酶、激素、维生素、糖类、无机盐类与代谢产物(尿素、肌酐、尿酸等)等。红细胞的主要生理功能是运输氧及二氧化碳,主要通过红细胞中的血红蛋白实现其功能。白细胞可分为粒细胞、单核细胞和淋巴细胞三大类,其中粒细胞又分为中性粒细胞、嗜酸性粒细胞和嗜碱性粒细胞,淋巴细胞分为 T 细胞和 B 细胞。白细胞是机体防御系统的一个重要组成部分,通过吞噬和产生抗体等方式抵御和消灭入侵的病原微生物。中性粒细胞和单核细胞的吞噬和游走功能很强,可以通过毛细血管的内皮间隙,从血管内渗出,在组织间隙中游走,吞噬侵入的病原微生物和一些坏死的组织碎片。淋巴细胞为免疫细胞,T 细胞和 B 细胞分别与机体的细胞免疫和体液免疫有关。血小板具有止血功能。

二、血细胞的生成

血细胞生成(hematopoiesis)包括血液细胞的形成与分化。人胚胎期的造血器官经历演变,包括卵黄囊造血期,肝、脾、胸腺和淋巴结造血期以及骨髓造血期,出生后骨髓成为主要造血器官,其他器官造血功能基本停止,但在特定应激情况下肝、脾可再恢复髓外造血功能。造血干细

笔记

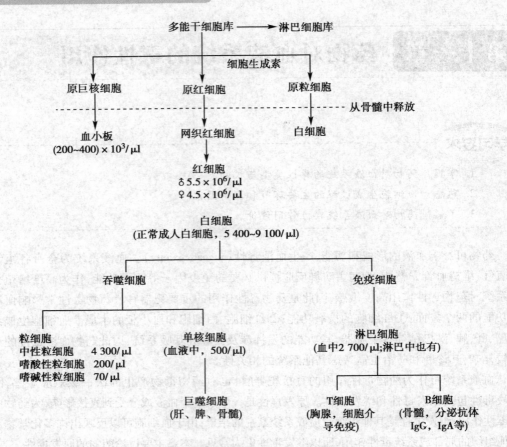

图 11-1　血细胞的形成过程及分类计数

胞是生成各种血细胞的原始细胞,起源于人胚卵黄囊血岛,出生后主要存在于红骨髓。造血干细胞具有多向分化能力,又称多能干细胞,在一定的造血微环境和多种因子的调节下,沿髓系或淋巴细胞系分化,先增殖为各类血细胞的祖细胞,再进一步定向增殖分化为各类成熟血细胞。多能造血干细胞在不断分化产生祖细胞的同时可进行自我复制,保持自身数量的相对恒定。造血祖细胞具有增殖能力,但缺乏多向分化能力,只能向一个或几个血细胞系定向分化,也称为定向干细胞。

血细胞的产生过程需要一系列造血生长因子(hemopoietic growth factor,HGF)的参与及调控。造血生长因子是一系列活性蛋白,作用于骨髓造血细胞上的相应受体,促进其分化增殖和定向成熟,可分成两组:集落刺激因子(colony stimulating factor,CSF)和白细胞介素(interleukin,IL)。其中粒细胞集落刺激因子(G-CSF)主要刺激粒细胞生成,单核-粒细胞集落刺激因子(GM-CSF)主要刺激粒细胞和巨噬细胞生成,红细胞生成素(erythropoietin,EPO)刺激红细胞生成,干细胞因子(stem cell factor,SCF)主要诱导干细胞和祖细胞增殖、动员和分化,与 IL-3、IL-6、IL-11、G-CSF、GM-CSF、EPO 等其他多种造血生长因子有协同作用。各种白细胞介素分别可刺激不同阶段造血细胞的活性,IL-3 刺激所有髓系细胞。药物对产生 EPO 的肾小管周细胞或产生 IL-3、G-CSF、GM-CSF 等造血生长因子的组织细胞产生毒性作用时,可分别导致相应的血细胞生成障碍,因此某种血细胞谱系数目低于正常生理范围可提示特定的毒理学意义。

第二节　药物对血液系统的毒性类型与机制

一、对红细胞的毒性

作为血液细胞的重要成分,红细胞总量占循环血量的 40%～50%,主要负责氧及二氧化碳

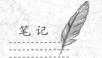
笔记

的输送,并维持血液 pH 的稳定。常见的化学物质对红细胞的直接毒性作用基本上可分为两个类型:对血红蛋白氧结合的竞争性抑制作用;破坏红细胞造成红细胞数降低的药源性贫血。其结果均导致红细胞运输氧能力降低。

（一）高铁血红蛋白血症

血红蛋白中的 Fe^{2+} 对化学氧化极为敏感,可失去一个电子变为 Fe^{3+},色素呈绿棕色或黑色,失去携氧功能,当血液中高铁血红蛋白(MetHb)超过血红蛋白总量的 1% 时,称为高铁血红蛋白血症(methemoglobinemia)。一些氧化性药物或化合物大剂量接触可引起高铁血红蛋白血症,按其作用机制分为直接和间接氧化物两大类。直接氧化物主要为硝酸盐类,在体内和体外都能与血红蛋白发生直接作用,使其中铁离子氧化,从而可能引起高铁血红蛋白血症,如硝酸盐口服后由肠道细菌还原为亚硝基盐产生强氧化作用,牛奶污染硝酸盐而引起婴儿高铁血红蛋白血症,灼伤患者局部敷用碱式硝酸铋、硝酸铵、硝酸钾或硝酸银等可因多量亚硝酸盐吸收而发生中毒,食物中掺入亚硝酸盐、人工肾透析液或灌肠液被亚硝酸盐污染而致高铁血红蛋白血症。间接氧化物大多为硝基和氨基化合物,这类化学物必须在体内转化为某些代谢产物后,才对血红蛋白有强氧化作用。例如,化工原料苯胺在体内氧化生成苯基羟胺,其高铁血红蛋白形成作用比苯胺本身约大 10 倍左右,而苯胺的合成原料硝基苯在体内经还原也可产生中间产物苯基羟胺,引起高铁血红蛋白血症。许多药物或其他化合物导致高铁血红蛋白血症的确切机制尚未阐明,大多数为间接氧化剂。常见可引起高铁血红蛋白血症的药物见表 11-1。

表 11-1 与高铁血红蛋白血症有关的常见药物

常见药物	
硝酸盐类	亚硝酸异戊酯、硝酸甘油、硝普钠、碱式硝酸铋、硝酸银
其他氧化物	非那西丁、磺胺类药物、苯佐卡因、毛果芸香碱、利多卡因、甲氧氯普胺、伯氨喹、氟他胺、氨苯砜、亚甲蓝

正常情况下,红细胞内还原型谷胱甘肽(GSH)可保护红细胞膜上含巯基的酶和血红蛋白免受氧化剂的损害,GSH 自身被氧化为氧化型谷胱甘肽(GSSG),而葡糖-6-磷酸脱氢酶(G-6-PD)催化生成的 NADPH 又使 GSSG 还原为 GSH(图 11-2)。红细胞内高铁血红蛋白还原为正常血红蛋白的最重要途径为 NADH 在 NADH-高铁血红蛋白还原酶的作用下,通过细胞色素 b5 将电子传递给 Fe^{3+},此外 NADPH、维生素 C 也有还原作用。如果氧化物使红细胞内血红蛋白的氧化作用超过细胞内抗氧化和还原能力 100 倍以上,血中高铁血红蛋白就迅速增多,引起高铁血红蛋白血症。血红蛋白四聚体中高铁血红蛋白的出现表现为立体异构效应,提高血红蛋白对氧的亲和力,使氧离曲线左移,当高铁血红蛋白超过一定水平,由于实际结合氧的降低及血红蛋白对氧亲和力的提高,可明显影响氧向组织的运输。新生儿由于其红细胞内抗氧化和还原力还未完善建立,遗传性 G-6-PD 缺乏者不能迅速补充 NADPH,对上述高铁血红蛋白形成剂更为敏感。

大多数患者能耐受低浓度高铁血红蛋白(<10%)而没有临床症状,高浓度高铁血红蛋白可导致致死性的组织低氧血症。轻症患者脱离化学物接触 24～72 小时后,高铁血红蛋白可自行降至正常范围。对高铁血红蛋白超过 40% 或症状明显的患者,静脉给予 1～2mg/kg 亚甲蓝通常可产生很好的效果,亚甲蓝通过激活 NADPH-高铁血红蛋白还原酶通路,亚甲蓝自身还原-氧化过程的反复进行,使高铁血红蛋白还原,迅速缓解高铁血红蛋白血症(图 11-3)。在 G-6-PD 缺陷明显者因生成 NADPH 的能力不足,亚甲蓝还原受阻,通常无效。高浓度亚甲蓝因不能被完全还原,反而起氧化作用,使血红蛋白氧化加重,故亚甲蓝不宜一次性大剂量给药。G-6-PD 缺陷者易发生亚甲蓝诱发的氧化溶血,为亚甲蓝使用的禁忌证。

笔记

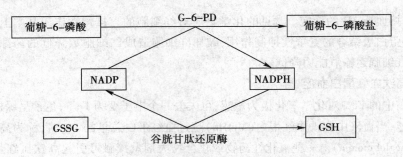

图 11-2   磷酸己糖通路

NADPH 生成反应为该通路的限速步骤,G-6-PD 的缺乏使 NADPH 生成
减少,会导致 GSH 的供给不足,使红细胞对氧化损伤的敏感性提高

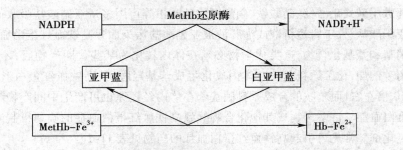

图 11-3   高铁血红蛋白在亚甲蓝作用下的还原过程

(二) 溶血性贫血

溶血性贫血是指红细胞破坏加速,而骨髓造血功能代偿不足时发生的一类贫血。药源性溶血性贫血(drug-induced hemolytic anemia,DHA)的发生主要包括免疫机制和非免疫机制(氧化溶血)。

1. 免疫性溶血性贫血   某些药物通过由 IgG 或 IgM 抗体介导的与红细胞表面的抗原相互作用造成红细胞损伤而发生溶血,多数与药物剂量和疗程无直接相关。按免疫反应的机制又可分为自身抗体型、半抗原型、免疫复合物型和非特异型,相关药物分别以甲基多巴、青霉素、奎尼丁和头孢菌素为代表。此外,也可能同时存在以上某几种机制的混合型。

2. 氧化溶血性贫血   正常情况下机体通过保护机制使红细胞免受氧化损伤,主要包括NADH-高铁血红蛋白还原酶、超氧化物歧化酶以及谷胱甘肽通路等。某些外源性物质表现出强氧化还原反应并影响细胞正常抗氧化机制,与血红蛋白之间反应导致自由基形成,使血红蛋白、巯基酶及红细胞膜上某些蛋白质发生变性反应,诱发红细胞氧化损伤,严重程度取决于药物剂量。通常只有在外源性物质暴露剂量很高或有害产物分解代谢不足的情况下才会打破抗氧化机制发生明显的氧化损害,如果细胞自身的抗氧化机制存在缺陷则更容易发生。一般在用药2~3天后发生血管内溶血,停药 7~10 天开始缓解。

硫化血红蛋白(sulfhemoglobin)生成是药物氧化损伤性溶血的共同特征。这种氧化变性的血红蛋白溶解性降低,形成一种称为海因茨体(Heinz body)的包涵体,结合在细胞膜表面,是红细胞受到氧化损伤的标志,可被脾高效清除。硫化血红蛋白一经形成,不能逆转为血红蛋白,只有这种异常色素的红细胞被脾破坏后才能消失。尚无有效的药物治疗,宜避免诱发因素,及时停止接触相关药物,随着红细胞生成,替换被清除的硫化血红蛋白,一般预后良好。

氧化溶血主要见于以下三种情况:①摄入能引起高铁血红蛋白血症的各种氧化性药物也能引起硫化血红蛋白血症,其中以芳香族氨基化合物如非那西丁、磺胺类、氨苯砜等引起者较多见,药物或其毒性代谢产物除了可使血红蛋白氧化外,尚可引起溶血;②体内存在异常血红蛋白,如血红蛋白 M 病或血红蛋白 H 病,前者为珠蛋白链氨基酸变异,影响血红蛋白结构和功能,

笔记

后者因血红蛋白 H 包涵体结合在红细胞膜上,使膜对阳离子通透性发生改变,这些异常血红蛋白对氧化应激十分敏感;③遗传性 G-6-PD 缺乏者表现为亚临床状态,应用伯氨喹、奎宁、磺胺类或亚甲蓝等氧化性药物时,因不能及时补充 NADPH,红细胞即受到氧化损伤,该种类型在药物诱发的溶血性贫血中最为多见。

此外,某些药源性溶血的机制尚不明确,与氧化性和免疫性反应无关。如葛根素、左旋咪唑、硝苯地平、诺氟沙星、呋喃唑酮、克林霉素等药物。

(三)巨幼细胞贫血和铁粒幼细胞贫血

巨幼细胞贫血(megaloblastic anemia)是由于 DNA 合成障碍而引起幼稚红细胞分裂受阻所引起的一种贫血。血红蛋白并不显著降低,但携氧能力因循环血中红细胞数显著减少而降低。药源性巨幼细胞贫血主要由干扰叶酸或维生素 B_{12} 吸收和利用的药物(表 11-2)以及抗代谢药等引起。

表 11-2　与巨幼细胞贫血有关的常见药物

引起维生素 B_{12} 缺乏的药物	引起叶酸缺乏的药物
对氨水杨酸	苯妥英
秋水仙碱	去氧苯巴比妥
新霉素	卡马西平
奥美拉唑	苯巴比妥
齐多夫定	磺胺嘧啶
	考来烯胺
	氨苯蝶啶

血红素中铁卟啉环合成不足可导致铁粒幼细胞贫血(sideroblastic anemia),其特征是骨髓有核红细胞内铁的蓄积,乙醇、氯霉素、异烟肼、吡嗪酰胺、环丝氨酸等药物及锌或铅中毒与该症的发生相关。

(四)低氧血症

一氧化碳吸入体内很快就可使血红蛋白失去携氧能力,其后果与吸入量有关,可致轻度不适,也可危及生命。一氧化碳和血红蛋白的亲和力比氧要高 200~250 倍,与血红蛋白结合形成碳氧血红蛋白,直接抑制氧与血红蛋白结合。碳氧血红蛋白不仅本身无携带氧的功能,还能阻碍氧合血红蛋白的解离,引起低氧血症。由于碳氧血红蛋白的形成,一氧化碳中毒者以皮肤呈樱桃红色为特征表现,最初症状表现为剧烈头痛,随后出现恶心、呕吐、气促,继之晕厥无力,甚至昏迷、死亡。中毒患者应立即吸氧,以促进细胞呼吸和碳氧血红蛋白的清除,直至症状消失,严重中毒者应考虑使用高压氧舱治疗,同时要早期纠正血糖水平的异常以防止神经细胞受损。

氰化物和硫化氢能与线粒体内膜呼吸链中的细胞色素氧化酶的 Fe^{3+} 结合,阻止其还原成 Fe^{2+},使传递电子的氧化过程中断,组织细胞不能利用血液中的氧而造成内窒息,中枢神经系统最敏感,大剂量中毒常发生闪电式昏迷和死亡。临床上常用的抢救方法是静脉注射硫代硫酸钠溶液,而吸氧是首要的救治手段。

上述内容并不属于狭义药物毒理学范畴,但在新药研发及临床毒理学领域需要这些完整的知识结构。

二、骨髓抑制

血液系统具有旺盛的增殖和再生能力,各种血细胞在正常人体内以每秒 100 万~300 万的

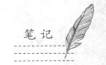
笔记

速度产生。对细胞生长、DNA 合成和有丝分裂有不良作用的药物容易影响造血细胞,可以选择性作用于个别细胞系或细胞分化中的某些阶段,也可能对所有造血细胞产生毒性作用,导致血细胞数量及功能的改变,如引起血小板减少症、粒细胞减少症和全血细胞减少症等。细胞毒药物引起的骨髓毒性作用是非特异性的,也常常以相似的方式影响真皮细胞、胃肠道细胞和其他分裂增殖迅速的细胞。

根据所用药物性质或用药时间长短不同,对骨髓的毒性可呈可逆性或永久性。骨髓毒性的临床症状包括血小板减少所致出血、贫血引起疲劳或心血管和呼吸系统生理指标改变、粒细胞减少导致各种感染易感性提高等。血小板在循环中的寿命仅 9 ~ 10 天,如果药物造成的骨髓损伤涉及髓系,则首先可见血小板减少性出血,该类患者存在高度威胁生命的内出血危险。药物对骨髓造血功能最严重的损伤是导致再生障碍性贫血。再生障碍性贫血时,红骨髓显著减少,代之以脂肪髓,造血功能衰竭,表现为全血细胞减少,最初常表现为皮肤黏膜出血,主要继发于血小板减少。再生障碍性贫血发生率不到百万分之五,但病死率可达 50%,中位生存期仅 3 个月。对于可能引起骨髓抑制的药物,临床上通过进行患者的血小板、白细胞计数等血象检测手段评价药物的骨髓抑制作用。

药物引起的骨髓抑制可分为两种情况。一种为剂量依赖性的,主要见于骨髓抑制药物,如作用于较成熟干细胞的细胞周期特异性抗肿瘤药阿糖胞苷、甲氨蝶呤等,因骨髓仍保留一定量的多能干细胞,停药后造血功能较易恢复,而某些周期非特异性抗肿瘤药不仅作用于进入增殖周期的干细胞,还作用于非增殖周期的干细胞,因此导致较难恢复的长期骨髓抑制;另一种与药物剂量关系不大,与特异质有关,常导致持续的骨髓抑制,常见的药物有氯霉素、磺胺药、保泰松、氨基比林等。

骨髓抑制是肿瘤化疗中最常见的主要限制性毒性反应,几乎所有肿瘤化疗药物均具有不同程度的造血系统毒性。白细胞受影响最大,尤其是中性粒细胞,随着用药剂量的增大或用药时间的延长,血小板、红细胞也会受到不同程度的影响。白细胞减少至 1.0×10^9/L 以下,特别是粒细胞数低于 0.5×10^9/L 持续 5 天以上,患者发生严重感染的概率大大提高,可达 90% 以上,且病情危重。血小板数低于 50×10^9/L 特别是低于 20×10^9/L 则有出血危险,可发生脑出血、胃肠道出血等。顺铂以及环磷酰胺、亚硝基脲等烷化剂不仅对增殖期细胞有毒性,对静止期细胞也有一定毒性,7 ~ 14 天可见最大效应。抗代谢药、抗有丝分裂药分别影响 DNA 合成(S 期)和有丝分裂(M 期)产生细胞毒性,骨髓抑制相对较轻,恢复较快。

氯霉素是一个强效的抗生素,但由于引起骨髓抑制等严重不良反应,目前已被头孢菌素等其他抗生素所替代,极少用于全身性感染的治疗。氯霉素引起剂量相关的可逆性血细胞减少较多见,常为红细胞减少,也可伴白细胞和血小板减少,有时出现全血细胞减少或发展为粒细胞性白血病,其原因在于氯霉素在抑制细菌蛋白质合成的同时也抑制了宿主骨髓细胞线粒体蛋白的合成;氯霉素引起的与用药量和疗程无关的再生障碍性贫血较罕见(发生率为 2 ~ 4/10 万),但病死率高(50%),为特异质反应,可能是由于患者骨髓造血细胞存在某种遗传代谢缺陷而对氯霉素敏感所致。

三、对白细胞的毒性

(一)粒细胞减少症

药物引起的粒细胞减少症较常见,在药源性血液病中约占 40%。中性粒细胞和单核细胞在炎症反应与宿主防御中具有重要的作用,影响中性粒细胞和单核细胞的药物可能会引起感染的发生,造成严重的后果。由于中性粒细胞的增殖速度非常快,其原始细胞对有丝分裂抑制药非常敏感,主要发生机制是由于长期、大剂量用药,直接损伤造血干细胞或阻碍了幼粒细胞的合成,抑制幼粒细胞的分裂、增殖,引起粒细胞成熟障碍,达到一定程度即造成骨髓抑制。肿瘤化

笔记

疗药是最常见的例子,氯霉素、磺胺药等药物在特异质患者,小剂量即可引起骨髓抑制。当白细胞计数降到 3.0×10^9/L 时,称为粒细胞减少症。当白细胞计数降到 1.0×10^9/L 或中性粒细胞低于 0.5×10^9/L 时,应考虑适当应用抗菌药物预防感染,一旦出现发热应立即给予广谱高效抗菌药物治疗。

普鲁卡因胺、柳氮磺吡啶、奎尼丁、左旋咪唑等均可通过免疫介导作用引起中性粒细胞减少症,药物可作为半抗原产生白细胞抗体使外周中性粒细胞和(或)祖粒细胞的破坏增加。

糖皮质激素类、乙醇可影响粒细胞的吞噬作用和对微生物的摄入,放射造影剂成分碘克酸具有抑制粒细胞吞噬功能的作用。其他影响白细胞功能的药物非常少见。

（二）药源性白血病

肿瘤化疗药、氯霉素等药物通过骨髓毒性,在特定条件下可能会导致白血病,以急性粒细胞白血病(acute myeloblastic leukemia,AML)居多,其次是骨髓增生异常综合征(myelodysplastic syndrome,MDS)。药物引起的白血病潜伏期 1~20 年不等,与原发性白血病不同的是发病前有一段较长时间的贫血、白细胞减少或 MDS 的血液学改变,一旦发生,病情发展迅速,对常规白血病治疗的反应较差,患者预后不良,生存期更短。药源性白血病的肿瘤生物学过程复杂,发病机制较多样,其中细胞遗传学异常,特别是 5 号和 7 号染色体的全部或部分缺失与之有关,在药源性 AML 或 MDS 中发生这种染色体缺失的概率相对较高,这种细胞遗传学标志有助于鉴别毒性暴露相关白血病和其他病因性白血病。

在肿瘤化疗中使用的多数烷化剂可引起药源性白血病,MDS/AML 发生率为 0.6%~17%,其他肿瘤化疗药如抗癌抗生素、抗代谢药、抗有丝分裂药等也可引起白血病,拓扑异构酶Ⅱ抑制药依托泊苷和替尼泊苷可诱导 AML 产生,某些银屑病治疗药(如乙双吗啉、乙亚胺)、抗菌药物(如氯霉素、磺胺类)、非甾体抗炎药(如保泰松、吲哚美辛)等也可引起白血病。这些药物的危险性随治疗方案有较大变化,减少用量、缩短用药时间可降低危险。

四、对血小板及止血功能的影响

（一）血小板减少症和血小板功能障碍

血小板减少可能是由于血小板生成减少或破坏增加而引起。抗增殖药如肿瘤化疗药对造血祖细胞特别是髓系造血干细胞的损伤,导致血小板生成减少并不少见,是骨髓抑制的一种表现。

某些药物通过免疫介导机制诱导血小板抗体生成,使血小板破坏增多,导致血小板减少。主要机制包括:青霉素类作为半抗原结合到血小板膜成分上,诱导抗体产生并与血小板表面半抗原结合,此抗体包被的血小板即从循环中清除;奎尼丁诱导血小板膜糖蛋白上新麦角固醇暴露(作为抗原决定簇)引起抗体反应;阿昔单抗诱导血小板膜糖蛋白抗原决定簇暴露与天然抗体发生作用,可能出现罕见但严重的并发症,由于天然抗体是给药之前形成的,因此在第一次暴露于药物后不久即可发生反应;肝素可与血小板因子 4 或其他蛋白形成免疫复合物,既引起血小板活化聚集,又使血小板减少,因而有导致血栓形成的危险;血管性血友病因子(vWF 因子)形成的多聚体可激活血小板,抗血小板药(噻氯匹定、氯吡格雷)、可卡因、丝裂霉素、环孢素等通过诱导抗体产生,抑制 vWF 多聚体的解聚,可导致血栓性血小板减少性紫癜,表现为突然出现的血小板减少和富含血小板的微血栓形成,可导致微血管溶血性贫血和多器官衰竭。

此外,药物还可通过多种机制干扰血小板功能。非甾体抗炎药抑制 TXA_2 合成从而抑制血小板聚集;抗血小板药(噻氯匹定、氯吡格雷等)和某些 β-内酰胺类抗生素通过影响血小板与其受体的相互作用抑制血小板功能;钙通道阻滞药或其他可减少细胞胞内钙的药物因减少血小板聚集所依赖的细胞质钙,也具有抑制血小板聚集作用。

（二）出血性疾病

引起血小板减少或影响血小板功能的药物（如前述）、干扰凝血过程或促进纤维蛋白溶解的药物，均可导致出血性疾病。

1. 抑制凝血因子合成　凝血因子Ⅱ、Ⅶ、Ⅸ、Ⅹ的合成需要维生素 K 的参与，任何干扰维生素 K 从小肠吸收或影响其利用的药物，均可能导致这些凝血因子的缺乏而致出血性疾病。

某些 β-内酰胺类抗生素应用后可出现皮下出血点、鼻出血、消化道出血等。以拉氧头孢报道较多，其次为头孢哌酮、头孢孟多、头孢噻吩、头孢唑林等头孢菌素类，青霉素类用量较大时也可致出血。其发生机制与血小板功能障碍可能有关，尚可引起低凝血酶原血症。干扰凝血因子合成的主要机制包括：抑制肠道内维生素 K 的产生菌，造成维生素 K 来源不足；某些头孢菌素的化学结构中含噻甲四唑基团，该基团与谷氨酸相似，在肝微粒体中与维生素 K 竞争结合谷氨酸 γ-羧化酶，影响上述凝血因子前体的 γ-羧化而致活性凝血因子生成不足，凝血酶原时间延长。

华法林、双香豆素等口服抗凝药抑制维生素 K 环氧化物的还原，从而阻止维生素 K 的反复利用，继而影响凝血因子前体的 γ-羧化，从而影响凝血因子的合成。该类药物广泛应用于动静脉血栓的预防与治疗，剂量不足会增加血栓栓塞的危险性，而过量又会导致出血，而且许多因素影响个体的反应。因此用药期间应进行常规监控，主要检查血浆凝血酶原时间。

调脂药考来烯胺可干扰维生素 K 的吸收，影响凝血因子的合成。

2. 灭活凝血因子　肝素为静脉抗凝药，通过增强血中抗凝血酶Ⅲ的作用，灭活多种凝血因子，影响凝血过程的多个环节发挥强大的体内、体外抗凝作用。肝素广泛应用于预防和治疗急性血栓形成，主要并发症是出血，肝素治疗期间应进行凝血时间或活化部分凝血活酶时间监测。肝素过量引起严重出血时可用鱼精蛋白抢救，鱼精蛋白可中和肝素使之失活。

3. 促进纤维蛋白溶解　纤维蛋白溶解药将无活性纤溶酶原转化为有活性的纤溶酶，通过纤溶酶降解纤维蛋白和纤维蛋白原限制血栓增大和溶解血栓。该类药物通过溶解病理性血栓发挥治疗效果，但也能溶解血液中游离的纤维蛋白原，故而影响正常的血液凝固，可引起出血。常用的纤维蛋白溶解药中链激酶、尿激酶出血危险性相对较高，阿尼普酶、组织纤溶酶原激活物等对血凝块中的纤维蛋白有选择性，出血的危险性较小。

第三节　药物对血液系统毒性作用评价

由于造血过程的复杂性和血液成分所执行功能的重要性，评价药物对血液系统的毒性比较复杂。毒性评价包括临床前研究和临床研究阶段，研究方法包括体内研究和体外研究，主要评价药物对血液和造血系统中成熟细胞和原始细胞的毒性作用。

一、动物试验

在临床前毒理学研究中，通过对实验动物进行详细的相关参数测定和中毒症状观察，评价药物的血液毒性。随评价阶段和目的不同（急性毒性试验、长期毒性试验等），以及实验动物品种、药物预期用途等方面的不同，血液和骨髓检查指标的选择会有所不同。理想的研究应提供单剂量和多剂量暴露的信息，进行红细胞参数、白细胞参数、血小板参数、凝血功能的检查，以及外周血细胞形态学、骨髓细胞学和组织学检查。

常见的检查项目见表 11-3。这些检查指标尚可用于可能导致血液毒性的药物使用期间的监测或诊断。血液学常规检查项目目前多采用血液细胞自动分析仪，主要对血液标本中的红细胞、白细胞、血小板进行量和质的分析，通常也作为临床上进行血液学毒性监测的手段。凝血功能的检查包括血小板检测、凝血因子检测、抗凝与纤溶方面的检测，毒性研究中最常用的指标是血浆凝血酶原时间、活化部分凝血活酶时间，两者也分别是口服抗凝药和肝素治疗期间的主要监测指标。对于可能有氧化作用的药物,应观察高铁血红蛋白和海因茨体形成。骨髓检查是白血病的鉴别诊断、各种贫血的鉴别诊断、血小板疾病的诊断以及某些感染性疾病诊断的重要手段,包括骨髓细胞学检查和骨髓组织学检查等。

表 11-3　常见的动物实验血液毒性检测指标

项目类别	检测指标
红细胞	红细胞计数、血红蛋白含量、血细胞比容、平均红细胞容积、平均血红蛋白浓度、红细胞渗透脆性、红细胞动力学、网织红细胞计数、海因茨体
白细胞	白细胞计数、白细胞五类分类
血小板	血小板计数、平均血小板体积、血小板分布宽度
凝血功能	血浆凝血酶原时间、活化部分凝血活酶时间、出血时间、纤维蛋白原浓度、凝血因子检测、血小板聚集
骨髓检查	骨髓细胞计数、骨髓细胞学检查、骨髓活检、骨髓微循环观察

实验动物的选择常常可能影响实验结果以及对药物毒性的判断。理想的情况是实验动物的药效学与人可比。小鼠和大鼠易得,实验方便,血液学特征研究得比较清楚,但血量有限,不利于进行比较频繁的采血来描述血液毒效应的动态变化。较大型的动物如犬、猴,可进行连续的采血,且大动物一般在造血和血流动力学上与人类更相似,猴还具有血液免疫学特点,但也存在因品系或生长条件影响所致的动物间血液学差异。一般应从研究目的出发,兼顾受试物和实验动物双方的特点,通常采用至少两种动物进行试验,尽可能预测受试物对人的血液毒性作用。

尽管人与昆虫的生理和形态功能差异巨大,但两者血细胞的基本功能在进化过程中似乎没有大的变化。为了降低费用、提高筛选效率以及出于伦理学考虑,选择昆虫进行药物血液毒性试验也是一种新的研究策略。

二、体外检测法

近年来体外检测方法已被广泛应用于观察多能造血干细胞和各种原始细胞的增殖与分化,评价药物的潜在血液毒性。体外方法不仅可以减少动物的使用,还可以减少由动物外推到人的不准确性,尚可用于临床前安全性研究的化合物筛选,所提供的数据通常有助于解释或阐明药物血液毒性的机制,结合动物和临床试验的结果也能更好地预测药物血液毒性及其程度。

骨髓造血细胞体外试验的研究方法主要包括集落形成试验和进一步的功能试验。前者如常用的造血祖细胞培养法,即造血干细胞在合适的体外培养条件下、适当的刺激因子作用下,增殖形成集落,生成的细胞集落可根据特征进行不同干细胞及其成熟细胞的区分,在显微镜下直接计数,有可能以严格控制药物暴露浓度的方式检测药物对于骨髓各细胞系的影响。目前在实验室开展的人骨髓或末梢血多能干细胞和祖细胞培养主要包括:红细胞爆式集落形成单位(BFU-E)、红细胞集落形成单位(CFU-E)、粒细胞/单核细胞集落形成单位(CFU-GM)、巨核细胞集落形成单位(CFU-MK)、混合集落形成单位(CFU-MIX)、成纤维细胞集落形成单位(CFU-F)等。脾结节形成试验(CFU-S)可反映红系原始细胞(第 8 天计数)、多能造血干细胞(第 12 天计数)生成能力,也是药物对造血干细胞损伤效应的一种定量研究方法。从不同干细胞集落生成能力的检测结果分析造血细胞受损的类型和程度等毒性作用及其特点,与体内试验结果相结合,可以做出更准确的判断。

参考文献

1. Klaassen CD. Casarett & Doull's Toxicology: the basic science of poisons. 8th ed. New York: McGraw-Hill

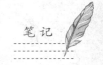

笔记

Companies, Inc. , 2013.

2. Berger J. Preclinical testing on insects predicts human haematotoxic potentials. Lab Anim, 2009, 43 (4):
   328-332.

3. Mosbah R, Yousef MI, Mantovani A. Nicotine-induced reproductive toxicity, oxidative damage, histological chan-
   ges and haematotoxicity in male rats: the protective effects of green tea extract. Exp Toxicol Pathol, 2015, 67
   (3):253-259.

4. Awodele O, Osunkalu VO, Adejumo IA, et al. Haematotoxic and reproductive toxicity of fixed dose combined an-
   ti-tuberculous agents: protective role of antioxidants in rats. Nig Q J Hosp Med, 2013, 23 (1):17-21.

（胡长平）

笔记

1. 掌握　药物对皮肤黏膜的毒性作用类型；局部用药毒性试验的目的意义。
2. 熟悉　吸入剂和阴道、直肠制剂毒性试验；局部用药毒性试验的内容。
3. 了解　药物经皮肤黏膜吸收的过程及机制；药物诱发皮肤光敏反应的机制。

药物对皮肤黏膜的毒性作用是指药物对皮肤黏膜的直接损伤和药物通过皮肤黏膜吸收产生的全身中毒。为了更好地了解药物对皮肤黏膜的毒性作用，下面首先介绍正常皮肤与黏膜的组织形态学和生理学基础，然后介绍药物的吸收过程以及药物对皮肤黏膜的毒性类型，最后介绍药物对皮肤黏膜损伤的评价方法。

第一节　皮肤黏膜损伤的生理学基础

一、皮肤的组织形态学

人类皮肤是非常致密的结构，一般情况下药物不易穿透健康无损的皮肤，这种屏障功能是由皮肤的基本结构所决定的。

皮肤由表皮和真皮构成，通过皮下组织与深部组织相连（图 12-1）。皮肤内还有毛、指（趾）甲、皮脂腺和汗腺等皮肤附属器及丰富的血管、淋巴管和神经。全身皮肤的结构基本相同，但不同部位的皮肤在厚度、角化程度等方面略有差异，身体大部分皮肤是薄皮，而手掌、足底则是厚皮。

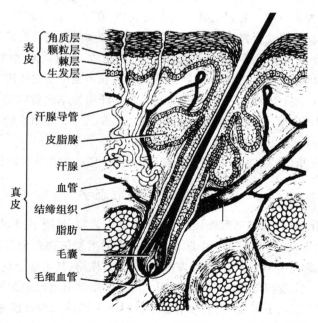

图 12-1　皮肤结构

1. 表皮　表皮位于皮肤浅层,由角化的复层扁平上皮构成。表皮主要由多层角质形成细胞按一定顺序排列组成。厚皮分为5层,由深至浅分别为基底层、棘层、颗粒层、透明层和角质层,其主要功能是合成角蛋白,参与表皮角化。在薄皮的表皮,颗粒层和透明层不明显,且角质层较薄。除了角质形成细胞外,表皮还含有分散在角质形成细胞之间的黑色素细胞、朗格汉斯细胞、梅克尔细胞等。

表皮内基底层至角质层的结构变化,反映了角质形成细胞增殖、迁移,逐渐分化为角质细胞,最后脱落的动态变化过程。表皮角质层细胞不断脱落,而深层细胞不断增殖补充,脱落与增殖的动态平衡,保持了表皮的正常结构和厚度。

在表皮与真皮之间有一条$0.5\sim1.0\mu m$宽的基膜带。基膜带由细胞膜层、透明层、致密层和致密下层4层结构组成。这4层结构均由大分子紧密结合在一起组成,除了使得真皮与表皮密切连接外,还具有渗透和屏障等作用。表皮无血管分布,真皮中血液营养物质通过基膜带进入表皮,而表皮的代谢产物也可通过基膜带进入真皮。一般情况下,基膜带能限制分子量大于40 000的大分子通过,但当其发生损伤时,炎症细胞及其他大分子物质也可通过基膜带进入表皮。

2. 真皮　真皮位于表皮下方,分为乳头层和网织层,两者之间无明确界限。

(1)乳头层:是紧靠表皮的薄层疏松结缔组织,向表皮突出形成真皮乳头,扩大表皮与真皮的连接面,有利于两者牢固连接,并有利于表皮从真皮组织液中获得营养。乳头层含丰富的毛细血管和神经末梢。

(2)网织层:为乳头层下方较厚的致密结缔组织,内有粗大的胶原纤维束交织成网并有许多弹性纤维,使皮肤有较大的韧性和弹性。此层内还有较多血管、淋巴管和神经,深部常见环层小体。

在真皮下方为皮下组织(浅筋膜),由疏松结缔组织和脂肪组织构成,将皮肤与深部组织相连,并使皮肤具有一定的活动性。皮下组织还具有缓冲、保温、贮存能量等作用。

3. 皮肤的附属器官

(1)毛:人体皮肤除手掌、足底等处外,均有毛分布。毛的基本结构相同。露在皮肤外的为毛干,埋在皮肤内的部分为毛根,包在毛根外面的上皮和结缔组织形成的鞘为毛囊。毛根和毛囊下端合为一体,膨大为毛球。毛和毛囊斜长在皮肤内,在毛根的一侧有一束平滑肌连接毛囊和真皮,称立毛肌。立毛肌受交感神经支配,遇冷或感情冲动时收缩使毛发竖立。

(2)皮脂腺:皮脂腺位于毛囊与立毛肌之间,可产生脂质,为泡状腺,由腺泡和导管组成。皮脂腺属全浆分泌,腺细胞解体后脂滴释出,经导管排到皮肤表面形成皮脂膜。

(3)汗腺:遍布于全身皮肤内,于手掌和足底尤多。汗腺为单曲管状腺,分泌部盘曲成团位于真皮深层和皮下组织中。汗腺的导管直接穿过真皮,然后与表皮相连续,开口于皮肤表面的汗孔。汗腺有调节体温、湿润皮肤和排泄废物等作用。

(4)甲:是覆盖在指(趾)末端伸面的坚硬角质,由多层紧密的角化细胞构成。

二、黏膜的组织形态学

1. 消化管　消化管(除口腔和咽外)自内向外依次为黏膜、黏膜下层、肌层与外膜4层。黏膜(tunica mucosa)由上皮、固有层和黏膜肌组成。上皮的类型依部位而异。消化管的两端(口腔、咽、食管及肛门)为复层扁平上皮,适应摩擦,具有保护作用;其余部分均为单层柱状上皮,以消化、吸收功能为主。上皮与管壁内的腺体相连。固有层由富有淋巴组织和免疫细胞的疏松结缔组织构成,并含有丰富的毛细血管、毛细淋巴管、神经、小腺体和散在的平滑肌纤维。后者的收缩有助于将小腺体的分泌物排入消化管。黏膜肌层为薄层平滑肌,在食管多为纵行束,在胃和肠分为内环行与外纵行两层。黏膜肌层收缩可使黏膜活动,促进固有层内的腺体分泌物排出

笔记

和血液运行,使之有利于物质吸收。

2. **口腔黏膜**　口腔黏膜包括角化层、粒层、棘层、基底层和黏膜固有层,无黏膜肌。上皮为复层扁平,仅在硬腭部出现角化。固有层结缔组织凸向上皮形成乳头,其内附有毛细血管,故新鲜黏膜呈红色。上皮细胞面积、角质层与非角质层组织厚度及组成因素决定了口腔中不同部位黏膜对药物透过性的差异。根据不同区域口腔黏膜的特点,可将口腔黏膜分为颊黏膜、舌下黏膜、硬腭黏膜和牙龈黏膜。

3. **鼻腔黏膜**　鼻黏膜分前庭部、呼吸部和嗅部三部分。

(1)前庭部:前庭部(vestibular region)黏膜表面为复层扁平上皮,近外鼻孔处为角化型上皮,其余为未角化上皮。固有层为致密结缔组织。近外鼻孔的黏膜含鼻毛和皮脂腺,鼻毛无立毛肌,可阻挡吸入空气中的大尘粒。近呼吸部的黏膜固有层内有少量混合腺及弥散淋巴组织。

(2)呼吸部:呼吸部(respiratory region)的面积较大,占鼻黏膜的大部,包括下鼻甲、中鼻甲、鼻道及鼻中隔中下部等黏膜。生活状态的黏膜呈淡红色,表面为假复层纤毛柱状上皮,杯状细胞较多。呼吸部黏膜的血液供应较丰富,并有丰富的静脉丛,中、下鼻甲处尤多,使黏膜形成许多小隆起。

(3)嗅部:嗅部(olfactory region)黏膜面积小,位于上鼻甲和相对的鼻中隔上份及鼻腔顶部,人两侧嗅黏膜的总面积约为 $2cm^2$,某些动物的嗅黏膜面积大,如狗为 $100cm^2$。活体的嗅黏膜呈棕黄色,与淡红色的呼吸部分界明显。嗅黏膜表面的嗅上皮为假复层柱状上皮,无纤毛细胞和杯状细胞,由支持细胞、基细胞和嗅细胞组成。

4. **直肠黏膜**　直肠黏膜的结构与结肠相似。在齿状线处,单层柱状上皮骤变为未角化的复层扁平上皮,大肠腺与黏膜肌消失。痔环以下为角化的复层扁平上皮,近肛门处有肛周腺(顶泌汗腺)。黏膜下层的结缔组织中有丰富的静脉丛,如静脉淤血扩张则形成痔。肌层为内环行、外纵行两层平滑肌。外膜于直肠上 1/3 段的大部、中 1/3 段的前壁为浆膜,其余部分为纤维膜。

5. **阴道黏膜**　阴道壁由黏膜、肌层和外膜组成。阴道黏膜形成许多横行皱襞,黏膜上皮为非角化型复层扁平上皮,较厚,一般情况下表皮细胞含透明角质颗粒,但不出现角化。在阴道脱垂患者,局部上皮可出现角化。绝经后阴道黏膜萎缩,上皮变薄,脱落细胞少,阴道液 pH 上升,细菌易繁殖而产生阴道炎。

6. **膀胱黏膜**　膀胱壁从内向外依次为黏膜层(包括上皮层、固有层、黏膜下层)、肌层、浆膜层。其中黏膜层为一薄层上皮组织,和输尿管及尿道黏膜彼此移行。三角区黏膜与肌肉连接紧密故较光滑,但在其他区域则具有皱襞,在膀胱充盈时,皱襞消失。黏膜层含腺性组织,特别是在膀胱颈部及三角区。黏膜下层只存在于三角区以外的区域,血管丰富,由疏松结缔组织将黏膜和肌肉层连接起来。

三、皮肤黏膜的生理学基础

1. **屏障功能**　屏障功能是皮肤黏膜的重要功能之一,一方面可保护体内器官和组织免受外界有害因素的损伤,另一方面能防止体内水分、电解质及营养物质的丢失。完整的皮肤通过三道屏障阻挡外源物侵入机体,并防止体液丢失:①表面膜:由皮脂、汗液残留物和脱落的角质细胞碎片等组成,呈微酸性,对水溶性化学药物有一定阻滞作用,但不能阻止脂溶性物质通过。②表皮屏障:主要来自角质层,该层细胞排列紧密,细胞膜增厚,细胞内充满交错排列的角蛋白丝,细胞间隙充满脂质,构成表皮屏障,外源化学物较难穿透。另外,颗粒层也是表皮渗透屏障的重要组成部分。③基膜带:为连接表皮与真皮的胶原结构,由脂蛋白、糖蛋白和糖胺聚糖等组成,可选择性地屏障某些化学药物。黏膜屏障由微生物屏障、化学屏障、机械屏障以及免疫屏障构成,是机体参与防御病原菌入侵的第一道防线。

2. **消化吸收功能**　消化吸收是黏膜最重要的生物学功能之一,尤其是胃黏膜及肠黏膜,是

笔记

进行化学性消化的主要场所。皮肤具有吸收功能,经皮吸收是皮肤局部药物治疗的理论基础。

3. 免疫功能　机体存在黏膜免疫系统,即上皮内淋巴细胞及相关淋巴组织与支气管相关淋巴组织等共同组成的黏膜淋巴组织。黏膜免疫系统是机体整个免疫网络的重要组成部分,也是机体免疫系统不可分割的重要组成部分,是具有独特结构和功能的独立免疫系统,它在抵抗感染方面起着极其重要的作用。黏膜表面与外界抗原直接接触,是机体抵抗感染的第一道防线。皮肤也是机体重要的免疫器官,皮肤能对微生物和化学药物等产生特异性和非特异性免疫反应,如皮炎与湿疹等;并与体内其他免疫系统相互作用,共同维持皮肤微环境和机体内环境的稳定。

4. 感觉功能　皮肤黏膜中含有丰富的神经纤维网,其神经感觉末梢可接受冷、热、痛、触、压力等外界刺激引起的神经冲动,传至大脑产生感觉。

5. 调节体温　当环境温度升高时,皮肤微血管扩张,加速散热,使体温不致过高;反之,当温度降低时,微血管收缩,减少热量散失,避免体温过低。

6. 代谢功能　皮肤除含有很多水分及脂肪外,还有维生素、蛋白质、糖类、无机盐类及代谢酶类,这些物质参与机体的代谢反应。

7. 分泌和排泄功能　皮肤的分泌和排泄功能主要通过汗液和皮脂腺完成。

四、药物经皮肤黏膜的吸收过程

（一）药物经皮肤吸收的途径时相以及经黏膜吸收的机制

1. 药物经皮肤吸收的途径

（1）通过表皮屏障被吸收:这是主要的吸收途径。表皮细胞构成表皮屏障,大部分药物能通过表皮屏障被吸收。经表皮吸收时,药物需经排列紧密的角质层,然后经透明层→颗粒层→基底层和基膜,到达真皮,最后进入血管被吸收。

药物经皮吸收的主要屏障是角质层,药物可经两种途径扩散（图12-2）:①通过细胞间隙扩散:在角质层细胞之间充满大量脂质（含神经酰胺、胆固醇和游离脂肪酸等）,形成多层脂双层。某些药物能改变脂质层的构型,增大细胞间隙的透过能力,从而使药物通过细胞间隙进入皮肤深层。②通过细胞膜扩散:角质层细胞的细胞膜厚且坚固,胞质内充满密集、粗大的角蛋白丝和均质状物质,这些均不利于药物的扩散,但由于其占有很大扩散面积,故该途径对药物的渗透作用仍不能忽视。

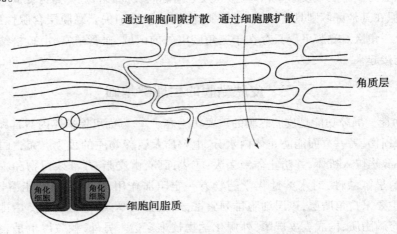

图12-2　角质层的结构及药物通过角质层的扩散途径

（2）通过汗腺、皮脂腺和毛囊等皮肤附属器被吸收:电解质和某些金属能经此途径少量吸收。由于这些结构的总横断面积仅占表皮面积的0.1%~1%,故此途径不占重要地位。

在最初接触药物的10分钟内,药物通过皮肤附属器被吸收占优势,随着时间的延长,扩散系数变小,通过表皮屏障被吸收转为优势。

2. 药物经皮肤吸收时相　药物经表皮屏障吸收的过程包括两相:

(1)第一阶段(渗透相):药物透过表皮进入真皮。大多数药物都是通过简单扩散透过表皮角质层。非脂溶性物质应以滤过方式进入,但由于角质层细胞所提供的通道极为有限,而且皮脂腺分泌物具疏水性,且覆盖在皮肤表面,进一步阻止亲水性物质通过,故非脂溶性物质不易通过表皮,特别是分子量 >300 的物质更不易通过。

(2)第二阶段(吸收相):药物经表皮的基膜带抵达真皮层后,逐渐转移进入毛细血管。由于真皮组织疏松,毛细血管内皮细胞窗孔较大,因此,药物的脂溶性对其通透能力不起决定作用。相反,由于血液和进入血液循环前药物遇到的组织液、淋巴液的主要成分是水,所以药物在此进一步扩散的速度主要取决于其水溶性、局部血流量以及组织液和淋巴液的流动速度。

由此可见,只有同时在脂、水中易于溶解的药物,才易通过皮肤进入血液。

3. 药物经黏膜吸收的机制　近年来越来越多的药物被发现可以通过黏膜吸收,由于黏膜不存在皮肤那样的角质层,且黏膜下毛细血管丰富,因此较透皮吸收有更好的生物利用度。目前对于黏膜吸收机制主要有 pH 分配学说与被动/膜动转运两种学说。

(1)pH 分配学说:主要针对胃及小肠黏膜药物的吸收。对弱碱性或弱酸性药物而言,由于受到 pH 的影响,药物的吸收取决于其在胃肠道中的解离状态和油水分配系数。药物以未解离和解离型两种形式存在,利用动物黏膜体外试验装置,在不同 pH 溶液的条件下,测定药物的表观油水分配系数,观察不同 pH 对药物渗透性的影响。得到药物的渗透系数在实验范围内随 pH 的升高而增大的规律,符合 pH 分配学说。

(2)被动/膜动转运

1)被动扩散:主要指非离子型药物。其特点是药物从高浓度向低浓度的顺浓度梯度转运,不需要载体;膜对药物无特殊选择性,不消耗能量,不存在转运饱和现象和同类物竞争抑制现象。当药物以被动扩散机制透过口腔黏膜时,渗透量与药物浓度成正比。被动扩散是药物黏膜吸收的主要方式。

被动扩散包括细胞间转运和细胞内转运两种方式,药物经黏膜转运亦包括细胞内和细胞间两条途径,黏膜上皮细胞膜是亲脂的,而细胞间隙是亲水的。药物经细胞间途径转运药物的运载量与分配系数无关;若药物经细胞内途径转运,则药物转运量与分配系数成正比。对于弱酸或弱碱性药物来说,分配系数又与所处溶液的 pH 有关。可认为若药物的黏膜渗透量与溶液 pH 有关,则主要为经细胞内转运的,反之,则主要为细胞间转运。

2)膜动转运:可分为胞饮和吞噬两种作用方式。摄取的药物为溶解物或液体称为胞饮作用,摄取的药物为大分子或颗粒状物称为吞噬作用。

(二) 药物经皮肤黏膜吸收的影响因素

1. 药物经皮肤吸收的影响因素　药物经皮肤吸收的速率、吸收量受多种因素影响,主要包括药物、皮肤和环境三个方面:

(1)药物的理化性质:完整皮肤只能吸收少量水分和微量气体,水溶性物质不易被吸收。被吸收物质的浓度、分子量、离子化程度、极性(极性影响脂类的溶解性)、pK_a、pH、扩散系数等都能影响其吸收速率和吸收量。脂溶性物质和油脂类物质吸收良好,主要吸收途径为毛囊和皮脂腺。

(2)皮肤的结构和部位:除角质层外的大多数其他表皮组织、真皮和皮下组织对化学药物的穿透几乎不产生任何抵抗,当化学药物穿过角质层后就能很快穿过这些组织。角质层的破坏将丧失其阻滞药物穿透的能力,使皮肤的吸收能力增强。而不同部位的皮肤对化学药物的穿透也因皮肤厚度、角化程度而异。此外,角质层细胞的大小及毛囊的密度都可能影响一些分子的吸收,不同部位的血流量不同也会影响皮肤的吸收速率。

1)角质层的水合程度:在一定条件下,角质层能持续过量的吸收水分,称为水合作用(hydra-

笔记

tion)。水合作用后细胞体积膨大,角质层肿胀疏松,紧密性降低,形成孔隙,使药物的吸收增加。因此,角质层的水合程度越高,皮肤的吸收能力越强。局部用药时用塑料薄膜封包皮肤,药物的吸收会增加1000倍,其原因是封包妨碍局部汗液和水分的蒸发,导致角质层水合作用增加。

2)皮肤附属器:某些皮肤附属器在化学药物穿透皮肤中发挥作用。大部分非极性、脂溶性的化学药物主要通过角质层细胞间的脂质通道进入,尚有小部分通过毛囊或汗腺管进入机体;而极性或小分子物质则较容易通过这些皮肤附属器或其他扩散途径进入机体。

3)皮肤 pH:皮肤 pH 变化直接影响化学药物的吸收。化学药物与水结合能明显影响皮肤的pH,使得皮肤 pH 在 4.2 ~ 7.3 之间变化。化学药物接触皮肤时所溶解或悬浮于其中的媒介物或赋形剂以及两者中的抗氧化剂、防腐剂、腐蚀剂均可影响皮肤吸收功能。

4)皮肤血流:化学药物穿过表皮屏障直接进入真皮的毛细血管,进而进入机体。真皮局部的血流变化可影响化学药物的吸收和分布。真皮的血供系统相当复杂,受神经系统和局部体液控制。血管活性物质作用于真皮血管系统时,若血管收缩,将阻滞化学药物的吸收并增加真皮储存库的容量;反之,血管舒张则增加吸收并减少局部真皮储存库的容量。因此,对于药物而言,机体血管舒张可使其毒性增加,血管收缩则降低其毒性。然而,若该药物直接作用于皮肤却会产生不同的结果,因为真皮血管收缩将阻止药物从皮肤局部进入循环系统,较难清除,故对皮肤存在潜在的局部毒作用。

5)皮肤酶系统:皮肤(尤其是表皮)含有丰富的酶系统,可代谢糖、脂肪和蛋白质等。细胞色素 P450(CYP)为皮肤组织内最主要代谢酶,外源物中约有 75% 被此酶代谢,对于维持皮肤的正常生理功能发挥至关重要的作用。皮肤 CYP 有助于提高药物疗效、开发经皮给药新制剂、防止药物和毒性物质对皮肤的侵害。部分有害药物通过代谢转化为毒性低的物质,而部分低毒的化学药物通过转化可转变成毒性强的代谢物。另外,也有部分无害的化学药物通过代谢,转变成能诱导接触性过敏性皮炎的半抗原,对身体产生损害。

(3)外界环境因素:环境温度升高可引起皮肤血管扩张、血流加速,加快已透入组织内物质的弥散,从而使皮肤吸收能力提高。高湿度伴高温环境可使汗液蒸发减少,使皮肤角质层的水合作用增加,进一步增加化学药物经皮的吸收速度,并因化学药物易黏附于皮肤表面而延长接触时间。湿度的增加、封闭的环境均可增强化学药物的潜在毒性。

2. 药物经黏膜吸收的影响因素　药物经黏膜吸收速率、吸收量主要受药物和生理两方面因素影响。

(1)药物的理化因素:一般情况下,脂溶性药物较亲水性药物易透过黏膜吸收,但亲脂性太强以致难溶于黏膜水环境或者大分子量的极性药物则影响吸收。药物所处的离子状态也会影响药物的渗透性能,分子状态则易吸收。

分子量也是影响渗透的重要因素。某些亲水性药物的黏膜吸收与其分子量密切相关,分子量小于 1000 的药物较易通过黏膜吸收,分子量大于 1000 的药物黏膜吸收则明显降低。

同一药物不同剂型的黏膜渗透性能是不同的,这就要求制剂中药物能够在较短时间内释放并达到有效治疗浓度,或者能够在作用部位保持较长时间,使药物持续吸收,发挥长效作用。近年来生物黏附性微球和凝胶制剂在多肽类及蛋白质鼻黏膜给药方面取得了一定进展,其在鼻腔中的弥散度和分布面较广泛,药物吸收快,生物利用度高,疗效一般优于同种药物的其他剂型。

(2)生理因素:黏膜组成不同以及体液的分泌等生理因素都会对药物的渗透产生影响。例如,口腔黏膜可根据不同区域的特点分为颊黏膜、舌下黏膜、牙龈黏膜等,其上皮细胞面积、角质层与非角质层组织厚度及组成等因素决定了口腔中不同部位黏膜对药物渗透性的差异。鼻腔、直肠黏膜含有丰富的静脉丛便于药物的吸收。阴道、泌尿道黏膜含有数量丰富的纤毛与皱襞利于药物的渗透吸收。此外,唾液的冲刷作用也会影响黏膜的渗透吸收,唾液的缓冲能力较差,药物本身可能改变口腔局部环境的 pH,唾液中含有的黏蛋白有利于黏膜黏附制剂的附着,但黏蛋

笔记

白也可能与药物发生特异性的或非特异性的结合,从而影响药物的吸收。

此外,机体的遗传背景、年龄、性别、种族、疾病状态、神经因子、膳食结构以及药物治疗情况等,也能影响外源物的吸收。

第二节　药物对皮肤黏膜损伤的类型与机制

皮肤黏膜接触不同药物可产生不同的毒效应,有的毒作用仅限于皮肤黏膜本身,有的则会影响到毛发、皮脂腺、汗腺等皮肤附属器官,有的经皮肤吸收产生全身中毒反应。另外,某些药物经口服、注射等途径发挥治疗作用的同时,亦会引起皮肤、黏膜的损伤。药物对皮肤黏膜的毒性类型主要包括以下几种:

一、药　疹

药疹是药物通过口服、外用和注射等途径进入人体而引起的皮肤黏膜的炎症反应,亦称药物性皮炎,是药物引起的最常见的一种皮肤反应。发生药疹的原因比较复杂,大多数药疹都具有以下特点:①药疹的发生常比较突然,皮疹发展得很快,而且有自上而下的发疹倾向,常先自面颈、胸背开始,而后再向上肢、下肢依序发展,有的患者当其下肢发疹时,颜面及躯干处的皮疹往往已开始消退。②药疹虽然类似某些其他皮肤病,但其色泽较类似皮肤病的皮疹要鲜红些,皮疹的形态也比较单一。③某些类型的药疹有独特的表现,容易做出诊断,不易和其他疾病混淆。如固定性药疹发生的深红色水肿性的红斑具有特殊的诊断价值。④药疹常于停药后很快消退(溴疹等例外)。如不再用致敏药物即不再复发,若再用致敏药物,常可导致药疹复发。⑤部分病例在发疹前或发疹时有轻度的畏寒、发热等全身症状。皮疹虽然广泛,而自觉症状如瘙痒、灼热感等相对较轻。⑥发疹前都有不同方式的药物接触史,发生皮疹后若不及时停用致敏药物,皮疹可迅速增多。几乎所有的药物都有可能引起皮炎,但最常见的有磺胺类药物、解热镇痛药、镇静催眠药类以及青霉素、链霉素等,现将常见药疹的临床表现及常见的诱发药物列于表12-1。

表12-1　常见药疹的临床表现及常见的诱发药物

疹型	出现时间、部位、病程及伴发症状	皮损特点	诱发药物
剥脱性皮炎型药疹	多在长期用药后发生,潜伏期20天以上;以手足和面部为重;病程为数周;严重的伴有肾、肝损害,浅表淋巴结肿大并伴有高热、昏迷,以致发生死亡	初起为风疹样、猩红热样皮损,亦可一开始即是泛发大片损害。皮损逐渐加重并融合成全身弥漫性潮红、肿胀,可伴有水疱、糜烂和渗出,有特异性臭味,经2~3周之后全身皮肤红肿消退、全身出现大量鳞片状或落叶状脱屑,掌跖部则呈手套或袜套状大片皮肤剥脱,有的指(趾)甲、毛发脱落	抗癫痫药,磺胺类、巴比妥类、解热镇痛类、抗生素等药物
荨麻疹型药疹	起病急,散布于头面、四肢及躯干,并有此起彼消现象;较重者出现呕吐、发热及关节痛	皮肤突然发痒并迅速出现大小不等的鲜红色风团,呈圆形、椭圆形或不规则形	青霉素、呋喃唑酮、血清制品(如破伤风抗毒素)、β-内酰胺类抗生素、阿司匹林和其他非甾体抗炎药

笔记

续表

疹型	出现时间、部位、病程及伴发症状	皮损特点	诱发药物
固定型药疹	好发于口唇、肛门、外生殖器皮肤-黏膜交界处,四肢、躯干也可发生;停药1周左右红斑可消退并遗留持久的炎症后色素沉着,具有特征性	典型皮损为1个或数个大小不等的圆形或类圆形境界清楚的水肿性暗紫红色斑疹,直径1~4cm,严重者在红斑上可出现大疱或水疱,有痒感和灼痛。随着复发次数增加,皮损数目亦可增多,面积可扩大	解热镇痛类、磺胺类药物、巴比妥类和四环素类药物
湿疹型药疹	病程相对较长,常在1个月以上	大小不等的红斑、小丘疹、小丘疱疹及水疱,常融合成片,泛发全身,可继发糜烂、渗出。慢性者皮肤干燥,浸润肥厚,类似慢性湿疹,伴有不同程度瘙痒	汞剂、奎宁及磺胺类药物
麻疹型或猩红热型药疹(发疹型药疹)	皮损多在首次用药一周内出现,发病突然,可伴发热等全身症状;患者一般情况良好,病程约1~2周,皮损消退后可伴糠状脱屑	麻疹型药疹类似麻疹,皮损为针头或粟粒大小红色斑丘疹、对称分布,可泛发全身,以躯干为多,严重者可伴发小出血点,多有明显瘙痒。猩红热型药疹皮损呈弥漫性鲜红斑或呈米粒至豆大红色斑疹或斑丘疹,密集对称分布,常从面颈部开始向躯干及四肢蔓延,1~4天内布满全身,尤以皱褶部位或四肢屈侧更为明显,皮损可融合增大,形态酷似猩红热的皮损,但瘙痒明显	青霉素(尤其是半合成青霉素)、磺胺类、解热镇痛类、巴比妥类药物
多形红斑型药疹	分轻型和重型。前者多对称分布,好发于四肢远端,常有发热和流感样前驱症状后发生皮损;后者称为重症多形红斑型药疹,发病前有较重的前驱症状,皮损泛发全身并在原有皮损基础上,可伴有高热、外周血白细胞升高、肝、肾功能损害及继发感染等,病情凶险,可导致患者死亡	典型皮损为指头至钱币大小、圆形或椭圆形水肿性红斑,境界清楚,边缘潮红,中心呈暗紫色,形如虹膜状,中央常出现水疱,自觉瘙痒,累及口腔及外生殖器黏膜时可疼痛	磺胺类、解热镇痛类及巴比妥类药物

笔记

续表

疹型	出现时间、部位、病程及伴发症状	皮损特点	诱发药物
大疱型表皮松解型药疹	起病急骤；口腔、眼、呼吸道、胃肠道黏膜均可累及，并可伴有显著内脏损害，全身中毒症状较重，可出现高热、恶心、腹泻、谵妄、昏迷等全身症状，如抢救不及时常因继发感染、肝、肾衰竭、电解质紊乱、内脏出血等而死亡	发病初可似红斑型或麻疹型或猩红热型药疹，以后皮损迅速发展为弥漫性紫红或暗红斑片且迅速波及全身，在红斑处出现大小不等的松弛性水疱和表皮松解，尼氏征阳性，稍受外力即形成糜烂面，出现大量渗出，如烫伤样外观。皮损触痛明显	磺胺类、解热镇痛类、抗生素、巴比妥类药物
痤疮型药疹	见于面部及胸背部，病程进展缓慢，一般无全身症状	皮损表现为毛囊性皮疹、丘脓疱疹等痤疮样皮损	碘剂、溴剂、糖皮质激素和避孕药

除以上常见药物性皮炎以外，药疹患者，特别是固定性药疹、剥脱性皮炎型药疹、多形红斑样药疹及大疱性表皮松解萎缩性药疹患者，常伴有黏膜损害。黏膜损害常与皮肤损害同时发生。患者眼、口、鼻、肛门及外生殖器的黏膜发生糜烂或浅表溃疡，有渗液，分泌物多；咽喉及呼吸道黏膜呈现不同程度的水肿及上皮剥脱，严重者可致吞咽困难及呼吸受阻。荨麻疹或血管性水肿患者可因消化道黏膜的水肿而发生剧烈的腹痛，有的可出现腹泻、便血、恶心、呕吐等症状。某些抑制细胞增殖的药物如环磷酰胺、硫唑嘌呤、氟尿嘧啶、甲氨蝶呤、氮芥、放线菌素 D、秋水仙碱等可引起消化道黏膜充血、红肿或发生浅表的糜烂及溃疡。皮质类固醇激素、水杨酸、吲哚美辛、保泰松和阿司匹林等可引起消化道黏膜的溃疡与出血。龟头和外阴部的固定性药疹有时仅表现黏膜水肿性红斑或糜烂，而在皮肤上可无任何损害。有些药物由于毒性作用也可引起黏膜损害，如口服甲氨蝶呤治疗银屑病时，有 35%～40% 的病例发生口腔黏膜糜烂和溃疡。有些药物如青霉素、土霉素、氯霉素、新霉素、磺胺药、阿托品、毛果芸香碱、汞剂以及某些解热镇痛药可引起变态性眼结膜炎，表现为结膜红肿充血，结膜表面有白色分泌物，眼睑肿胀。如不及时处理，可引起结膜粘连、角膜浸润，甚至造成角膜溃疡穿孔而引起失明。

二、药物的光敏反应

光敏反应（photosensitivity reaction）是指皮肤对光线敏感产生的不良反应，是由某些药物（化学药物）与皮肤接触，经特定波长的光照后引起的皮肤损伤。凡能产生光敏反应的物质被称为光敏物质。光敏反应的发生需具备两个条件：皮肤上有光敏物质存在和接受日光或类似光源的照射。光敏物质与皮肤的接触可以是外部的（如直接涂抹在皮肤上或与皮肤接触），也可以是通过口服、注射等途径进入体内的，经吸收后分布到皮肤。引起光敏反应的光线最常见的是波长 320～400nm 的长波紫外线（UVA）及波长为 290～320nm 的中波紫外线（UVB），其次是波长在 400～760nm 的可见光。

药物的光敏反应包括光毒性反应（phototoxicity）和光变态反应（photoallergy，又称光超敏反应）两类。光毒性反应系指药物吸收的紫外线能量在皮肤中释放，导致皮肤损伤。光毒性反应是一种非免疫性反应。任何个体只要存在某种光敏物质，再经过适当波长（长波紫外线或中波紫外线）和一定时间的光照后即可发生反应。皮肤暴露部位呈日晒斑或日光性皮炎症状，包括刺痛感、红斑、水肿甚至水疱、大疱，继之脱屑、色素沉着，甚至可扩展到非照射部位。其发病急，病程短，消退快，病变主要在表皮。光毒性反应的发生时间通常较短，一般在光照 24 小时左右

笔记

或更短时间内即可发生,而光变态反应的发生时间则相对较长,且有一定的潜伏期。光变态反应是光能在抗原的形成上可能起一定作用的免疫应答反应,是光敏作用的一种,一般见于少数敏感体质的人。光变态反应发病机制可能是光敏感物质在光能作用下,使前半抗原变成半抗原,后者与皮肤蛋白结合形成全抗原后刺激机体产生抗体或细胞免疫反应。光毒性反应与光变态反应在临床上不易区分,两者之间可相互转变,也可以同时并存。

（一）光敏反应产生的机制

1. 光毒性反应　是由于到达皮肤的光敏物质吸收光量子后,将能量传递给周围分子,造成表皮细胞坏死,释放多种活性介质,引起真皮血管扩张、组织水肿、黑色素合成加快等反应。按其致病和对氧的依赖性可分为氧依赖性和非氧依赖性光毒性反应。氧依赖性的反应中有氧分子参与,它们吸收光子并获得能量,产生单线态氧、超氧阴离子及羟自由基等,造成皮肤损害。非氧依赖性的反应不需要氧参与,反应中化学药物直接吸收光子并处于激活状态,再与靶分子作用形成光化学产物,诱导光毒性反应。目前认为光毒作用的靶位点可能是细胞膜、细胞器及DNA,补体在此过程中起十分重要的作用。

2. 光变态反应　是一种由淋巴细胞介导的迟发型超敏反应,系由于药物吸收光能后呈激活态,并以半抗原的形式与皮肤中蛋白结合,形成药物-蛋白质结合物（全抗原）,经表皮朗格汉斯细胞传递给免疫活性细胞,引起过敏反应。

（二）引起光敏反应的药物

引起光敏反应的药物主要包括喹诺酮类、磺胺类、四环素类、磺酰脲类、利尿药、吩噻嗪类、非甾体抗炎药、口服避孕药、中药补骨脂及局部用药等。

1. 喹诺酮类抗菌药　据统计,临床上喹诺酮类抗生素导致光毒性反应的发生率为0.1%～3%,主要表现为在皮肤光照部位出现红肿、发热、瘙痒、疱疹等改变。美国临床试验发现,在1585名使用沙星类抗生素的患者中,有126人发生了光毒性反应,有人口服一次即可发生。一般而言,喹诺酮类药物的光毒性反应程度为克林沙星＞司帕沙星＞氟罗沙星＞洛美沙星＞曲伐沙星＞环丙沙星＞依诺沙星＞诺氟沙星＞氧氟沙里＞左氧氟沙星。

2. 四环素类抗生素　该类药物引起的光敏反应类似于轻至重度烧伤。患者可出现红斑、水肿、丘疹、荨麻疹,甚至起疱。使用地美环素的光敏反应发生率尤其高。可引起光敏反应的其他四环素类药物为金霉素、多西环素、土霉素、美他环素、米诺环素。但四环素本身光敏反应的发生率较低。

3. 非甾体抗炎药　对吡罗昔康的反应因人而异,有些患者在治疗早期即出现光毒性反应,而有些患者在治疗14天以后才出现。萘普生可出现假卟啉症反应,表现为早期挫伤、手和脚的瘢痕、水疱及皮肤脆弱。

4. 噻嗪类利尿药　噻嗪类所致的光敏性皮肤损害的形态多种多样,可表现为红斑、皮炎、红斑狼疮样反应、苔藓样斑块和瘀点、瘀斑。

5. 某些中药和中成药　可引起光敏反应的药物有连翘、天竺黄、前胡、三九胃泰、补骨脂、马齿苋、紫云英等。

三、原发性刺激

原发性刺激主要是指药物直接对皮肤黏膜局部产生的刺激作用,刺激症状是皮肤黏膜接触药物后所产生的一种反应。依据反应的严重程度,可出现充血、水肿、水疱甚至溃疡等不同表现。原发性刺激症状出现于初次接触药物的部位,因此它与过敏反应不同。

依据原发性刺激的不同表现,刺激作用有几种表现形式:

1. 消化性溃疡　骨髓移植和高剂量化疗时,移植物抗宿主病（GVHD）和一些细胞因子如IL-1和TNF-α参与了黏膜的损伤过程,化疗后中性粒细胞减少往往会加剧溃疡局部继发的厌

笔记

氧菌、需氧菌甚至真菌的感染,黏膜溃疡严重的患者链球菌感染的概率是轻度溃疡者的3倍。

2. 改变皮肤结构的损伤　化学药物作用于皮肤后使表皮的完整性破坏,立即引起局部皮肤组织起疱,甚至坏死。例如强酸引起的皮肤凝固性坏死和强碱引起的皮肤溶解性坏死。

3. 药物性皮炎　药物作用于皮肤后,症状可以从轻度红斑、丘疹到重度水疱等,药物与皮肤接触后即可发生。发病仅限于直接接触部位,边界清楚。造成药物性皮炎的药物有阿司匹林、磺胺类、巴比妥类等。

4. 皮肤色素沉着　化学药物可以绕过表皮屏障直接透过皮脂腺和毛囊而进入真皮引起角化性毛囊损害,影响皮肤色素代谢,引起皮肤色素沉着。例如肼类、硫酸二甲酯、二甲亚砜、丙烯腈等。

四、皮肤黏膜过敏反应

过敏反应是皮肤黏膜接触某种致敏药物后,经过一段时间的潜伏期,当再次遇到该致敏物质后所产生的一种异常或病理性的免疫反应。机体在初次接触某化学药物时,可能不出现或只出现轻微反应,然而当再次接触这种化学药物时,可出现严重反应,其诱导期从几天至几年不等。

发生过敏反应的细胞主要是肥大细胞和嗜碱性粒细胞,这两类细胞广泛分布于鼻黏膜、支气管黏膜以及皮肤下层结缔组织中的微血管周围和内脏器官的被膜中,含有组胺、白三烯、5-羟色胺、激肽等过敏介质。过敏反应发生的机制是进入皮肤黏膜的药物与某些细胞的表面结合,进而与T淋巴细胞反应。当致敏的T淋巴细胞再次接触到这种药物时,就会释放出各种生物活性物质,导致充血和水肿。这种损伤不一定局限于皮肤黏膜的接触部位,可广泛而对称性发生,边界不清。特异质高敏患者可反复发作。易引起皮肤黏膜过敏反应的药物有青霉素、氯霉素、磺胺类、氯丙嗪、普鲁卡因等。

五、药物超敏反应综合征

药物超敏反应综合征(drug hypersensitivity syndrome,DHS)亦称伴发嗜酸性粒细胞增多及系统症状的药疹(drug eruption with eosinophilia and systemic symptoms),常于用药后2~6周内发生,多见于环氧化物水解酶缺陷的个体,人疱疹病毒6感染再激活也参与此病的发生。药物及病毒再激活引发的超敏反应所致组织损害主要由CD8$^+$细胞毒性T淋巴细胞介导。其发病突然,临床特征为发热、皮疹、淋巴结肿大和多脏器损害伴嗜酸性粒细胞增多。皮疹为持续的丘疹、脓疱或红斑,可泛发,常进展为剥脱性皮炎,因毛囊水肿而导致皮损浸润变硬,但严重程度与系统损害往往不平行。如未能及时发现与治疗,本病病死率在10%左右。引起药物超敏反应综合征最常见的药物有卡马西平、苯妥英钠、苯巴比妥、拉莫三嗪、氨苯砜、柳氮磺吡啶、阿巴卡韦、美西律、别嘌醇、米诺环素、地尔硫革、卡托普利。近年有螺内酯、氨基氰和可卡因引起药物超敏反应综合征的报道。

六、氨苯砜综合征

氨苯砜综合征(又称砜综合征)是在短程、小剂量氨苯砜治疗过程中所发生的少见的有潜在致死危险的过敏反应。其临床表现为发热、肝细胞坏死性肝炎、黄疸、剥脱性皮炎、淋巴结病及溶血性贫血。氨苯砜是治疗麻风病的首选药,而且广泛用于其他皮肤病的治疗,近几年国内外关于氨苯砜引起红皮病的报道较多。常用剂量下多在用药1个月左右发生红皮病,过量者致敏期明显缩短,病情严重,甚至可致死亡。氨苯砜综合征为其严重不良反应,常在每日用50~300mg时发生,一般在开始用药3~6周后出现,最长不超过2个月。发热是所有患者均有的表现,皮疹可表现为红皮病/剥脱性皮炎。

笔记

七、红人综合征

红人综合征是服用(或外用)某些药物(如万古霉素、替考拉宁、利福平等)后所出现的不良反应。临床表现为皮肤黏膜呈红色或橙色,面部、颈及躯干则呈现为红斑性充血、瘙痒等。该综合征的发生是由于药物及代谢产物促使肥大细胞和嗜碱性粒细胞脱颗粒,释放出大量组胺所致。近年来红人综合征的发生率有所增加。万古霉素以外的药物,如环丙沙星、两性霉素 B 等也可引起该综合征,这些药物若联合使用可加重该不良反应。万古霉素与麻醉镇痛药和肌肉松弛药等合用也增加其风险。由于组胺释放的程度与万古霉素输注的剂量和速度有关,因此,每次静脉给药时应尽量缓慢,输注过程至少应在 1 小时以上。

八、经过皮肤黏膜吸收产生全身中毒反应

由于黏膜不具有皮肤那样的角质层作为天然屏障,因此,相对于皮肤而言黏膜给药更易产生全身中毒反应。有些药物不引起皮肤形态学改变,而是通过降低皮肤的屏障作用,增加皮肤细胞通透性,使皮肤充血,皮肤黏度增高,加速药物的皮肤吸收,引起全身中毒。例如有机磷酸酯类药物经皮肤吸收后可引起全身中毒。有的药物如糖皮质激素对皮肤黏膜的毒性作用,除直接作用于皮肤黏膜产生毒性外,还可经过蛋白分解等其他途径造成皮肤黏膜变薄、表皮萎缩、黏膜角质化、表皮的颗粒层消失、基底层细胞出现固缩。

九、药物对黏膜及皮肤附属器的影响

1. **黏膜炎** 黏膜炎是一种化疗药物常见的消化道反应。化疗药物引起黏膜炎的机制有两方面:药物对黏膜的直接损伤和继发的局部感染。易引起黏膜炎的化疗药物包括氟尿嘧啶、甲氨蝶呤、放线菌素 D 和米托胍腙等,黏膜炎是氟尿嘧啶和甲氨蝶呤的剂量限制性毒性之一。

2. **头发** 肿瘤化疗中,多种抗有丝分裂剂均能引起头发脱落,表现为在用药 2 周内头发开始脱落,停药两个月后,头发又开始生长。而其他一些药物引起的头发脱落,是因其将头发生长期的毛囊转变成生长终止期,头发在治疗 24 个月后才开始脱落,这类药物有口服避孕药、降压药普萘洛尔和甲巯咪唑等。

3. **皮脂腺** 皮脂腺的分泌受激素调节,雄激素刺激其分泌,而雌激素抑制其分泌,肾上腺皮质类固醇激素和甲状腺激素对皮脂也有刺激作用。皮脂腺开口处上皮细胞增生可引起痤疮,外用药物如油脂、油膏和全身性摄入碘化物、溴化物能促进痤疮的发生。

4. **汗腺** 皮肤接触 95% 的酚和三氯甲烷(氯仿),可引起汗腺导管阻塞,汗液滞留,形成痱子。

第三节　药物对皮肤黏膜损伤作用的评价

药物对皮肤黏膜损伤的评价主要包括皮肤用药的急性毒性试验、长期毒性试验、刺激试验、吸收试验、光敏试验、过敏试验以及滴鼻剂、吸入剂、直肠剂及阴道制剂的毒性试验。

一、皮肤用药的一般毒性试验

皮肤用药的一般毒性试验包括急性毒性试验和长期毒性试验两部分内容。

1. **概念与目的** 皮肤用药的急性毒性试验是指观察动物完整皮肤及破损皮肤一次性接触受试物短期内所产生的毒性反应试验;皮肤用药的长期毒性试验指观察动物完整皮肤及破损皮肤反复接触受试物所产生的毒性反应及其可逆程度试验。其目的是动物皮肤接触药物后,观察经皮肤渗透时机体产生的毒性反应和反应的可逆程度,找到中毒靶器官,为临床用药提供参考。

笔记

2. **实验准备**　给药前 24 小时将动物背部脊柱两侧毛脱掉。脱毛剂涂于动物背两侧 1 ~ 2 分钟后,用纱布蘸清水洗净擦干。去毛范围约相当于体表面积的 10% 左右(家兔约 150cm²,豚鼠和大鼠约 40cm²),制备破损皮肤。

3. **基本内容**　实验动物一般选用白色家兔、大鼠、豚鼠及小型猪。经皮给药的受试物如果在拟用临床给药时有可能与破损皮肤接触,则应另设皮肤损伤组。应选用临床制剂,如临床制剂浓度无法满足实验剂量要求,应根据临床制剂的制备标准制备高浓度制剂,如药物为粉末状,则需用适宜赋形剂(如羊毛脂、凡士林等)溶解混匀,以保证受试物与皮肤有良好的接触。

实验方法及结果分析与评价参见第二十一章第五节。

二、皮肤刺激性试验

1. **概念与目的**　刺激性是指非口服给药制剂给药后给药部位产生的可逆性炎性反应,若给药部位产生了不可逆性的组织损伤,则称为腐蚀性。皮肤刺激性试验是观察受试物接触动物正常及破损皮肤后所产生的刺激反应。

2. **基本内容**　受试物同皮肤用药的毒性试验。通常选兔、小型猪,否则应阐明合理性。一般应进行相同备皮面积的正常皮肤和破损皮肤局部刺激性试验。采用同体左右侧自身对比法,将受试物直接涂于备皮处,敷料覆盖固定。贴敷时间至少 4 小时。多次给药皮肤刺激性试验应连续在同一部位给药,每次给药时间相同,给药期限一般不超过 4 周。

在自然光线或全光谱灯光下肉眼观察皮肤反应。根据受试物的特点和刺激性反应情况选择观察时间。通常单次给药皮肤刺激性试验观察时间点为去除药物后 30 ~ 60 分钟,24 小时、48 小时和 72 小时。多次给药皮肤刺激性试验,为每次去除药物后 1 小时以及每次给药前,以及末次贴敷去除药物后 30 ~ 60 分钟,24 小时、48 小时和 72 小时。

如存在持久性损伤,有必要延长观察期限以评价恢复情况和时间,延长期一般不超过 2 周。对出现中度及中度以上皮肤刺激性的动物,应在观察期结束时进行组织病理学检查,并提供病理照片。

单次给药皮肤刺激性试验,计算各组每一时间点皮肤反应积分的平均值,按表 12-2 进行刺激强度评价。多次给药皮肤刺激性试验,首先计算每一观察时间点各组积分均值,然后计算观察期限内每天每只动物刺激积分均值,按表 12-3 进行刺激强度评价。

表 12-2　皮肤刺激反应评分

	刺激反应	分值
红斑	无红斑	0
	轻度红斑(勉强可见)	1
	中度红斑(明显可见)	2
	严重红斑	3
	紫红色红斑并有焦痂形成	4
水肿	无水肿	0
	轻度水肿(勉强可见)	1
	中度水肿(明显隆起)	2
	重度水肿(皮肤隆起1mm,轮廓清楚)	3
	严重水肿(皮肤隆起1mm 以上并扩大)	4
最高分值		8

笔记

表 12-3　皮肤刺激强度评价标准

分值	评价
0～0.49	无刺激性
0.5～2.99	轻度刺激性
3.0～5.99	中度刺激性
6.0～8.00	重度刺激性

三、皮肤吸收试验

皮肤吸收试验主要是为了判断药物从局部吸收的程度,考虑是否进行全身性用药的各项试验。如果是创制新药则必须做,有时情况特殊时也要做。比如,原来是口服制剂,改成霜剂应增加吸收试验,证实通过皮肤吸收在血浆或其他作用部位的药物浓度是否达到有效浓度。

药物经皮肤吸收的难易和快慢有重要的毒理学意义。进行皮肤吸收的试验方法主要有整体和离体两类。

(一)整体皮肤吸收试验

整体皮肤吸收实验主要包括激光多普勒测速技术(LDV)与光电容积脉搏波成像(PPG)两种方法。这两种方法可以在给药量少,不伤害身体的前提下,对药物经皮肤吸收速率做出准确的评价,这为安全有效地在人体上进行药物经皮肤渗透机制的深入研究提供了可靠的方法。

1. **LDV 法(laser doppler velocimetry)**　将 5mW 氦-氖激光,以 643.8nm 波长通过一种石英光学纤维传导到皮肤上。将此光线照射在皮肤上并射入 1～15mm 以下,遇到毛细血管中正在流动的红细胞时就会散折回来,然后由次级光学纤维收集这种折光。再经电子仪器进行转变频率分离,将其转变成一种单一的电流参数,该参数代表电压输出量的大小。电压的输出量与皮肤表面灌流程度呈正相关,而皮肤表面灌流程度又与经皮肤药物吸收量呈正相关。表皮涂药后,测量电压量的时相变化,经换算即可求出该药物经皮肤吸收的速度。

2. **PPG 法(photopulse plethysmography)**　本法所用的光源是由一种二极管(LED)射出的波长 800～940nm 的红外线。LED 旁安装有一个试探电极,此电极内装有一个光电晶体管,LED 发出的光射入皮肤内,有部分光被反射出来;试探电极用来检测这种反射回来的光,并将其转变成电压波图谱,此电压波称为 PPG 产量,电极下皮肤内血流量的变化可使被吸收与被反射出的入射线比例发生变化,从而最终导致 PPG(与微灌流量相关的电压)产量发生变化。

(二)离体皮肤吸收试验

离体皮肤吸收试验作为评价药物经皮肤吸收的方法,具有快速、简易、灵敏的优点。该法建立的依据是:①离体皮肤的表皮条件类似于整体皮肤;②影响经皮肤渗透的主要屏障是表皮中的一层无生命膜;③真皮不影响渗透作用。

1. **静态渗透装置**　渗透室为玻璃制品,分上、下两室,上室放药剂(一般为标记物),下室放接受液,接受液根据受试物性质不同采用个性盐溶液(适于水溶性物)。上、下空间放一不锈钢细筛网托,离体皮肤放置上面。皮肤上再置一橡皮圈。上、下室对准,用螺钉夹紧。将药物置于皮肤表面由上室渗透至下室,上、下室均盖以密封瓶盖以防化合物挥发,全部渗透室用一塑料架支撑。实验时,先放 10ml 接受液于下室,内置一小磁棒以搅匀接受液,盖紧瓶口。放好皮肤后,将一定量药液涂于皮肤表面,上室盖以瓶盖。每隔一定时间自下室弯口处吸收接受液,进行测定。试验结束后测量渗透室内剩余接受液体积,计算受试药经皮肤渗透率。

2. **流动渗透室装置**　这是在上述试验技术基础上改进的一种更先进的技术。它是在下室(接受室)中加入灌流液,该液为血浆或加入一些白蛋白的水溶液,灌流液按每小时 5ml 的流速经接受室从皮下流过,进入收集器中,从给药时开始,按一定时间更换收集器,并测定其中液体体积及药剂含量,以此计算该药剂经此吸收率。由于灌流液可以被吸收并运走经皮渗透的药剂,与整体条件更为近似,故认为它比静态法更符合生理条件。

四、皮肤过敏性试验

1. 概念　皮肤过敏(过敏性接触性皮炎)是一种变态反应,由变应原进入机体后,促使机体产生相应的抗体,引发抗原-抗体反应,表现为红斑、丘疹、风团等临床客观体征,常伴瘙痒。当动物初始接触受试物后至少1周(诱发期),再进行受试物的激发接触,有可能导致过敏状态。

2014年国家食品药品监督管理总局颁布《药物刺激性、过敏性和溶血性研究技术指导原则》规定,通常局部给药发挥全身作用的药物(如注射剂和透皮吸收剂等)需考察Ⅰ型过敏反应,如透皮贴剂需进行主动皮肤过敏试验(active cutaneous anaphylaxis,ACA),详见第二十一章第五节。经皮给药制剂(包括透皮剂)应进行Ⅳ型过敏反应试验,包括豚鼠最大化试验(guinea-pig maximization test,GPMT)或豚鼠封闭斑贴试验(Buehler test,BT)或其他合理的试验方法,如小鼠局部淋巴结试验(murine local lymph node assay,MLLNA)等。

2. 豚鼠封闭斑贴试验和豚鼠最大化试验　通常选成年豚鼠。受试物组不少于20只,对照组不少于10只。应设立阴性对照组和阳性对照组。推荐的阳性对照物有巯基苯并噻唑、苯佐卡因、二硝基氯苯、331环氧树脂等,也可以使用其他的阳性对照物,但轻-中度的致敏剂在加佐剂的试验中至少30%和不加佐剂试验中至少15%应有反应。

剂量取决于所选择的方法。在Buehler试验中,致敏剂量应当足够高,以产生轻微的刺激性,激发剂量为不产生刺激性的最高剂量。在GPMT中,致敏剂量应足够高以产生轻-中度的皮肤刺激性且能很好地全身耐受,激发剂量为不产生刺激性的最高剂量。第0、6~8和13~15天局部给药诱导,第27~28天在未给药部位给药6小时激发。GPMT采用皮内注射给药,使用或者不使用佐剂进行诱导,局部诱导5~8天后,第20~22天给予激发剂量24小时,在去除激发剂量24和48小时后读取结果。两种试验方法均在去除药物24和48小时后读取结果。如结果难以判定,一周后再次激发。

一般在致敏后1和24小时及激发后24和48小时观察皮肤红斑、水肿和其他异常反应,按表12-4进行评分,计算过敏反应发生率。按表12-5判断过敏反应强度。可根据毒性反应情况适当调整观察时间。同时测定开始和结束时的动物体重。

表12-4　皮肤反应评分标准

皮肤反应强度	分值
红斑形成	
无红斑	0
轻度红斑	1
中度红斑	2
重度红斑	3
水肿性红斑	4
水肿形成	
无水肿	0
轻度水肿	1
中度水肿	2
重度水肿	3
总积分	7

笔记

表 12-5　致敏强度

致敏率	分级	致敏强度
0 ~ 8	I	弱致敏
9 ~ 28	II	轻度致敏
29 ~ 64	III	中度致敏
65 ~ 80	IV	强致敏
81 ~ 100	V	极强致敏

五、皮肤光敏试验

1. **概念**　药物涂抹皮肤后遇光照射可引起光敏反应,系药物吸收光能后成激活状态,并以半抗原形式与皮肤中的蛋白结合成为药物-蛋白质结合物(全抗原),经表皮的朗格汉斯细胞传递给免疫活性细胞,引起过敏反应的作用。光过敏性属于 IV 型迟发型过敏反应。其发生时间相对较长,且有一定的潜伏期。通常 5 ~ 10 天的连续用药和光照射可诱导免疫系统产生光过敏反应。再次给药时,药物和光作用 24 ~ 48 小时之内即会有光过敏反应发生。若其化学结构或某些组分(包括药物和赋形剂)有光过敏作用者应做光过敏试验。

有些药物可引起光过敏反应,而我国尚未规定要进行试验,因此特别要注意,尤其是和已知光敏剂结构相似者,一定要进行此试验。易引起光敏的药物有磺胺类(磺胺、磺胺噻唑和磺胺嘧啶等),噻嗪类(氯丙嗪、丙嗪、丙氯拉嗪等)。

2. **基本内容**　选用健康白色豚鼠,每组不少于 5 只。应设阳性对照组、阴性对照组和受试动物组。皮肤光过敏性实验的实验方法多种多样,下面就常见的几种实验方法进行简单介绍。

(1)佐剂和角质剥离(adjuvant and strip)法:本法是先皮内注射氟康唑,用透明胶带擦伤皮肤角质层,涂敷受试物,照射紫外线,以上操作反复 5 次进行致敏,2 周后再次涂敷受试物,照射紫外线激发。

(2)Harber 法:涂敷受试物,照射紫外线,此操作隔日进行一次共 3 次致敏。3 周后再次涂敷受试物的稀释液,30 分钟后照射紫外线激发。

(3)Horio 法:涂敷 20% 的月桂氮䓬酮,再涂敷受试物,立即照射紫外线,此操作每日一次共 3 次致敏。14 天后再次涂敷受试物,照射紫外线激发。

(4)Jordan 法:本法是用尼龙刷子损伤皮肤后,涂敷受试物,1 小时后照射紫外线,此操作每周 5 次,连续 3 周进行致敏,2 周后再涂敷受试物,6 小时后照射紫外线,此操作连续 2 日进行激发。

(5)Maurer 法:涂敷受试物,1 小时后照射紫外线及可见光线进行致敏。6 周和 9 周后,各 3 日连续涂敷受试物,30 分钟后照射紫外线进行激发。

(6)Morikawa 法:本法是 Harber 改良法。涂敷受试物,30 分钟后照射紫外线,本操作每周连续 5 天,共 2 周进行致敏,致敏 2 周后,涂敷受试物,30 分钟后照射紫外线进行激发。

(7)Vinson 法:涂敷受试物,照射紫外线,本操作每日一次,连续 5 次进行致敏,7 ~ 10 天后,再次涂敷受试物,照射紫外线进行激发。

皮肤光敏试验是根据比较对照组和给药组的反应进行评价。阳性结果时应追加试验,如与已知阳性物质的比较试验及用其他方法(不加佐剂)进行试验,其中非损伤性试验方法有利于光敏性反应评价。另外,光敏性是光毒性和光过敏性两类混合难分的反应。必要时应追加光毒性试验。试验动物原则上选健康白色豚鼠,每组不少于 5 只。应设阳性对照组、阴性对照组和受试物组。

笔记

六、皮肤光毒性试验

1. **概念**　皮肤光毒性反应是指药物吸收紫外线能量在皮肤中释放而导致皮肤损伤的作用，即皮肤或全身接触或应用化学物质后，继而暴露于紫外线照射下所引起的一种皮肤毒性反应。光毒性反应是光敏反应中最常见的一种反应，具有剂量依赖性。其临床表现与晒伤相似，表现为红斑、水肿、皮肤瘙痒和色素沉着，严重者可产生局部坏死、溃烂或表皮脱落。

2. **基本内容**　成年白色豚鼠，雌雄各半。应设阴性、阳性对照组和受试物不同剂量组。阴性对照组应给予赋形剂或溶媒，阳性对照组给予甲氧沙林，受试物低剂量组给予临床用药浓度，高剂量组给予不引起皮肤刺激反应的浓度。正式试验的每组动物数至少6只。

将动物固定，按表12-6所示，在动物去毛区1和2涂敷0.2ml(g)受试物或阳性对照药。去毛区3和4涂敷同体积(量)的赋形剂或溶媒。给药30分钟后，左侧用铝箔覆盖，胶带固定，右侧用UVA进行照射。

表12-6　动物去毛区的试验安排

去毛区编号	实验处理
1（左上区）	涂受试物或阳性对照药，不照射
2（右上区）	涂受试物或阳性对照药，照射
3（左下区）	涂赋形剂或溶媒，不照射
4（右下区）	涂赋形剂或溶媒，照射

实验结束后分别于1小时、24小时、48小时和72小时观察皮肤反应，根据表12-7判定每只动物皮肤反应评分。

表12-7　皮肤反应评分标准

红斑和焦痂形成	分值	水肿形成	分值
无红斑	0	无水肿	0
非常轻的红斑，勉强可见	1	非常轻的水肿，勉强可见	1
明显的红斑	2	轻度水肿（边缘清晰）	2
中度至重度的红斑	3	中度水肿（皮肤隆起约1mm）	3
重度红斑（鲜红色）至轻度焦痂形成（深层损伤）	4	重度水肿（皮肤隆起大于1mm，并超过涂抹受试物的区域）	4

单纯涂抹受试物而未经照射区域不出现皮肤反应，而涂受试物后经照射的区域出现皮肤反应分值之和为2或2以上的动物数为1只或1只以上时，判为受试物具有光毒性。

注：UV光源 $[1mW/cm^2 = 1mJ/(cm^2 \cdot s)]$

（1）UV光源：波长为320～400nm的生活紫外线（UVA），如含有户外紫外线（UVB），其剂量不得超过0.1 J/cm^2。

（2）强度的测定：用前需用辐射计量仪在实验动物背部照射区设6个点测定光强度（mW/cm^2），计算平均值。

（3）照射时间的计算：照射剂量为10J/cm^2，按下式计算照射时间：

照射时间（秒）= 照射剂量（10 000mJ/cm^2）/光强度（mJ/cm^2）

笔记

七、滴鼻剂和吸入剂的毒性试验

对于滴鼻和吸入药物的毒性研究需通过观察对鼻黏膜和呼吸道的刺激作用来判定药物的毒性作用，以保证滴鼻剂和吸入剂的安全性。

（一）滴鼻剂和吸入剂急性毒性试验

1. **目的**   观察受试物一次滴入或吸入后对动物所产生的毒性反应或死亡情况。

2. **基本内容**   选用成年大鼠、豚鼠或家兔，雌雄各半。受试物为液体或粉末剂。具体实验方法及结果分析与评价参见第二十一章第五节。

（二）滴鼻剂和吸入剂长期毒性试验

1. **目的**   观察药物经滴鼻或吸入反复多次给药后对动物产生的毒性反应或死亡情况。

2. **基本内容**   动物可选用家兔、大鼠或狗。给药周期及结果分析可参照长期毒性常规要求。检测指标除特别要注意观察鼻腔或呼吸道一般情况，其余与长期毒性要求一致。

（三）滴鼻剂和吸入剂刺激试验

1. **目的**   观察药物一次或多次滴入或吸入后动物所产生的刺激反应。

2. **基本内容**   可选用兔、豚鼠或大鼠。给药后观察动物全身状况（如呼吸、循环、中枢神经系统）及局部刺激症状（如哮喘、咳嗽、呕吐、窒息等症状）等。单次给药24小时后或多次给药停药后24小时处死动物，观察呼吸道局部（鼻、喉、气管、支气管）黏膜组织有无充血、红肿等现象，并进行病理组织学检查。

多次给药试验则一般每日滴入或吸入一次，连续7天。于末次给药24小时后处死动物，其他均与一次给药一致，取黏膜做病理学检查。

此外，口腔用药、滴耳剂可参照上述试验，给药途径改为口腔给药或外耳道给药，观察对口腔和咽黏膜，以及对外耳道和鼓膜的影响。口腔用药建议用金黄仓鼠，观察受试物对颊黏膜的刺激性。

八、直肠、阴道制剂的毒性试验

对用于直肠、阴道的药物，必须通过观察药物对腔道黏膜的刺激作用和经黏膜吸收后产生的毒性反应，来研究药物的毒性作用，保证用药的安全性。

直肠、阴道制剂毒性试验分急性毒性、长期毒性和刺激试验。

（一）直肠、阴道用药的急性毒性试验

1. **目的**   观察动物直肠或阴道一次接触受试物后所产生的毒性反应或死亡情况。

2. **基本内容**   动物可选用家兔或大鼠。受试物为栓剂、液体或膏剂。将受试物轻轻置入动物直肠或阴道内，与其黏膜至少接触4小时。具体实验方法及结果分析与评价参见第二十一章第五节。

（二）直肠、阴道用药的长期毒性试验

1. **目的**   观察药物经直肠或阴道反复多次给药后对动物产生的毒性反应或死亡情况。

2. **基本内容**   动物可选用家兔、大鼠或狗。一般宜做成栓剂。给药周期及结果分析可参照长期毒性常规要求。检测指标除特别要注意观察直肠或阴道一般情况及病检直肠、阴道外，其余与长期毒性要求一致。

（三）直肠、阴道用药的刺激试验

1. **目的**   观察受试物一次或多次给药后对动物直肠、阴道所产生的刺激反应情况。

2. **基本内容**   阴道刺激性试验通常选用大鼠、兔或犬，直肠刺激性试验通常选兔或犬。给药容积可参考临床拟用情况或不同动物种属的最大给药量。给药频率根据临床应用情况，通常每天1~2次，至少7天，每次给药与黏膜接触至少4小时。观察内容：阴道部位、临床表现（如疼

笔记

痛症状)和阴道分泌物(如血、黏液)等,给药后动物死亡和剖检结果,局部组织有无充血、水肿等现象,并进行阴道和生殖系统病理组织学检查等。

参考文献

李才,任立群,于晓艳,等.人类疾病动物模型的复制.第1版.北京:人民卫生出版社,2008.

(任立群)

第十三章 药物对眼的毒性作用

眼在整个机体中居特殊地位,人脑关于周围环境的信息中,大约95%通过视觉获得。因此,视觉知觉和视觉运动的微小改变可能会对个体的健康、精神及社会活动等方面产生巨大的影响。视觉功能的改变常在尚无其他临床毒性症状时就已发生,然而,药物毒副作用的全身症状容易被人们所认识,而眼部症状常常被忽视,结果容易将药源性眼病当作原发性眼病,造成不可逆的眼损害。

第一节 眼损伤的形态与生理学基础

一、眼及视觉系统的结构功能特点

眼球由眼球壁及内容物组成,眼球壁由外向内顺次为纤维膜、血管膜和视网膜,这三层膜在透光的眼前部由许多特殊组织(如角膜和晶状体)所取代。眼球内容物是眼球内一些无色透明的折光结构,包括晶状体、房水和玻璃体,它们与角膜一起组成眼的折光系统(图13-1)。局部和全身用药均可影响眼的各个部分。

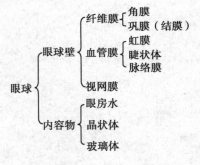

图 13-1 眼的结构

1. **纤维膜** 纤维膜由致密结缔组织构成,分为前方的角膜和后方的巩膜。角膜是无血管组织,厚约500μm,分为若干层或屏障。角膜对化学物穿透的主要屏障是在角膜上皮细胞表层的紧密连接,其通透性低,仅脂溶性化学物质易于穿透。角膜厚度的90%为角膜基质,由水、胶原和糖胺聚糖组成,亲水性化学物质易溶于此层,此层可能作为这些化学物质的贮藏库。角膜基质的内缘与一层薄的基膜相连,由角膜内皮细胞层组成,对于已电离的化学物质的通透性较低,但仍为角膜上皮通透性的100~200倍。结膜为一层半透明薄膜,覆盖眼睑内面和眼球表面至角膜巩膜缘,保护眼球。药物接触富有血管的结膜时,特别是进入泪囊和鼻泪管后可有显著的系统吸收并达到较高的血浓度,是眼局部用药引起全身毒性的生理解剖基础。

2. **血管膜** 此层富含血管和色素细胞,有营养眼内组织的作用,并形成暗环境。血管膜由

笔记

后向前分为脉络膜、睫状体和虹膜3部分。睫状体是血管膜中部的增厚部分,睫状突与晶状体之间由纤细的晶状体悬韧带连接。在睫状体的外部有平滑肌构成的睫状肌,睫状肌受副交感神经支配,有调节视力的作用。虹膜是血管膜的最前部,呈环状,位于晶状体的前方,将眼房分为前房和后房,中央有一孔以透过光线,称瞳孔。虹膜内分布有色素细胞、血管和肌肉。瞳孔可调节视网膜光线的进入量,并可控制视网膜影像的像差和球面差。虹膜对物理损伤和药物的刺激敏感,易引起渗出,损伤严重时,可引起至虹膜后层上皮的黑色素颗粒脱落。同时,因虹膜由交感神经和副交感神经支配,故影响此两种神经功能的药物,对瞳孔的扩大和缩小可产生影响。

3. **视网膜** 视网膜是眼球壁的最内层,分为视部和盲部。视网膜视部的最外层(向眼球内部)是色素上皮细胞(RPE)层,色素上皮的内侧为两种感光细胞,即视锥细胞和视杆细胞。前者有感强光和辨别颜色的能力;后者有感弱光的能力。第2级神经元为双极神经元,是中间神经元,与感光细胞形成突触联系。第3级为多极神经元,称为神经节细胞,其轴突向视网膜乳头集中,成为视神经。视神经纤维在穿出视网膜处形成视乳头,此处没有感光能力,为盲部。视网膜中央动脉由此分支呈放射状分布于视网膜。在眼球后端的视网膜中央区是感光最敏锐的部分,成一圆形小区称视网膜中心,也叫黄斑。视网膜由视网膜动脉和来自睫状后动脉的脉络膜动脉供应血液。视网膜血管分布于视网膜的内部或近端部位,其毛细血管内皮细胞具有紧密连接,类似于大脑毛细血管,形成血-视网膜屏障,生理条件下,葡萄糖和氨基酸不能穿透。但是在视乳头部位,血-视网膜屏障缺乏具紧密连接的毛细血管,亲水性分子从血管外空间经扩散进入视乳头,引起选择性损伤。外侧或远侧视网膜无血管,由脉络膜血管层供应血液,为有孔的血管形成的密集的单层网络,这些毛细血管内皮具有松散的连接和丰富的空隙,对蛋白质有高度通透性,利于营养视网膜,但也使血管外间隙含有较高浓度的白蛋白和γ球蛋白。

4. **晶状体** 晶状体呈双凸透镜状,位于虹膜和玻璃体之间,具有屈光功能,当其屈光功能受损时,形成近视或远视。晶状体的正常通透性和特殊的物质转运机制是维持晶状体正常物质代谢、保持晶状体透明的基础。晶状体与房水之间的物质交换基本上没有阻力,晶状体囊膜允许所有低分子量化合物通过,但限制较大的胶体物质通过。晶状体内90%的能量用于主动转运,转入氨基酸、钾、牛磺酸和肌酐,转出钠。随着主动转运,水、离子、代谢废物被排出。

5. **房水** 房水是位于角膜和晶状体之间的腔隙,被虹膜分为前房和后房。房水为无色透明液体,充满于眼房内,主要由睫状体分泌产生,然后在前房的周缘渗入巩膜静脉窦而至眼静脉。房水有运输营养物质和代谢产物、折光及调节眼压的作用。

6. **玻璃体** 玻璃体为无色透明的胶冻状物质,充满于晶状体与视网膜之间,外包一层透明的玻璃体膜。玻璃体除有折光作用外,还有支持视网膜的作用。

7. **视神经及视中枢** 视神经由神经节细胞的轴突组成,凡能影响神经节细胞或直接影响视神经的药物,只要损伤了其中一个,就可引起另一个发生退行性变。大脑皮质区参与了视觉信息的知觉过程,与此相关的结构主要有外侧膝状核和视皮质。

二、眼的药物毒性易感性

眼和视觉系统极易受到药物的毒性损害,视觉功能改变常是化学物暴露后的第一症状,而且常在无其他毒性临床病症时就已发生。因此,常在临床前研究的最早期即检测眼药物毒性,以便对药物的研发前途进行判断。

眼对药物毒性的高度易感性与下列因素有关。①眼的血运丰富,眼有两套血管系统,睫状血管系统(包括虹膜、睫状体和脉络膜的血管)和视网膜血管系统。药物吸收入血后经上述血管系统可对眼的所有部位造成损伤。视乳头血-视网膜屏障缺乏,容易引起选择性损伤。②眼含有丰富的黑色素,存在于眼内不同部位,即虹膜、睫状体、脉络膜和视网膜的色素细胞。黑色素与多环芳烃、亲电子剂、钙及毒性重金属等都有很高的亲和力,且导致过量蓄积和长期贮存。例如,氯喹在视网膜的蓄积浓度可达到肝浓度的 80 倍,因此亲黑色素药物易造成视网膜等部位病变。③眼组织含有多种生物转化酶和微量元素锌,如泪液、虹膜、睫状体、脉络膜和视网膜含有乙酰胆碱酯酶、醇和醛脱氢酶、过氧化氢酶、单胺氧化酶、Cu^{2+}/Zn^{2+} 超氧化物歧化酶以及几种蛋白酶。细胞色素 P450(CYP)存在于角膜上皮并可为苯巴比妥等药物诱导。眼组织中也存在 UDP- 葡糖醛酸转移酶、谷胱甘肽还原酶、谷胱甘肽 S- 转移酶和 N- 乙酰转移酶等。眼易因酶活性的改变、蛋白质的构型改变等的影响而引起药源性眼病。锌居人体所需微量元素第二位,眼的视网膜、脉络膜、视神经含锌量最高。微量元素变化与药物眼毒性密切相关。④药物进入中枢神经系统受到血-脑屏障的控制,但小部分脑区缺乏血-脑屏障,此种区域之一是接近于视神经出眼球的筛板处,这使中枢视觉系统比脑的其他部分对药物的损伤更易感。

第二节　药物对眼损伤的类型

药物对眼的损伤可分为直接接触所引起的损伤和药物全身性吸收所引起的损伤两大类。前者取决于药物的理化性质、剂量和时间等,后者可造成眼各种组织的病变,对眼的功能产生各种各样的损伤(表 13-1)。另外,眼局部用药也可因吸收入血引起全身毒性反应。

表 13-1　常见眼毒性药物及其作用部位

外源化学物质	角膜	晶状体	视网膜色素上皮	视杆和视锥细胞	视神经或视束	视中枢
胺碘酮	+	+			+	
氯喹	+		+	+	+	
氯丙嗪	+					
皮质类固醇		+ +				
地高辛	+	+		+ +	+	+
乙胺丁醇				+	+ +	
吲哚美辛	+		+	+		
异维 A 酸	+					
他莫昔芬	+			+	+	

一、角膜、结膜损伤

1. **染色和色素沉着**　长期、大剂量应用氯喹、氯丙嗪等,虽为全身性给药却可引起角膜损伤,其作用可能是药物通过泪腺分泌,并由角膜吸收所致。氯喹对疟原虫的早期作用是引起疟色素的聚集,该药在组织内蓄积,致角膜内出现弥漫性白色颗粒,引起视网膜轻度水肿和色素聚集,出现暗点,影响视力。氯丙嗪可致皮肤色素沉着,呈灰蓝色;对眼的影响方面可致角膜影斑、蓝视、角膜混浊、晶状体混浊、白内障;亦可发生色素沉着性视网膜病、夜盲、视力减弱甚至失明。抗心律失常药胺碘酮可引起角膜、结膜色素沉着,特别是有基础病变的角膜,长期治疗患者发生率较高。超微结构显示在角膜上皮细胞、结膜成纤维细胞和血管内皮细胞中,有脂类沉积在胞质的溶酶体样包涵体内。同时会出现晶状体混浊。胺碘酮还可致视神经病变、双侧视神经肿胀、视力敏感度下降或视野缩小。

2. **刺激性炎症**　大多数化学物质对眼有刺激作用,直接接触可引起角膜、结膜的炎症反应。

笔记

短期接触刺激性较强的物质即可引起急性角膜结膜炎,角膜水肿,上皮脱落,结膜充血、水肿,发生灼痛、流泪及畏光。长期接触有较弱刺激性的物质可引起慢性结膜炎或睑缘炎,造成分泌物增多。有机溶剂对眼的刺激作用与其渗透性及脂溶性有关。阿托品散瞳时可因局部刺激诱发青光眼,因此青光眼患者和40岁以上患者不应使用。

3. **腐蚀灼伤**　强酸、强碱等腐蚀性物质,如硫酸、盐酸、硝酸、氢氧化钾、石灰、氨水等,可使接触处的角膜、结膜迅速坏死糜烂,形成溃疡,甚至眼球穿孔而导致失明。即使不造成眼球穿孔,化学物尤其是碱性化学物也可迅速渗入深部,损伤眼内组织,引起虹膜睫状体炎、继发性青光眼及白内障等。一般说来,酸可使蛋白质立即凝固,而碱的渗透能力比酸更强,故碱性化学灼伤比酸性灼伤更为严重。碱可使蛋白质变为胶状碱蛋白化合物,又可使脂肪变为可溶于水的肥皂样化合物。有机溶剂,如丙酮、乙烷等,溶解脂质使角膜上皮损伤。表面活性剂,如去污剂、洗发剂,易穿透角膜,以阳离子类型损伤更大。

二、眼周变态反应

某些人眼部多次接触致敏性化学物质后,可发生眼睑皮肤水肿或湿疹,结膜充血或水肿,睑结膜可有乳头状肥厚,眼部奇痒。有时口服或注射致敏性药物亦可引起这种反应。眼部症状可单独出现,但常为致敏原引起的全身性变态反应的一部分,脱离接触可恢复。少数具有特异体质者,首次接触某些化学物就可发生睑部反应。常见药物有眼科用药的氯霉素、金霉素、新霉素、庆大霉素、肾上腺素,以及全身用药的抗生素、磺胺类、巴比妥类、水合氯醛、保泰松。

三、眼睑损害及眼球运动障碍

阿托品点眼后常见眼睑接触性皮炎,其特征为发痒、红肿、结膜轻度充血等。铊、砷、硒中毒时发生眉毛和睫毛脱落。铊、有机汞、甲醇等急性中毒时,由于神经炎或眼肌麻痹可能引起上睑下垂。有机汞、锰、汽油、氯甲烷、乙二醇、二硫化碳等中毒可引起眼肌麻痹或眼球震颤等眼球运动障碍。

四、晶状体混浊或白内障

皮质类固醇局部、全身使用可导致白内障,其发生机制可能为 Na^+/K^+ - ATP 酶受抑制、膜通透性增加、致晶状体上皮电解质紊乱。另一可能机制是皮质类固醇分子与晶状体结晶蛋白质反应,形成高分子量挡光性复合物。由于电解质紊乱及蛋白构型改变,出现晶状体混浊,较早出现在后囊下区,继而出现皮质混浊。超微结构检查有晶状体上皮断裂。接受皮质类固醇长期治疗的患者用药期间应定期做眼部检查。吩噻嗪类抗精神病药如氯丙嗪可致晶状体色素沉着,开始在晶状体前表面发生细微沉着,并随剂量增加而发展,也可累及角膜,为吩噻嗪类与黑色素结合,形成光敏感产物,对紫外线敏感,导致晶状体通透性增高、物质转运增加,引起晶状体混浊。色素量与药物剂量相关。用药期间应防止眼睛受到紫外线照射。抗有丝分裂药(白消安、环磷酰胺、氮芥等)通过干扰晶状体上皮细胞的有丝分裂,三苯乙醇通过影响晶状体上皮细胞的 Na^+/K^+ - ATP 酶功能,引起晶状体混浊,白内障。

五、视网膜病变

药物所致视网膜病变主要包括视网膜化学物质及色素沉着、视网膜水肿、视网膜血管出血及渗出。常由全身用药所致,常见的药物及作用机制如下。

抗疟药氯喹低剂量用于治疗疟疾,而长期高剂量可引起视网膜功能不可逆性损害。氯喹的主要代谢物脱乙氯喹和羟基氯喹对黑色素有高度亲和力,造成该药物蓄积于脉络膜和视网膜色素上皮细胞、睫状体和虹膜,达到很高浓度,甚至药后若干年,氯喹和其代谢物还可经尿少量排

笔记

泄。氯喹视网膜病变早期可有"牛眼视网膜"表现，中心为暗的色素沉着斑，周围是脱色素的苍白环，其外部又围绕着一个色素沉着斑，在周围视网膜可能有颗粒状色素沉着。晚期病变可发生在用药期内或停药后，包括进行性盲点、周边视野缩小、视网膜动脉狭窄、色盲和夜盲等。这些晚期症状出现后通常是不可逆的。

吩噻嗪类药物，如氯丙嗪、硫利达嗪等，可与色素结合沉淀在视网膜上，引起视网膜色素上皮蛋白质代谢受抑制，导致视网膜变性，出现视网膜色素纹，进而影响视力。其毒性作用主要在于它们具有很强的亲黑色素能力。

强心苷类药物地高辛、毛花苷 C 和洋地黄毒苷是毛地黄衍生物，为 Na^+/K^+-ATP 酶的强力抑制剂，用于治疗充血性心力衰竭和某些心律失常。眼组织含 Na^+/K^+-ATP 酶，以视网膜为最多。视网膜光感受器是强心苷作用的原发靶部位。毛花苷 C 由于有更大的分布容积和血浆蛋白结合能力，其产生的毒性强于洋地黄毒苷等。视觉异常最常见的表现是雾视、雪视及色觉障碍如绿视和黄视。

吲哚美辛是一种非甾体抗炎药，其视网膜毒性机制不清楚，但视网膜色素上皮细胞可能是原发靶部位。吲哚美辛引起的视网膜病变表现为黄斑中央凹周围视网膜色素上皮细胞的不连续性色素分散，黄斑旁脱色素，视敏度降低，视野改变，暗适应阈值增加，蓝-黄色缺陷，视网膜电图（ERG）和眼电图（EOG）幅度减小等，还可引起角膜混浊。在停止用药之后，ERG 波形和色觉恢复接近正常。非甾体抗炎药阿司匹林可引起视网膜出血，视力减退。

他莫昔芬，为非甾体类抗雌激素药，用于绝经后妇女转移乳腺癌的治疗。用高剂量他莫昔芬长期治疗后，可引起视网膜病变，病变易出现在黄斑周围区，眼底检查可观察到不同大小的黄色折射性浊斑。他莫昔芬还可引起角膜病变。抗结核药乙胺丁醇及异烟肼也能引起视网膜病变。

六、视神经病变

药物所致视神经病变主要包括视乳头水肿、视乳头炎、视神经炎和视神经萎缩。常见药物及作用机制如下。

视网膜内含有 Cu^{2+}/Zn^{2+} 超氧化物歧化酶，乙胺丁醇可以螯合 Zn^{2+}，导致线粒体 ATP 合成抑制和线粒体膜电位升高，造成视网膜神经节细胞（RGC）和视神经变性，出现视神经炎和视神经萎缩，以致神经传导发生部分或完全阻滞。乙胺丁醇还可导致视网膜色素层失色、视网膜脱离。临床表现上以红-绿色盲最常见，而对比敏感度低是最早的视觉症状，还可引起蓝-黄和红-绿色盲和视野缺损。乙胺丁醇还可以与脉络膜的锌离子螯合，使膜内代谢紊乱。乙胺丁醇应用时要注意补充锌元素。同时可应用维生素 C、ATP、肌苷、辅酶 A 等促进代谢和营养神经的药物。

异烟肼影响正常的维生素代谢，产生视神经炎和视神经萎缩的毒性作用，可同服维生素 B_6 以预防。氯霉素因影响正常的维生素代谢也可引起视神经炎。大剂量或长期使用在眼部主要引起幻视、中毒性弱视、视神经炎、视神经萎缩，严重者可使视网膜发生缺血性脱离。合用维生素 B_6、维生素 B_{12} 可能减轻这些毒性反应。长期应用肾上腺皮质激素可因颅内压增高引起视乳头水肿。链霉素能引起突发性视神经炎和渐进性视神经萎缩。可引起视神经损伤的药物还有奎宁、单胺氧化酶抑制剂、两性霉素 B、锂盐、卡莫司汀、甲氨蝶呤、青霉胺、雌激素等。

七、眼压及瞳孔大小改变

笔记

阿托品类散瞳药对正常眼无明显影响，但对闭角型青光眼或浅前房患者，可致眼压升高，有激发青光眼急性发作的危险。吗啡和某些全身麻醉药物通过中枢神经系统的作用，可引起瞳孔大小的改变。

八、眼局部给药的全身毒性

许多眼部局部用药可引起严重全身毒性反应,为经结膜和泪囊吸收所致。维生素 A 和维生素 E 用于治疗视网膜色素变性和视网膜病变,一般无毒性,但长期大剂量摄入时,可引起急、慢性中毒,表现为颅内压增高伴视乳头水肿、轻度眼球突出、眼内斜视、脱发、皮炎、瘙痒、肝脾大、胃液锐减、烦躁,以及恶心、食欲不振、胃部不适、便秘、腹泻、胃痛及低凝血酶原血症出血等情况。阿托品滴眼,可造成全身毒性反应,包括皮肤、黏膜干燥,发热,激动和谵妄,心动过速以及脸部潮红等。高浓度(10%)去氧肾上腺素溶液滴眼能招致严重的全身不良反应,如心肌梗死、高血压、心律不齐、头痛、心悸、肺栓塞、蛛网膜下腔出血、肺水肿、呕吐、脸色苍白和出汗等。噻吗洛尔是一种非选择性 β 受体拮抗药,少数患者可引起严重的全身不良反应如心动过缓、心力衰竭、支气管痉挛、意识模糊、抑郁、幻觉、腹泻、呕吐等。乙酰唑胺滴眼常引起四肢发麻、刺痛或恶心、食欲不振、嗜睡及多尿等。点眼时应压迫鼻泪管,擦去多余的药液以预防或减轻此种毒性反应,必要时降低给药浓度及给药剂量。

第三节　药物对眼损伤的评价

一、药物对眼损伤评价的主要内容

测试药物对眼和视觉系统潜在毒性的试验分为眼毒性试验和视觉功能试验。主要包括眼接触刺激性评价、眼科学评价、视觉神经功能评价、视觉阈和知觉的行为和心理物理学评价。

1. **眼刺激性评价**　采用眼刺激试验方法,评价由于药物直接接触角膜、结膜等所引起的刺激作用。眼刺激试验广泛用于评价药物的眼刺激作用,特别是眼科用药,必须进行动物的眼刺激试验,以保证临床用药的安全性。

2. **眼科学评价**　为眼的临床评价,应由训练有素的眼科医师或验光师来进行。检查包括眼附属器官评价、眼前部结构评价、眼后部结构评价等。方法包括肉眼和手持灯光检查、裂隙灯及显微镜检查等。眼科学检查还包括瞳孔对光反射等。

3. **视觉神经功能评价**　视觉神经功能的评价可采用电生理学或神经生理学方法。最普遍使用的方法是闪光视网膜电图(F-ERG)、视觉诱发电位(VEP)和眼电图(EOG)。

4. **行为和心理物理学评价**　通过改变视觉刺激的参数,判定受试者是否能区别或感觉该刺激,确定空间或时间视觉分辨限。主要指标包括绝对照度阈值、视敏度、颜色和光谱的分辨等。

二、眼睛用药刺激性试验的方法

首选健康家兔,也可使用狗、猴。应设置生理盐水对照组,可采用同体左、右侧自身对比法。受试物浓度一般用原液或原膏剂,不必稀释,受试物滴入或涂敷于动物一侧眼结膜囊内。给药后使眼睛被动闭合 5~10 分钟。记录给药后 6 小时、24 小时、48 小时、72 小时内眼的局部反应情况。观察时应用荧光素钠检查角膜损害,用裂隙灯检查角膜透明度和虹膜纹理改变。如果在 72 小时未见任何刺激症状,试验则可结束。如存在持久性损伤,有必要延长观察期限,但一般不超过 21 天。凡临床用药超过 1 周的受试物要进行多次给药刺激试验,连续给药 2~4 周,一般不超过 4 周。结果判定:按眼刺激反应评分表的评分标准,将每只动物的眼角膜、虹膜和结膜的刺激反应的分值相加,即可获得受试动物眼刺激反应的总积分。将一组的积分总和除以动物数,

笔记

就是该受试物对眼刺激性的最后分值。按眼刺激性评价标准表,判定受试物刺激程度,分为无刺激性(0~3)、轻度刺激性(4~8)、中度刺激性(9~12)、强度刺激性(13~16)。

参考文献

Klaassen CD. Casarett & Doull's Toxicology:the basic science of poisons. 8th ed. New York:McGraw- Hill Companies,Inc. ,2013.

（郝丽英）

第十四章　药物致癌作用

学习要求

1. 掌握　药物的致癌作用;化学致癌物的分类。
2. 熟悉　促癌物与遗传性致癌物的概念。
3. 了解　药物致癌作用的机制;长期致癌试验的基本要求;短期致癌试验的基本要求。

　　癌症又称为恶性肿瘤,是机体在各种致瘤因素作用下,引起局部组织细胞过度增生或异常分化而形成的恶性肿块。它破坏组织器官的结构与功能,引起坏死出血合并感染,患者最终可能由于器官功能衰竭而死亡。人类癌症是由环境因素与基因因素综合作用而成,主要是与环境因素有关,其中最主要的为化学因素。近年来,随着药物致癌性问题日益受到重视,药物致癌性评价成为药物临床前安全性评价必不可少的研究内容。

第一节　化学致癌物的分类

　　化学致癌物(chemical carcinogen)系指环境中能够诱发机体产生肿瘤、增加其发病率和死亡率的化合物。化学致癌物种类繁多,已知的化学物质已有一千多种,包括天然的和人工合成的,其致癌机制各异。其分类方法有多种,如根据化学致癌物的结构和来源、根据致癌作用的证据可靠性程度、根据作用机制等,本节主要介绍按照其作用方式及致癌作用机制分类见表14-1。

表14-1　化学致癌物的分类

分类依据	分类		举例
按作用方式分类	直接致癌物		各种致癌性烷化剂和某些金属致癌物等。
	间接致癌物		人工合成:多环或杂环芳烃类、单环芳香胺类、双环或多环芳香胺类、喹啉类、硝基呋喃类、硝基杂环类、烷基肼类、氨基甲酸酯类等。天然:黄曲霉毒素、环孢素、烟草、槟榔等。
	促癌物		佛波酯、巴豆油、煤焦油中的酚类、激素、卤代烃、DDT、烟草中的某些成分
按作用机制分类	遗传毒性致癌物		上述某些直接致癌物和间接致癌物。
	非遗传毒性致癌物	促癌剂	苯巴比妥、色氨酸及其代谢物和糖精等。
		细胞毒物	氮川三乙酸。
		激素及内分泌干扰剂	己烯雌酚、3-氨基三唑等。
		免疫抑制剂	硫唑嘌呤、巯嘌呤、环孢素等。
		固体物质	塑料、石棉、铀矿或赤铁矿粉尘等。
		过氧化物酶体增生剂	氯贝丁酯、1,1,2-三氯乙烯等

笔记

一、按作用方式分类

化学致癌物进入机体后,有些可直接作用于体细胞而诱发癌变;有些需经过代谢活化后才具备致癌性;有些虽自身没有致癌性,但对于细胞癌变有促进作用;因此,根据其作用方式不同,将化学致癌物分为直接致癌物、间接致癌物和促癌物3类。

1. 直接致癌物（direct carcinogen）　指进入机体后不需经代谢活化,直接与细胞生物大分子(DNA、RNA、蛋白质)作用而诱发细胞癌变的化学物质。此类化学致癌物均为亲电子反应物,易与电子密度高的细胞生物大分子发生反应。如各种致癌性烷化剂和某些金属致癌物等。

2. 间接致癌物（indirect carcinogen）　指进入机体后需经细胞内微粒体混合功能氧化酶系统等代谢活化后才具有致癌性的化学物质。这类致癌物往往不能在接触的局部致癌,而在其发生代谢活化的组织中致癌。因此类致癌物本身没有致癌作用,因其并不直接作用于遗传物质,因此成为间接致癌物。未经代谢活化的间接致癌物称为前致癌物（precarcinogen）或原致癌物（procarcinogen）,在体内经代谢生成的化学性质活泼但寿命短暂的中间产物即为近致癌物（proximate carcinogen）,近致癌物进一步代谢活化,转变为带正电荷的、能与DNA发生反应的亲电子物质,成为终致癌物（ultimate carcinogen）。大多数化学致癌物均属于间接致癌物,据其来源不同有天然的和人工合成的之分。如人工合成的多环或杂环芳烃类、单环芳香胺类、双环或多环芳香胺类、喹啉类、硝基呋喃类、硝基杂环类、烷基肼类、氨基甲酸酯类等;天然的黄曲霉毒素、环孢素等。

3. 促癌物（promoter of carcinoma）　此类物质本身并无致癌性,严格地说不属于致癌物,但它可与致癌物协同作用,诱发突变细胞克隆扩增,促进癌症的发生;或在致癌物作用之后,反复作用于细胞,加速细胞发展成恶性肿瘤。如佛波酯、巴豆油、煤焦油中的酚类、激素、卤代烃等。

二、 按致癌作用机制分类

化学致癌物进入机体后,有些直接与机体遗传物质结合导致体细胞癌变,有些则不直接作用于机体遗传物质使体细胞发生癌变。因此,根据其致癌作用机制的不同分为遗传毒性致癌物和非遗传毒性致癌物。

（一） 遗传毒性致癌物

遗传毒性致癌物（genotoxic carcinogen）指作用靶部位是机体的遗传物质的一类致癌物。大多数化学致癌物进入细胞后与DNA共价结合,引起基因突变或染色体结构和数目的改变,最终导致癌变。一些常见的致癌物如黄曲霉素、烟草、甲醛和乙醛等均属于此类。大部分"经典"的有机致癌物基本上属于这一大类。

（二） 非遗传毒性致癌物

非遗传毒性致癌物（nongenotoxic carcinogen）指没有直接与遗传物质共价结合的能力,对遗传物质没有影响的致癌物,而是主要改变基因的转录与翻译,促进细胞的过度增殖,故称为非遗传毒性致癌物,也称表观遗传性致癌物（epigenetic carcinogen）。非遗传毒性致癌物是根据目前的试验证明不能与DNA发生反应一类化学物质,主要包括如下6类。

1. 促癌剂　此类物质本身并无致癌性,严格地说不属于致癌物,但它可与致癌物协同作用,诱发突变细胞克隆扩增,促进癌的发生;或在致癌物作用之后,反复作用于细胞,加速癌细胞发展成为癌瘤。如佛波酯是小鼠皮肤癌诱发试验的促癌剂;苯巴比妥对大鼠和小鼠肝癌发生有促癌作用;色氨酸及其代谢产物和糖精对膀胱癌有促癌作用;双对氯苯基三氯乙烷（DDT）、多卤联苯、氯丹、四氯二苯并-p-二噁英（TCDD）是肝癌促进剂。

2. 细胞毒物　能导致细胞死亡的物质,可引起代偿性增生,通过增加细胞对内源性致癌物的敏感性而发挥致癌作用。如一些氯代烃类促癌剂作用机制可能与细胞毒性作用有关,氮川三

笔记

乙酸将锌带入肾脏,由于锌的毒性,造成细胞死亡,从而引起增生和肾肿瘤。

3. 激素及内分泌干扰剂 雌性激素和干扰内分泌器官功能的物质可引起动物肿瘤或使肿瘤形成增多。如孕妇使用己烯雌酚(雌性激素)保胎可能使其子代女婴至青春期后易患阴道腺癌。某些非激素物质可通过干扰内分泌系统而致癌,如 3- 氨基三唑可诱发大鼠甲状腺肿瘤,与其干扰甲状腺素合成有关。

4. 免疫抑制剂 免疫抑制剂或免疫血清通过增强病毒诱导细胞恶性转化等多方面作用而影响肿瘤的发生,常引起人和动物发生白血病或淋巴瘤。如硫唑嘌呤、巯嘌呤等免疫抑制剂或免疫血清均能使动物和人发生白血病或淋巴瘤,但很少发生实体肿瘤。

5. 固态物质 某些特殊固态物质长期接触机体,可诱发接触部位发生肿瘤。如动物皮下包埋塑料后,经过较长的潜伏期,可导致肉瘤形成。石棉在人和动物的胸膜表面可引起胸膜间皮瘤。石棉、铀矿或赤铁矿粉尘,可增强吸烟者致肺癌的作用。

6. 过氧化物酶体增生剂 能使啮齿类动物肝脏中的过氧化物酶体增生的各种物质,均可诱发肝肿瘤。其机制可能与其引起细胞内氧自由基生成增多等有关。如降血脂药氯贝丁酯、增塑剂二-2-乙基己基苯二甲酸酯和有机溶剂 1,1,2- 三氯乙烯等。

第二节 药物的致癌作用及其机制

某些化学药物在治疗疾病的同时,也可诱发肿瘤,从而产生致癌作用。药物的致癌作用是药物严重的毒性反应之一。有统计显示,药物引发癌症的发病率占整个癌症发病率的万分之一。近年,随着全球药物滥用现象的日趋严重和化学药品的日趋增多,药物引发癌症的发病率不断上升。因此对药物引发癌症应引起高度重视。

一、可能致癌的药物

根据药物致癌的因素,一般将药物致癌分为一般药物致癌和抗癌药物致癌两大类。一般药物致癌是指我们常用的一些药物除了能治疗某些疾病外,还能导致人体癌症。现将两大类致癌药物中的常见药物介绍如下。

1. 解热镇痛药 吲哚美辛与亚硝酸盐反应可生成亚硝酸,后者有致癌性;保泰松能抑制骨髓造血功能,进而导致白血病;长期服用非那西丁、阿司匹林等可致膀胱癌;肾脏病变患者长期滥用解热镇痛药可增加患泌尿系统肿瘤危险性。

2. 激素 长期使用激素类药物会增加肿瘤发生的危险,这与药物引起机体内分泌系统失衡等因素有关。甲睾酮、美雄酮、庚酸睾酮可能引起肝癌;同化激素如苯丙酸诺龙、司坦唑醇等长期应用易诱发肝癌;枸橼酸氯米芬有造成卵巢癌的危险;黄体酮可引起宫颈癌;绝经期和绝经后妇女使用雌激素,可使子宫内膜癌的发生率明显增加。

3. 免疫抑制药 肿瘤的发生与机体的免疫功能状态有密切关系,免疫抑制药可降低机体的免疫监视功能,甚至增强病毒诱导细胞向恶性转化,从而导致肿瘤的发生。硫唑嘌呤、巯嘌呤、氟尿嘧啶、阿糖胞苷、环孢素、抗淋巴细胞球蛋白、肾上腺皮质激素以及前述的苯丁酸氮芥和环磷酰胺等具有免疫抑制作用的药物,均有一定的致癌作用,可发生白血病、恶性淋巴瘤、宫颈癌、鳞癌等。

4. 中草药 近年研究发现,少数中药也有致癌作用,如肉豆蔻、大茴香、土荆芥、胡椒、樟脑油及巴豆油等,均有促发癌症作用。中药千里光、滑石、五倍子、八角茴香、桂皮、槟榔、苏铁中均含有致癌物质;甘遂、巴豆、苏木、瑞香、三棱等中药也有不同程度的辅助致癌活性。

5. 抗肿瘤药 抗肿瘤药物可引起继发性癌症,其中最应引起注意的是继发性白血病和继发性膀胱癌,而诱发白血病的潜伏期随用药剂量的增加而缩短。长期应用甲氨蝶呤可诱发肾癌和乳腺癌;应用环磷酰胺可引起膀胱癌、恶性淋巴瘤和急性白血病。经临床调查研究表明,对人有致肿瘤性的抗癌药还有氟尿嘧啶、氮芥、苯丁酸氮芥、阿霉素等。

具有高致癌潜力的药物应当避免使用,但治疗决策尚依赖于受益与危险的评估和权衡。例如虽然化疗药物烷化剂在多种动物体内都是强致癌物,但对于危及生命的患者来说其治疗价值大于其可能的致癌危险性,故可以根据病情权衡使用。

二、化学药物致癌作用机制

迄今为止,癌症发生的机制尚未完全阐明,但在研究中形成了多种假说,如体细胞突变学说、癌基因学说、表观遗传学说、细胞异常增殖学说、免疫缺陷学说等。实际上,癌症的发生是多因素、多基因参与的复杂过程,我们就几种经典机制进行阐述。

（一）对生物大分子的影响

遗传毒性致癌物或其代谢产物是化学性质活泼、带电荷的亲核或亲电子物质,可与细胞内生物大分子物质如 DNA、RNA、蛋白质等进行共价或非共价结合并导致损伤效应。研究表明,致癌物与 DNA 碱基共价结合形成 DNA 加合物的能力与诱发实验动物肿瘤的能力有良好相关性,故认为 DNA 是大多数致癌物的首要靶标。形成的 DNA 加合物可将遗传毒性致癌物的单个烷基或复合烷系(芳基)基团转移到 DNA 碱基的特殊位置上,是 DNA 损伤的主要形式。具有致癌作用的烷化剂及芳香烷化剂包括 N- 硝基化合物、脂肪族环氧化物、黄曲霉毒素、氮芥、多环芳烃等;将芳香胺残基转移到 DNA 上的还有芳香胺、氨基偶氮染料和杂环芳香胺,后者可由高温烧焦的肉类、家禽和鱼产生。

遗传毒性致癌物与 DNA 的反应除形成 DNA 加合物外,还可引起 DNA-蛋白质交联、DNA-DNA 交联、单链断裂、双链断裂、化学交联和碱基改变等多种损伤。

1. DNA 加合物的形成　致癌物或其代谢产物与 DNA 形成加合物是启动致癌作用的一个重要特征。某些加合物可能通过干扰正常碱基配对($A = T$ 和 $G \equiv C$)的氢键引起 G 与 T 或 A 与 C 的错配,而导致细胞分裂后的永久性突变。

2. 蛋白质加合物的形成　化学致癌物以原形或其代谢物嵌入到蛋白质分子中,与蛋白质共价结合形成化学致癌物- 蛋白质加合物。蛋白质分子中有许多亲核基团,如所有氨基酸分子中的氨基和羟基,半胱氨酸中的巯基、精氨酸中的胍基、组氨酸中咪唑环的 N^1、N^3 原子、色氨酸中的吲哚基、酪氨酸中的酚基、丝氨酸和苏氨酸羟基中的氧和蛋氨酸中的硫等,这些亲核基团可与具有亲电子活性的致癌物或其代谢物相互作用,形成加合物。蛋白质加合物可导致蛋白质功能改变,引起细胞转化。

3. DNA-蛋白质交联　DNA-蛋白质交联是致癌、致突变物对生物大分子的一种重要遗传损伤。许多化学致癌物可引起 DNA-蛋白质交联,如烷化剂、砷化物、醛类化合物以及一些重金属如镍、铬等。

（二）对癌基因的影响

随着体细胞突变致癌研究的深入,提出癌基因致癌的概念。癌基因(oncogene)是一类能引起细胞恶性转化及癌变的基因,是化学致癌物作用的主要靶分子,在细胞癌变过程中起关键作用。

1. 化学致癌物诱导原癌基因活化　癌基因通常是以原癌基因(proto- oncogene)的形式普遍存在于正常细胞的基因组内。原癌基因在进化过程中高度保守,在细胞中行使正常的生物学功能,对细胞增殖、分化和信息传递的调控起重要作用。肿瘤的发生发展与原癌基因的激活和过量表达有关。原癌基因被启动成为癌基因的机制包括点突变、基因扩增、DNA 重排、染色体畸变等。但致癌物参与细胞恶变至少需要无限生长和形态转化两种功能的原癌基因互补作用。如金属致癌物镍可诱导 *c- fos*、*c- jun* 和 *c- myc* 基因扩增,并诱导 *ras* 癌基因的点突变。

笔记

2. 化学致癌物诱导抑癌基因失活　抑癌基因(tumour suppressor gene)的作用方式与原癌基因相反,它们在正常细胞中发挥抑制细胞增殖和肿瘤发生及促进细胞分化的作用,又称为抗癌基因(anti-oncogenes)。许多肿瘤细胞内均发现抑癌基因的两个等位基因缺失或失活,失去细胞增生的隐形调节因素,从而对肿瘤细胞的转化和异常增生起作用。致癌物主要通过诱导基因突变及基因重排等方式灭活抑癌基因,引起细胞恶性转化。

(三) 对 DNA 损伤修复的影响

化学致癌物通过直接或间接作用可造成 DNA 的损伤,引起基因突变和细胞转化,可能成为发生肿瘤的潜在危险。但在进化过程中,正常细胞也形成了一套十分省效的 DNA 修复系统,从而使受损伤的 DNA 分子迅速恢复正常,使细胞的遗传稳定性和正常功能得以保持而不致发生恶变。因此,化学致癌物作用于机体能否引发癌症既取决于它们对体内生物大分子尤其是 DNA 的损伤程度,也取决于机体对 DNA 损伤的修复能力。可见 DNA 损伤修复缺陷是化学致癌物导致细胞恶变的重要机制。

(四) 对表观遗传的影响

表观遗传是指基因核苷酸序列未发生改变而发生可遗传的基因表达水平变化。表观遗传的现象很多,包括 DNA 甲基化(deoxyribonucleic acid methylation)、基因组印记(genomic impriting)、母体效应(maternal effects)、基因沉默(gene silencing)、核仁显性、休眠转座子激活和 RNA 编辑(ribonucleic acid editing)等,调控着基因表达模式。在整体上可以影响染色体的包装,局部则影响与肿瘤发生、发展相关的重要基因转录。错误的表观遗传模式,即表观遗传变异,与肿瘤的发生密切相关。表观遗传调控模式中非编码小分子 RNA 的改变、DNA 甲基化、组蛋白修饰、染色质重塑、RNA 编辑的改变等是癌症发生的重要机制,如 CpG 岛的甲基化导致基因沉默;组蛋白乙酰化导致基因活化;miRNA 表达异常等导致细胞转化。

总之,化学致癌物诱导肿瘤是一个复杂的过程,主要涉及启动、促进和恶性进展三个阶段(图 14-1)。当正常细胞受到外源性化学物质或药物刺激后,首先导致正常细胞转化成癌变细胞,这个过程预示着癌变的开始;然后是癌变的发展,即癌变细胞长成肿瘤细胞并进一步拥有肿瘤的一切非正常特性的过程。

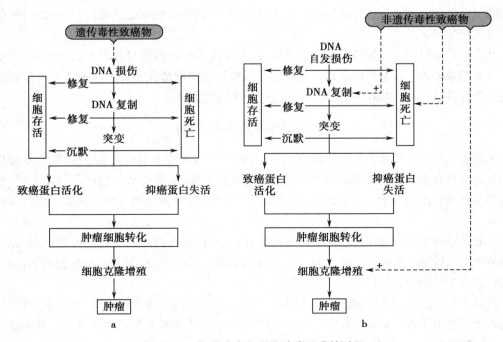

图 14-1　化学致癌物诱导肿瘤形成的过程

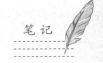

第三节　药物致癌作用的评价

　　2014 年 4 月 1 日,国家食品药品监督管理总局制定发布了《药物致癌试验必要性的技术指导原则》。该原则阐述了何种情况下需进行药物致癌试验,以避免实验动物资源、人力资源和物力资源的不必要使用。该指导原则适用于《药品注册管理办法》中的相关化学药,其基本原则也适用于中药、天然药物和生物制品。

　　确定药物是否需进行致癌试验的最基本考虑,是患者的最长用药时间和来源于其他试验研究的危险性评估因素。也应考虑以下因素:预期患者人群、与潜在致癌性有关的前期研究结果、系统暴露程度、与内源性物质的异同、相关试验设计或临床研究阶段相关的致癌试验的时间安排等。确切地讲,进行致癌试验的考虑因素有:①预期临床用药期至少连续 6 个月的药物或需经常间歇使用的药物。②潜在致癌因素,包括已有证据显示此类药物具有与人类相关的潜在致癌性;其构效关系提示致癌的风险;重复给药毒性试验中有癌前病变的证据;导致局部组织反应或其他病理变化的化合物或其代谢产物在组织内长期滞留。

　　一些特殊情况,如:①局部用药(如皮肤和眼科用药)可能需要进行致癌试验。②经化学合成、从动物或人体组织中提取纯化或生物技术方法(如重组 DNA 技术)生产的内源性肽类或蛋白质及其类似物,可能需要特殊考虑。③若从疗程、临床适应证或患者人群的角度考虑存在担忧因素,且中和抗体的产生并未使重复给药毒性试验的结果失去评价意义,内源性多肽、蛋白质及其类似物在下述情况下可能仍需进行长期致癌性评价:a. 其生物活性与天然物质明显不同;b. 与天然物质比较显示修饰后结构发生明显改变;c. 药物的暴露量超过了血液和组织中的正常水平。

　　药物致癌试验是药物临床前安全性评价的重要内容,其目的是考察药物在动物体内的潜在致癌作用,从而评价和预测其可能对人体造成的危害。在研究药物的潜在致癌作用中,致癌试验比现有遗传毒性试验和系统暴露评价技术更有意义。由于致癌试验耗费大量时间和动物资源,只有当确实需要通过动物长期给药研究评价人体中药物暴露所致的潜在致癌性时,才应进行致癌试验。目前通常先进行药物构效关系分析、短期的致突变试验预测药物的致癌性,明确是否需进行致癌试验。

　　药物致癌作用的评价包括定性和定量两方面,定性即确定药物是否具有致癌作用,定量即进行量效关系分析。通过评价推算人类可耐受的危险度阈剂量或实际用药剂量下可能发生致癌的危险度,可预测在实际用药剂量下可能发生致癌的危险度。

一、药物构效关系分析

　　由前述致癌物的分类中可以看出,致癌物的化学结构种类繁多而复杂。构-效关系分析是利用理论计算和统计方法研究药物结构与效应之间的关系,一般是从一种同系药物入手,找出该类药物化学结构中与致癌性关系最密切的结构,以及该结构发生改变时对药物致癌性所产生的影响。

　　构效关系分析结果可靠性的关键在于样本含量,不仅拟分析的同系物总数要充分,而且其中各种类型结构变化的数目也要足够。因此,对于文献上未明确构-效关系分析报道的化合物,不能仅仅依靠结构相似的情况就估计其致癌性。

　　构效关系分析具有快速、经济、高效的特点,但目前还没有一个完备的构-效关系分析系统,仅能作为优先考虑进行动物实验或流行病学调查的依据,不能作为最后的结论。应建立更加完备的致癌物结构库,方便进一步的查阅以及分析。

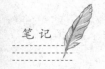
笔记

二、致突变筛检试验

大多数致癌药物具有致突变性,所以可将致突变试验作为短期致癌药物筛检试验。主要用于致突变试验方法有细菌回复突变试验,哺乳动物培养细胞基因突变试验,果蝇伴性隐性致死试验等。致突变筛检试验阳性的药物提示其可能是具有致突变性同时具有致癌性的药物,也可能是具有致突变性但不具有致癌性的药物;而筛检试验阴性的药物提示其可能为不具有致突变性也不具有致癌性的药物,或不具有致突变性但具有致癌性的药物。致突变筛检试验具有方法简便、周期短、费用低的优点,但其缺点是无法检出无致突变性但具有致癌性的药物。

三、培养细胞恶性转化试验

培养细胞恶性转化试验又称细胞转化试验(cell malignant transformation),是指受试药物对体外培养细胞诱发的与肿瘤形成有关的表型改变,包括细胞形态、细胞增殖能力、生化表型等变化,以及将细胞移植于动物体内能形成肿瘤的能力。

目前细胞恶性转化试验主要采用三类细胞:①动物原代细胞,如叙利亚仓鼠胚胎细胞(SHE细胞)、小鼠皮肤或大鼠支气管上皮细胞、人类成纤维细胞等;②细胞系,如 BALB/C-3T3、BHK-21 和 C3H10T1/2 细胞系;③病毒感染细胞,如大鼠 RLV/RE 细胞(白血病病毒感染的大鼠胚体细胞)、仓鼠 SA7/SHE 细胞(腺病毒感染的 SHE 细胞)。

实验中受试药物至少设 5 个剂量组,另设阴性对照组和阳性对照组。细胞与受试药物培养3 天,洗涤细胞,继续培养 4 周后,以甲醇固定并用 Giemsa 染色,显微镜观察并计数集落数、转化集落数,并计算恶性转化率。若恶性转化率有明显量-效关系,且与对照组相比具有统计学意义;或无量-效关系,但在两个或两个以上的剂量中发生细胞转化;或在单一剂量下出现 3 个或 3个以上的转化集落时,可判定为细胞转化试验阳性。

该试验为对药物致癌性的初步筛选,其观察终点是细胞恶变。细胞转化试验阳性表明受试药物具有诱导细胞表型、生长特性发生改变的能力,提示其具有致癌作用的可能性。但本试验为体外试验,不能代替整体试验,并仍存在假阳性及假阴性的问题,需进一步做相关试验。

四、哺乳动物中短期致癌试验

(一) 哺乳动物短期致癌试验

哺乳动物短期致癌试验(short-term carcinogenicity test)又称为有限体内试验(limited in vivo bioassay),即试验在有限的短时间(数月)内完成而不需终生,或指观察的靶器官限定为一个而不是机体全部组织和器官。目前国内外较常用的哺乳动物短期致癌试验有 4 种,即小鼠肺肿瘤诱发试验、大鼠肝转变灶诱发试验、小鼠皮肤肿瘤诱发试验和雌性 SD 大鼠乳腺癌诱发试验。

1. 小鼠肺肿瘤诱发试验 一次或多次给予受试药物后,或一次给予受试药物 1~2 周后持续多次给予促癌剂,16~30 周结束试验,如受试药物具有诱发肿瘤作用,可在肺组织发现肿瘤。该试验典型的启动剂为氨基甲酸乙酯,促进剂为二丁基羟基甲苯(BHT)。

2. 大鼠肝转变灶诱发试验 肝癌发生过程有几种明显的肝细胞病灶,较早发现的是转变灶,进一步发展成为瘤性结节。肝转变灶是癌前病变,表现有 γ-谷氨酰转肽酶活性升高,G-6-P酶和 ATP 酶活性降低,以及铁摄取能力降低。可用组织化学或免疫化学方法将转变灶和结节中的谷氨酰转肽酶和胚体谷胱甘肽转移酶染色,若显色则表明有肝癌细胞生化表型的癌前细胞。该试验典型的启动剂为二乙基亚硝胺(diethylnitrosamine,DEN),促进剂为苯巴比妥(phenobarbital,PB)。

3. 小鼠皮肤肿瘤诱发试验 小鼠皮肤表面涂抹某些致癌物能诱发乳头状瘤或癌,皮下注射可诱发肉瘤。一般 9 个月结束试验,如在启动后加用佛波醇酯,则缩短至 20 周左右。该试验典

笔记

型的启动剂为致癌性多环芳烃,促进剂为 TPA。

4. 雌性大鼠乳腺癌诱发试验 多环烃芳香胺、氯烷、亚硝基脲等能在 9 个月以内诱发乳腺癌。

以上试验应根据受试药物的特点选择使用。4 个试验中任一试验得到阳性结果的意义与长期动物致癌试验相似,但阴性结果并不能排除受试药物的致癌性。由于肺和肝是最常见的肿瘤发生器官,也是许多致癌性药物的靶器官,因此小鼠肺肿瘤和大鼠肝转变灶诱发试验的应用价值更高。

（二） 转基因动物模型

转基因动物是指将目的基因导入动物受精卵内,使其与细胞核染色体整合,从而获得携带外源基因并能表达和遗传的动物。该动物模型为快速检测致癌作用药物、研究药物致癌作用机制提供了新手段和方法。

利用转基因动物的致癌检测模型可了解基因的改变与肿瘤的关系,进而了解药物的致癌作用机制,目前已应用于药物致癌作用评价中。已建立的检测或研究模型有过量表达癌基因的转基因动物模型,如 TG. AC 小鼠（转基因改造小鼠）、HK-*fas* 转基因小鼠、*ras*-H_2 转基因小鼠、携带激活的 H-*ras* 原癌基因小鼠等。基因敲除动物致癌检测模型是用同源重组的方法将一段 DNA 整合到抗肿瘤基因,使该抗肿瘤基因不能表达具有正常功能的蛋白质,用这种方法培养的动物称基因敲除动物,目前在这方面研究最多的是 *p*53。

转基因动物为解决致癌毒性研究中长期存在的一些问题提供了可能性,转基因动物模型必将在毒理学安全评价中发挥更大的作用,但在推广应用前还需要进行系统的标准化并逐步完善评价体系。

五、哺乳动物长期致癌试验

哺乳动物长期致癌试验,又称哺乳动物终生试验,是目前公认的确证药物具有动物致癌作用的经典方法。药物致癌性具有潜伏期长的特点,若用流行病学调查方法确证一种新药的致癌性,一般需要人类接触受试药物 20 年后才能进行,而在啮齿类动物进行 1~2 年的试验即相当于人类大半生的时间。此外,流行病学调查不易排除混杂因素的影响,而动物试验则能严格控制实验条件。因此哺乳动物长期致癌试验在药物毒理学安全性评价中占有十分重要的地位。

（一） 实验动物选择

目前实验动物多选择断乳或断乳不久的大鼠、小鼠,有时也选用仓鼠,一般每组最少 50 只动物。

（二） 试验方法

1. 给药途径 动物的给药途径应尽可能与拟用的临床途径相一致;如果不同给药途径下代谢及系统暴露量相似,可采用其中一种给药途径开展致癌试验。

2. 剂量设计 为观察到剂量-反应关系,一般受试药物设高、中、低 3 个剂量组,同时设阳性、阴性对照组。高剂量组推荐以最大耐受剂量（maximum tolerable dosage, *MTD*）作为高剂量;中剂量组介于高剂量组与低剂量组之间,推荐为高剂量组的 1/2 或 1/3;低剂量组应高于人的给药剂量,一般不低于高剂量的 10%。同时不影响动物的正常生长、发育和寿命,即不产生任何毒效应。推荐为中剂量组的 1/2 或 1/3;阴性（溶剂或赋形剂）对照组不给予受试药物,其他条件均与试验组相同;阳性对照组已知的明显致癌药物,最好与受试药物的化学结构相近,是非必需组。

3. 给药周期 原则上试验期限要求长期或终生。一般情况下小鼠最少 1.5 年,大鼠 2 年;可能时分别延长至 2 年和 2.5 年。一般主张连续给药直至试验结束。

（三） 观察和检测

1. 一般观察 每天观察受试动物 1 次,主要观察其外表、活动、摄食情况等。在实验最初 3

笔记

个月每周称体重 1 次，以后每两周称体重 1 次。经饲料或饮水给予受试药物时，应记录食物消耗量或饮水量，以计算受试药物的摄入量。观察时要注意有无肿瘤出现，详细描述肿瘤出现的时间、大小、形状及质地。记录动物死亡时间。

2. 病理检查　动物自然死亡或处死后必须及时进行病理检查，包括肉眼和组织切片检查。组织切片检查应包括已出现肿瘤或可疑肿瘤的器官和肉眼检查有明显病变的器官。应注意观察癌前病变。通过病理检查确定肿瘤的性质和靶器官。

（四）结果分析

统计各种肿瘤的数量（包括良性和恶性肿瘤）及任何少见的肿瘤、患肿瘤的动物数、每只动物的肿瘤数及肿瘤潜伏期。

1. 肿瘤发生率

$$肿瘤发生率（\%）＝\frac{实验室结束时患肿瘤动物总数}{有效动物总数}×100\%$$

注：式中有效动物总数指最早发现肿瘤时存活动物总数

2. 肿瘤的潜伏期　肿瘤潜伏期即指从给予受试药物起到发现肿瘤的时间，因为内脏肿瘤不易觉察，通常将肿瘤引起该动物死亡的时间定为发生肿瘤的时间。

3. 肿瘤多发性　多发性是指一个动物出现多个肿瘤或一个器官出现多个肿瘤。计算每组平均肿瘤数，或每组发生两个以上肿瘤的动物数或比例。

应对试验结果进行仔细的统计学分析，注意有无剂量-反应关系，给药组与对照组作显著性检验。给药组存在剂量-反应关系，并与对照组呈显著性差异时，可判为阳性结果，但阳性结果的评定应当慎重。

致癌性评价通常采用哺乳动物进行长期致癌实验，哺乳动物长期致癌实验耗时 1 年以上，动物使用数量较多，人力和资金均投入巨大。而转基因动物的致癌实验，拥有实验周期相对较短，动物数较少和对致癌化合物更敏感等优势，符合减量化（reducing），再利用（reusing）和再循环（recycling）3R 原则，应优先选用。

六、动物致癌性机制评价

动物致癌性试验结果阳性并不能一定提示对人体具有致癌性风险，应进行适当的致癌机制研究，评估动物中肿瘤发生率增加与人体的相关性，结合暴露量分析、适应证与患者人群特征等进行利弊权衡综合评估对人体的潜在风险，并最终通过说明书等方式进行风险控制。致癌性机制研究应结合化合物特征、结构相关化合物致癌性特征、现有毒理学/药理学数据等，制定具体研究策略并认真对待。

实际上，国际上已经建立一些类型化合物的动物致癌模式（mode of action，MOA），有些被药品研究机构和评价机构所接受。

1. 遗传毒性机制　遗传毒性试验通过体外和体内试验检测由于不同机制诱导的遗传学损伤，能检出 DNA 损伤及其损伤的固定。遗传毒性试验主要用于致癌性的预测，其结果还有助于分析致癌性的机制和结果。

2. 药理学作用相关机制　研究发现，有些化合物对动物的致癌作用与其药理学作用机制密切相关。具有同类药理学作用机制的化合物具有类似的动物致癌特征，属于非遗传毒性致癌物。

3. 致癌组织的种属差异　研究发现，动物与人体存在组织结构、功能等差异，甚至某些在动物中存在的组织在人体中可能不存在。动物试验中这样的组织出现肿瘤性改变，即使是药物相关的，也可能与人体的相关性不大，因而其带来的安全风险较小。

笔记

参考文献 --

1. 林海霞,刘洋,王海学,等. 药物致癌性的机制研究. 中国新药杂志,2010,19(23),2124-2126.
2. 国家食品药品监督管理总局. 药物致癌试验必要性的技术指导原则. 2010.

（任立群）

第十五章 药物的生殖和发育毒性

学习要求

1. 掌握 药物生殖毒性和药物致畸敏感期。
2. 熟悉 常见的致畸剂及其致畸机制。
3. 了解 药物影响下丘脑-垂体-性腺轴激素的调节作用。

生殖过程涉及亲代与子代两个方面,包括生殖细胞的发生与成熟、性交、卵细胞受精、受精卵发育与着床、胚胎器官发生与发育、分娩、新生幼仔发育和哺乳等。药物可对上述过程单个或多个阶段产生影响,并造成生殖过程损害性后果。药物生殖毒理学是应用毒理学方法研究药物对生殖系统的损害作用和机制及对后代的影响,为防止药物对人类生殖功能的危害提供依据和措施的科学。而发育毒理学(developmental toxicology)则着重关注母体给药后,药物对胚胎发育的影响及其规律,包括胚胎在器官发生期接触药物后,引起出生后永久性结构或功能畸形,相应的评价方法称为药物的致畸试验。药物的生殖毒性和发育毒性主要涉及药物对人类男女性生殖系统及胚胎发育的毒性作用,均属于药物的特殊毒性。

第一节 药物的生殖毒性作用

一、药物的生殖毒性

1. **生殖过程** 生殖过程一般指从配子形成直到胎儿娩出的整个过程,其中包括精子发生、卵子发生、配子释放、卵细胞受精、卵裂和胚泡发育、着床、胚胎发生、胎儿发育和分娩等。生精细胞经历精原细胞增殖、精母细胞成熟分裂和精子形成等3个阶段形成精子的过程称为精子发生。卵巢中的原始卵泡经历初级卵泡、次级卵泡和成熟卵泡等阶段,卵泡发育成熟并排卵。发育正常并已获能的精子与发育正常的卵细胞在特定的时间相遇,两性生殖细胞相互融合和相互激活,形成受精卵,这是新生命的开端。

2. **药物的生殖毒性** 药物对生殖功能的损害和对后代的有害影响,称为药物的生殖毒性。生殖毒性既可发生于妊娠期,也可发生于妊娠前期和哺乳期,表现为药物对生殖细胞发生、卵细胞受精、胚胎和胎儿形成与发育、妊娠、分娩和哺乳等整个生殖过程的损害作用,包括对生殖器官及内分泌系统的影响,对性周期和性行为的影响以及对生育能力和妊娠结局的影响等。

二、药物对男性的生殖毒性

男性生殖系统的功能就是产生并输送雄性生殖细胞——精子,与雌性生殖细胞——卵子结合成为受精卵。因此,药物对男性的生殖毒性作用既可体现在影响生殖细胞发生与成熟环节,又可体现在影响精子输送环节。男性服用药物后,药物可通过血液循环到达生殖器官直接影响生殖细胞和间质细胞,也可经由对神经系统和内分泌系统损害间接影响调控生殖功能。

1. **精子发生对药物的易感性** 精子的产生是一个连续过程,在其形成与成熟的某一特殊时期,对不同类型药物的敏感性是不一样的。在睾丸曲细精管生精层内,生殖细胞从精原细胞、初级精母细胞、次级精母细胞通过分裂,最终成为精子(图15-1),并向管腔中央移动,并进入输精

笔记

159

管,由此离开机体。

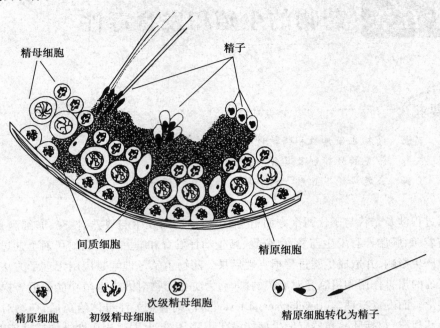

精母细胞　　　　　精子

间质细胞　　　　　精原细胞

精原细胞　　初级精母细胞　　次级精母细胞　　　　精原细胞转化为精子

图 15-1　精子成熟过程中生殖细胞在曲细精管中的迁移

人类完整的精子生成过程大约需 64 天,正常情况下每天可生成数十亿计的精子,精子快速生成有赖于睾丸内环境符合整个生殖生理生化需要。如有药物到达睾丸并在生精层特定部位影响精子生成过程,就可产生生殖毒性。

精子快速生成过程特有的细胞分裂和代谢活性,对某些类型的损伤特别敏感。尤其是遗传物质复制和细胞分裂中,DNA 极易受损害;此外,该过程需要特殊的细胞蛋白功能和细胞呼吸,这些特征体现了对药物毒性的易感性。某些药物特别容易损害 DNA 或影响快速生长组织需要的细胞蛋白功能或细胞呼吸,亲电子物质如烷化剂极易造成这一类损伤。其他抗肿瘤药物及其代谢物也可能对 DNA 或重要的蛋白产生反应,取决于是否直接与双链或其他稳定 DNA 的重要细胞大分子相互作用,造成 DNA 损害。与 DNA 反应能影响碱基对和双链联结。蛋白质损伤可包括对酶和运载蛋白修饰,使其不能参与生化反应,影响精子的生成。抗肿瘤药如甲氨蝶呤、阿霉素、环磷酰胺、长春碱和长春新碱,就是这一类活性化合物。因此男性肿瘤患者在用上述化疗药物抗肿瘤时,必然会在多个环节影响精子的生成,产生生殖毒性。男性生殖细胞 DNA 受损,即使可生存并使卵子受精,也通常由于染色体畸变而呈现早期胚胎自发流产。

睾丸内还有两种与精子产生相关的体细胞,即睾丸支持细胞和睾丸间质细胞,它们都是药物作用的靶点。虽然体细胞和生殖细胞对药物毒性作用敏感性的差异较大,但仍与精子生成密切相关,如间质细胞产生睾丸素、睾丸素水平低下可直接影响精子的生成;其次,睾丸微血管的内皮细胞也同样是药物的靶细胞,睾丸循环功能受损,可以影响精子生成。

2. 下丘脑-垂体-性腺轴激素调节的影响　男性生殖功能受损也可继发于内分泌系统毒性反应。睾丸中雄激素的生成主要受垂体释放的黄体生成素(luteinizing hormone,LH)调节,而 LH 又受下丘脑分泌的促性腺激素释放激素(gonadotropin releasing hormone,GnRH)调节,该调节方式称为下丘脑-垂体-性腺轴。下丘脑-垂体-性腺轴在男性或女性的调节方式如图 15-2 所示。因此药物的男性生殖毒性作用涉及中枢神经系统、内分泌系统和睾丸等多个器官,对此调控系统所产生的任何损害作用都可导致生殖异常。

乙醇可影响睾酮水平,使丘脑-垂体-性腺轴的功能降低,酗酒者产生睾酮能力减弱。动物实验证明乙醇可影响 LH 释放,最终通过影响下丘脑-垂体-性腺轴调节而妨碍男性生殖功能。

笔记

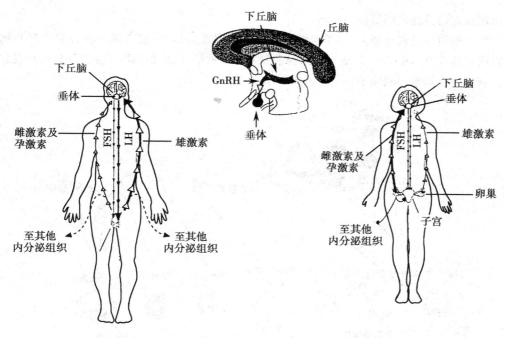

图 15-2　男性和女性下丘脑-垂体

出生前暴露于外源性雌激素可影响雄性子代生殖道的结构和功能。人工合成的非类固醇激素氯米芬通过芳香化作用使 T 转化为 E_2,从未修饰处于下丘脑水平生殖激素的反馈调节,抑制 LH 和促卵泡素(follicle stimulating hormone,FSH)的生成;氯米芬也可直接对垂体和睾丸产生雌激素作用,调节下丘脑-垂体-睾丸轴。因此,某些人工合成的激素是潜在的男性生殖毒物。普萘洛尔、阿片制剂以及大麻所含活性物质四氢大麻酚也具有生殖毒性作用。性欲和性行为如勃起与射精由中枢神经系统控制。性欲主要受雄激素调节,任何损害内分泌轴并影响雄激素产生的药物均可影响性欲,利血平有抑郁等不良反应,久服可导致勃起功能障碍。

影响精子输送的其他因素可妨碍射精,除中枢神经外,自主神经系统也起着重要作用,如抗高血压药甲基多巴、可乐定和胍乙啶,阿片制剂、乙醇等,抗精神病药氯丙嗪、地西泮也有类似不良反应。

无论药物影响性欲、勃起功能还是射精,都影响精子的输送环节,导致生殖毒性。

三、药物对女性的生殖毒性

药物对女性的生殖毒性主要体现对卵子生成、排卵及受精卵经由输卵管入宫腔着床过程的影响。由于卵子生成及成熟并非连续过程,每个性周期只排卵 1 次。卵巢初级卵细胞可有一亿个之多,其中有一半可发育成卵子,最终在排卵期只排出 1 个或几个,所以药物对女性的生殖毒性相对难评价。药物临床前安全性评价常用的检测项目可涉及解剖学、生殖生理病理学、内分泌学等。

1. 药物对卵泡与卵子的影响　卵泡是卵巢的功能单位,由卵母细胞、颗粒细胞和膜细胞等组成。卵泡发育经历原始卵泡、初级卵泡、次级卵泡和成熟卵泡四个阶段。在卵泡发育过程中,其中卵原细胞和颗粒细胞的有丝分裂、卵原细胞减数分裂形成卵母细胞、颗粒细胞和膜细胞分化等三个时期对药物最为敏感。影响卵泡发育的主要药物有:环磷酰胺、白消安、长春新碱、氮芥等。抑制排卵的药物有:氨鲁米特、双氯芬酸、非诺洛芬、尼氟酸、托美丁、保泰松等。影响卵母细胞发育成熟的药物有:秋水仙碱、多柔比星、海恩酮、博来霉素和顺铂等。

2. 药物对卵巢体细胞和生殖道的毒性　一些工业毒物可影响成熟卵泡的发育完整性,如环氧树脂引起的无症状卵巢萎缩。使用抗生素呋喃妥因时,也可出现卵巢萎缩现象,同样的结

笔记

果也出现在对培养滤泡细胞株的影响。

女性生殖道涉及输送卵子,卵子与精子在特定的位置受精,受精卵进一步分裂发育并输送到子宫内着床发育(图 15-3)。镉可导致输卵管和子宫萎缩,由此影响卵子受精和进一步发育进入子宫着床。吸烟也影响卵子和早期胚胎运动。

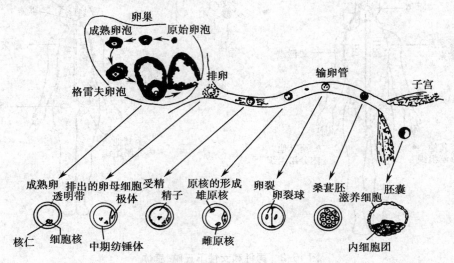

图 15-3　卵子生成、排卵、受精及受精卵在生殖道行进过程

3. 药物对生殖功能激素调节的毒性　女性生殖的内分泌调节非常复杂,下丘脑-垂体-性腺轴释放 GnRH 及两种主要促性腺激素 LH 和 FSH 调控卵巢周期,并与雌激素和孕激素的反馈调控机制密切相关。

铅可影响孕激素产生,吸烟(可能是尼古丁)、乙醇均可影响 GnRH 释放。酗酒者不能产生排卵所需的 LH 高峰,吸烟也与雌激素水平降低有关。枸橼酸氯米芬是雌激素拮抗药,与己烯雌酚化学结构相似,其本身具有较弱的内在活性,能促进腺垂体分泌促性腺激素,从而诱发排卵。这可能是因阻断下丘脑雌激素受体,从而消除雌二醇的负反馈性抑制。可用于女性内分泌平衡失调,促进育龄期妇女排卵,但也可以降低子宫功能,影响妊娠。

第二节　药物的发育毒性作用

药物发育毒理学所关注的是受精后胚胎发育的整个阶段,包括药物等作用于母体间接影响胚胎生存和维持妊娠以及对胚胎的直接作用。

发育毒性的常用术语如下:

1. 致畸性(teratogenicity)　指药物等外来物引起胚胎永久性结构或功能异常或缺如(先天性缺陷)的特性。通常在胚胎器官形成期母体给药所致,如在无母体毒性的剂量下出现致畸性,提示该药物具有特定的致畸作用,危害非常大,应引起高度关注。

2. 发育毒性　药物对子代个体胚胎发育过程中诱发的任何有害影响,称为药物的发育毒性(development toxicity)。发育毒性包括在胚胎期以及在出生后诱发和显示的改变,主要表现为发育生物体死亡,生长改变,结构异常和功能缺陷等。

(1)发育生物体死亡(death of the developing organism):包括受精卵未发育即死亡或胚泡未着床即死亡(早早孕丢失)或着床后发育到某一阶段死亡。早期死亡被吸收或自子宫排出为自然流产,晚期死亡成为死胎。某些药物在一定剂量范围内,可导致发育生物体死亡,具体表现自然流产或死胎率增加。在一般情况下,引起发育生物体死亡的剂量较致畸作用的剂量为高。

(2)生长改变(altered growth):一般指生长迟缓(growth retardation),指胚胎与胎仔的生长发

笔记

育过程在某些药物影响下,较正常的发育过程缓慢。当胎儿生长发育指标低于正常对照的均值 2 个标准差时,可认定为生长迟缓。

(3)结构异常(structural abnormality):指胎儿形态结构异常,即狭义的畸形。胎儿形态结构异常,在出生后立即可被发现。

(4)功能缺陷(functional deficiency):包括生理、生化、免疫、行为、智力等方面的缺陷或异常。功能缺陷往往在出生后一定时间才被发现,如听力或视力障碍、生殖功能障碍等。

以上 4 种发育毒性的具体表现并非一定在一种药物作用下同时出现,有时只出现其中的一种或一部分。

3. 胚胎毒性(embryo toxicity) 指药物对胚胎的选择毒性作用。在一定剂量时,药物仅对胚胎有毒性作用而对母体无毒性作用。通常可表现为所有对胚胎生存生长不利的毒性作用,如胚胎死亡、胚胎生长迟缓、畸形以及出生后功能不全。具有这些作用的物质称为胚胎毒物。具有胚胎毒作用的物质并不一定产生畸形,即并非胚胎毒物都是致畸剂。

4. 母体毒性(maternal toxicity) 指药物仅对怀孕母体的毒性作用,如在孕期中体重不增或下降等,严重者可出现死亡。药物对母体和胚胎都可产生毒性作用,则称为无选择的全身毒性。

5. 致畸指数(teratogenic index) 指药物等对母体的半数致死剂量(LD_{50})与最小致畸剂量之比,通过动物实验获得。有人建议指数 < 10 者不致畸,10 ~ 100 为致畸,> 100 为强致畸。也有人推荐用安全系数,即最小有效剂量与无致畸作用剂量之间的距离:实际上,对于药物致畸性强度或安全性的判断,应视具体情况,不可完全照搬。因为有些药物的临床剂量与该药的 LD_{50} 相差很大;而另一些药物则可能两者之间距离很小,机械地套用致畸指数不能客观地反映某一药物的致畸强度及可能对胚胎的影响。主要应根据临床剂量与出现致畸作用剂量之间的安全系数大小来考虑。

第三节 药物的致畸作用

与对其他器官系统的毒性作用相比,致畸药物的发育毒性作用有显著的特点。

1. 胚胎在器官发生期对致畸药物最敏感 不同系统和器官的形成与发育完全不同步,有先有后,存在时空差异。致畸药物可作用于胚胎发育不同阶段,产生不同的效应。因此,胚胎发育的不同阶段接触致畸药物所引起的发育毒性表现各不相同,但发育毒物引起畸形的最敏感期是器官形成期,哺乳类发育阶段和过程如图 15-4。

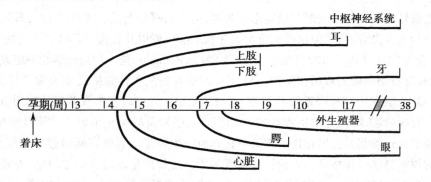

图 15-4 人类孕期连续的发育过程时间窗

(1)不同发育时期的胚胎对致畸药物的敏感性不同,毒性表现不同。着床前期对胚胎对致畸药物的致死作用最为敏感,在此期间给予致畸作用的药物,易引起胚胎死亡,畸形极少见。人类的胚泡形成期在受精后的第 4 天,着床日为 11 ~ 12 天;大鼠分别为 3 ~ 4 天和 5.5 ~ 6 天;小鼠分别为 3 ~ 4 天和 4.5 ~ 5 天;家兔分别为 3 ~ 4 天和 7 天。在器官发生期,致畸药物发育毒性以结构异常最为突出,也可能引起胚胎死亡和生长迟缓。在胚胎发育后期和新生儿期,致畸药物的发育毒性主要表现为生长迟缓,神经、内分泌及免疫系统功能的改变。

(2)同一剂量的致畸药物在敏感期作用于不同发育时期的胚胎可引起不同的畸形。如在大鼠受精后第 8 天给予大量的维生素 A,主要引起骨骼畸形,在受精后第 12 天给予大量的维生素 A,则诱发腭裂。

(3)在致畸敏感期,大多数器官对致畸作用有特殊的敏感时间,例如大鼠的致畸敏感期为受精后 9 ~ 17 天,但眼的最敏感期为受精后第 7 天,腭为第 12 ~ 13 天,外生殖器为第 15 天,因此相同剂量的致畸药物在敏感期作用于不同发育时期的胚胎可引起不同的畸形。致畸试验的染毒时间应包括整个敏感期,有利于发现所有的致畸效应。

2. 致畸药物和致畸作用剂量-反应关系复杂   致畸药物和致畸作用剂量-反应关系可因致畸药物的类型,暴露的时间和剂量不同而改变。典型的致畸药物剂量反应曲线斜率比较大,较陡峭。从致畸最大无作用剂量到胚胎 100% 死亡的剂量往往只差 2 ~ 4 倍。如给予孕小鼠腹腔注射环磷酰胺 5 ~ 10mg/kg 未见畸形发生,而 40mg/kg 即可引起胚胎 100% 死亡。从最大无作用剂量到胚胎死亡剂量之间的剂量范围称为致畸带。致畸带越宽的致畸药物,致畸危险性越大。

3. 致畸药物致畸作用的物种和个体差异明显   致畸药物的致畸作用于遗传类型有关,存在明显的物种和个体差异。同一致畸药物对不同物种的致畸作用可能不同,引起畸形的类型也可能不同,如沙利度胺(反应停)4000 mg/kg 对大鼠和小鼠无致畸作用,但 0.5 ~ 1 mg/kg 对人就有极强的致畸作用。致畸作用的物种和个体差异主要与代谢过程、胎盘种类、胚胎发育的速度和方式等有关。

4. 药物致畸作用   药物的发育毒性虽存在种属差异,但非临床安全性评价证实其对实验动物具有发育毒性,仍值得高度关注。一些具有特定结构的致畸剂可致胚胎出现与结构相关的发育敏感性畸形阶段。对人类尤其如此,其可能的机制有以下几种。

(1)组织形成受阻最经典的致畸剂是沙利度胺(thalidomide),该药在 20 世纪 50 年代末期到 60 年代早期,广泛用于早孕反应(孕妇晨吐)和镇静。孕妇服用沙利度胺后导致众多具有海豹肢样畸形婴儿的突发事件。提示其对胚胎致畸性局限在四肢为主,肢骨发生阶段对该药结构特别敏感。依据畸形的严重程度和肢芽分化发育期母亲是否使用过此药,确定了沙利度胺关键致畸敏感期。已明确几乎所有具有该类畸形的新生儿母亲,均在妊娠第 6 ~ 7 周服用过沙利度胺,而在此后服用沙利度胺,则几乎未出现常见的畸形。孕妇在该时期服药除了四肢畸形外,沙利度胺尚可引起胎儿先天性心脏病、肾缺陷和耳畸形。

沙利度胺导致人类胚胎畸形的机制迄今未明,但已获得该药的相关代谢物及其致畸作用机制。如在胚胎肢芽发育时,代谢物影响维生素和氨基酸代谢以及直接干预肢芽区域的 DNA。

(2)干预组织发育的严格时空关系:异维 A 酸(isotretinoin)是一种治疗囊性痤疮最有效的药物,对人类具有特别明确的致畸相关性。异维 A 酸引起的先天性缺陷类型非常广泛,包括颅面骨畸形、腭裂、心脏和中枢神经系统异常等,这与胚胎正常发育过程中视黄醛的作用有关。异维 A 酸是合成的视黄醛,结构与维生素 A 非常相似。某些视黄醛类在组织中的梯度对细胞分化、组织生长和定向迁移起着关键作用。细胞分化和组织生长定向需要有确切的限度范围,通常以合适梯度的视黄醛信号作指导。外源性视黄醛类干预这种严格的发育时空关系,导致不合适的组织发育而出现胚胎畸形。动物实验证明大多数外源性视黄醛类均可导致发育缺陷。异维 A 酸是发育化学信号干预致畸剂的典型例子。

(3)颅面骨异常、四肢改变及生长学习障碍:另有一类致畸性药物仍有可能用于孕妇,因对胚胎的发育危害没有像上述药物那么强。如苯妥英、丙戊酸等抗癫痫药都具有致畸性,但在孕妇治疗过程中,先天性缺陷的发生率低,对胚胎和孕妇的潜在损害权衡利弊时,一般考虑对癫痫

笔记

发作的控制更多些,仍然推荐使用。可出现一系列发育特殊特征,成为胎儿乙内酰脲综合征(fetal hydantoin syndrome),如颅面骨异常、四肢改变以及生长和学习障碍。在动物发育里程的腭发生期母体给药,可引起腭裂,稍后一些时相给药则产生四肢缺损。

丙戊酸在动物实验中具有致畸性,主要表现在中枢神经系统,也可发生骨骼和颅面缺陷。

(4)与致癌相关的致畸剂:典型的与致癌相关致畸剂(teratogen associated with cancer endpoints)是具有雌激素作用的合成化合物己烯雌酚,该药虽非甾体,但立体结构可视作断裂的甾体结构。流行病学研究资料表明,习惯性流产的妇女在怀孕前3个月使用该药,分娩生下的女婴到19~22岁时,有患阴道腺癌症的风险性。己烯雌酚的这种迟发发育毒性在婴儿出生时并不体现,作为一种致畸剂其先天性缺陷是导致后发癌症,这是一种特殊的致畸作用。

除了上述致癌作用外,己烯雌酚致畸性还可导致女婴长大后,出现异位妊娠、自发性流产、月经周期紊乱和不孕;导致胚胎期受影响的男婴长大后,生殖器异常(如尿道下裂)、生成精子数量少、隐睾症及可能的睾丸癌。这种内在或外显的生殖器畸形与使用甾体激素密切相关。

(5)其他致畸剂:可引起胎儿畸形的药物还有以下几种:阿司匹林和水杨酸钠等解热镇痛药可引起骨骼畸形、神经系统及肾畸形;某些中药如巴豆,麝香等可致死胎和流产等;糖皮质激素如可的松,泼尼松等可引起死胎、早产、唇裂和腭裂等;抗疟药如奎宁,可导致耳聋、视力缺陷、肾脏损伤、脑积水、心脏及四肢畸形等;抗甲状腺药如他巴唑、卡比马唑,可引起先天性甲状腺肿大、甲状腺功能不全、呆小病和死胎等;降血糖药如甲苯磺丁脲、氯磺丙脲、格列本脲,会导致流产、死胎、多发性畸形如先天性心脏病、兔唇、腭裂、骨畸形及血小板数量减少等。

总之,发育毒性可分成两个阶段,妊娠早期的毒性主要表现为自发性流产;而稍后在各种器官和结构的特殊分化期,药物的毒性则主要表现为结构和功能的先天性缺陷。大多数先天性缺陷是由于遗传或发育遗传因素,而不是致畸性化合物,要区分这两种原因相当困难,目前认为在特定的孕期,药物引起的畸形与治疗剂量相一致时,判定致畸性有一定的价值。

参考文献

1. 邹仲之,李继承.组织学与胚胎学.第7版.北京.人民卫生出版社,2008.
2. 李瑞.药理学.第6版.北京.人民卫生出版社,2007.
3. 楼宜嘉.药物毒理学.第3版.北京:人民卫生出版社,2011.
4. 姚泰.生理学.第2版.北京.人民卫生出版社,2010.

(刘 铮)

第十六章　药物遗传毒性

药物的遗传毒性(genetic toxicity,genotoxicity)指由遗传毒物引起生物细胞基因组分子结构特异改变或使遗传信息发生变化的有害效应。药物遗传毒性的研究和评价属遗传毒理学(genetic toxicology)的范畴。遗传毒性可分为 DNA 损伤、基因突变、染色体结构改变和染色体数目改变 4 类。狭义的遗传毒性是指对 DNA 或染色体的损伤及其与 DNA 的相互作用。环境化学性及物理性因素可以通过基因组可遗传的变异产生潜在的危害,导致可遗传的表型改变,以往认为这是突变的后果。然而,突变并不是基因组可遗传变异的唯一机制,环境物质也可直接或间接改变甲基化模式和表观遗传状态,导致功能基因表达改变,引起表型的改变。致突变作用(mutagenesis)指化合物或其他环境因素引起生物体细胞遗传信息发生改变,这种变化的遗传信息或遗传物质在细胞分裂繁殖过程中能够传递给子代细胞,使其具有新的遗传特性。

第一节　药物致突变作用的类型与机制

一、突变的类型

突变(mutation),是一种遗传状态,是指基因组 DNA 分子发生的突然的、可遗传的变异现象。药物的致突变效应包括诱发 DNA 损伤和遗传学改变,其范围可从一个或几个 DNA 碱基对(基因突变)的改变到染色体结构(染色体畸变)或数目(非整倍体或多倍体)的大改变。

（一）基因突变

基因突变在生物界中是普遍存在的,无论是低等动物,还是高等动物以及人,都可能发生基因突变。基因突变是指一个染色体的一个或几个碱基发生变化,这种变化不能用光学显微镜直接观察到。基因突变可分为点突变和移码突变两类。

1. **点突变（point mutation）**　点突变又称碱基取代型突变,指只有一个碱基对发生改变,又分为转换型突变和颠换型突变,其结果是在 DNA 转录时引起一个 RNA 密码子的改变,在翻译时可使多肽链中的一个氨基酸发生变更。

（1）转换型突变(transition mutation)　是指 DNA 多核苷酸链上的碱基中嘌呤相互取代(鸟嘌呤置换腺嘌呤或相反)或嘧啶相互取代(胞嘧啶取代胸腺嘧啶或相反),如亚硝酸类能使胞嘧啶(C)氧化脱氨变成尿嘧啶(U),在下一次复制中,U 不与 G 配对,而与 A 配对,复制结果 C-G 变为 T-A。

（2）颠换型突变(transversion mutation)　是指 DNA 多核苷酸链上的碱基中嘌呤取代嘧啶或嘧啶取代嘌呤所引起的突变。一些烷化剂如二乙基亚硝胺等可引起这种突变。

2. **移码突变（frame-shift mutation）**　指 DNA 多核苷酸链上的碱基序列中丢失一个或多个碱基或者插入一个或多个伪代谢物化合物分子,结果使突变位点以下的碱基序列发生变更,

笔记

致使三联密码转录和翻译时,发生较多遗传信息的改变。多环芳烃、黄曲霉毒素和吖啶类化合物等均具有这种致突变性质。例如,原黄素、吖黄素、吖啶橙等吖啶类诱变剂,由于分子比较扁平,能插入到 DNA 分子的相邻碱基对之间。如在 DNA 复制前插入,会造成 1 个碱基对的插入;若在复制过程中插入,则会造成 1 个碱基对的缺失,两者的结果都引起移码突变。

（二）染色体畸变

染色体畸变是指染色体数目的增减或结构的改变。这种改变可在显微镜下观察和识别。染色体畸变可分为数目畸变和结构畸变两类。

1. **染色体数目畸变（chromosome numerical aberration）** 正常人的生殖细胞具有 23 条染色体(1 个染色体组),称为单倍体(haploid)。而体细胞具有 46 条染色体,含两个染色体组,称为二倍体(diploid)。当突变细胞中染色体数目发生改变时即为染色体数目畸变。在突变细胞中,染色体数目可以成整数倍变化,以致成三倍体、四倍体……,二倍体以上统称为多倍体(polyploid),如肿瘤细胞中较常见三倍体,人类自然流产胎儿也可见三倍体,秋水仙碱可引起这种突变;在突变细胞中,染色体数目也可以不成整数倍的增减,即形成非整倍体(aneuploid),如染色体数目超过二倍体,为超二倍体(hyperdiploid),即 $2n+1$、$2n+2$ 等,少于二倍体则为亚二倍体(hypodiploid),如 $2n-1$、$2n-2$ 等,人类遗传性疾病和唐氏综合征属于非整倍体畸变,此类患者第 22 对染色体不是两条而是 3 条,患者的染色体总数不是常人的 46 条而是 47 条。

2. **染色体结构改变（chromosome structural aberration）** 在诱变因素作用下,染色体从长轴上断下一个断片,叫做断裂(break),这是造成染色体结构改变的根本原因。根据断片不同的重接方式,形成以下 4 种畸变:①缺失(deficiency),染色体的断片未与断端连接,因此失去一个片段及其所携带的遗传密码,以 ABCDE 代表基因组,则 ABCDE→ABCD;②重复(duplication),片段与同源染色体连接,使一部分遗传密码重复出现,即 ABCDE→ABCDDE;③倒位(inversion),断片做 180°倒转后,再接到断端上,即 ABCDEFG→ABCEDFG;④易位(translocation),两条非同源体同时断裂,两个断片交换位置后相接,即 ABCDE→ABCIJ,FGHIJ→FGHDE。

事实上,基因突变和染色体畸变并无本质的不同,只是 DNA 损伤程度不同而已,凡能引起染色体畸变的化学药物,大部分也能引起基因突变。基因突变和染色体畸变可自然发生,也可因诱发产生。

二、化学物质致突变作用

突变可在自然条件下发生,称为自发突变(spontaneous mutation),发生率很低。从生物进化观点来看,自发突变对生物群体是有利的,通过突变和自然选择才能形成新物种,生物才能进化,因而被视为生物种进化的"推动力"。不理想的突变会经天择过程被淘汰,而对物种有利的突变则会被累积下去。在人为或各种诱发因素下发生的突变被称为诱发突变(induced mutation),诱发突变率超过自然突变率。常见致突变因素有化学因素(各种化学物质,如抗生素、食品添加剂、某些杀虫剂等)、物理因素(如电离辐射、紫外线、温度)和生物因素(如病毒和细菌),药物对突变的影响即属于此类突变。在毒理学中常将诱发突变看作一种损害作用。

由于化学物质存在最广泛,人们接触机会也最多,因此也最能引起人们关注。凡能引起致突变作用的化学物质称为化学诱变剂(chemical mutation)。一些化学物质具有很强的化学活性,其原形就可引起生物体的突变,故称为直接诱变剂(direct-action mutation)。有些化学物质其本身不能引起突变,必须在生物体内经过代谢活化才呈现致突变作用,称为间接诱变剂(indirect-action mutation),大多数化学诱变剂属后者。

三、突变的后果

由诱变剂引起的突变对生物机体往往是有害的。对人类而言,环境中致突变物数量的增加

笔记

引起的过于频繁的化学诱变,可使机体细胞活力减弱,胚胎早期死亡,后代出现畸形和先天性缺陷等,而且,当生物个体生殖细胞发生基因突变及染色体畸变后,有些可能会世代传递、并经过自然选择过程在人群中固定下来,增加了人类基因库(gene pool)的遗传负荷(genetic load)。因此,在考虑突变后果时,既应考虑突变对人类基因库的影响,也应考虑突变对个体(包括对生殖细胞和体细胞)的影响。

（一）突变对人类基因库的影响

人类基因库是指人群生殖细胞所具有的能传给下一代的全部基因的总和。它与基因组(genome)的区别在于后者是指单一个体所具有的全部基因。因此,基因库是从各种各样的基因组获得的。当代人传给其后代的基因又构成下一代人的基因库。研究遗传毒物对人类基因库的影响就是研究以一个世代各种基因型的差异以及这些差异与接触遗传毒物之间的关系。

基因库的相对稳定对于下一代人的健康是非常重要的。人类之所以有许多遗传性疾病,就是因为在每一代的基因库中都存在一定数量、由各种原因引起的突变基因或有害基因。在人群中每个个体新携带的有害基因的平均水平叫做人群的遗传负荷或突变负荷(mutation load)。

诱变物引起人群中某些个体生殖细胞的突变后,由于各种因素的影响和限制,经过世代传递和选择,最终只有极少数突变固定在人类基因库中,形成人类遗传负荷,突变的基因经过世代传递的结局,其转归可有3种类型。①单个突变:环境因素仅引起单基因的一次性突变,这种突变极可能会逐渐从人群中消除;②反复性突变:假设某种环境因素持续存在,而且引起固定不变的 A→a,实际上这种情况是不存在的;③回复突变:某些环境因素引起 A→a 突变的同时,另一些环境因素或机体自身因素(如 DNA 修复)还可引起 a→A 的回复突变,当突变与回复突变两者相平衡稳定下来之后,突变基因即在人群基因库中固定下来形成遗传负荷。

（二）体细胞突变的后果

人的一生会一直与环境互相作用,有些 DNA 首先发生体细胞突变,这个突变位点会在其分裂生成的子代细胞中得到遗传,被称为体细胞遗传。不断的突变,不断的细胞分裂,体细胞突变会在细胞中积累,年龄越大积累的体细胞突变越多,造成组织内部细胞拥有多簇单克隆。

体细胞突变后果中最令人关心的是致癌问题,其次是胚胎细胞发生突变可能导致的畸胎。事实上,出生的畸胎之中有部分(20%)与亲代生殖细胞突变有关。胚胎体细胞突变也可能是婴儿或青少年肿瘤发生的原因。人类妊娠前 3 个月自然流产中的 60% 胚胎有染色体畸变。在一定程度上,这些诱变物可通过胎盘作用于胚胎体细胞,而不完全是亲代生殖细胞突变所致。

对于一个细胞来说,遗传物质损伤是偶然事件,一旦发生可让细胞发生异化。异化了的细胞通常会选择凋亡,使个体组织正常发展。如果异化细胞逃脱凋亡以及体内免疫监视,则形成异常细胞群,进而影响组织、器官,发生疾病。

（三）生殖细胞突变的后果

如果突变发生在生殖细胞,对下一代的影响可能是致死性的和非致死性的。致死性的可能是显性致死,即突变配子与正常配子结合后,其合子在着床前或着床后的胚胎早期死亡;也可能是隐性致死,即需要纯合子(或半合子)才能出现致死效应。如果生殖细胞的突变是非致死性的,则可能使后代出现显性或隐性遗传疾病(包括一部分先天性畸形)。在遗传性疾病增多的同时,突变的基因(以及染色体)损伤将成为下一代基因库的遗传负荷。

四、药物致突变作用机制

目前已知许多药物具有致突变作用,如某些抗肿瘤药物如氮芥、环磷酰胺、噻替哌、甲氨蝶呤及丝裂霉素 C 等可造成染色体的断裂;抗癫痫药苯妥英钠可使患者淋巴细胞多倍体比例增高;治疗血吸虫病药呋喃丙胺能诱发大鼠骨髓细胞染色体畸变;治疗阴道滴虫病的甲硝唑能诱发淋巴细胞染色体畸变;氯丙磺脲能诱发糖尿病患者染色体畸变和染色单体互换。由此可见,

笔记

不同药物引起突变的类型也不尽相同,即引起突变的机制各不相同。药物致突变作用的机制可大致归纳如下。

（一）直接作用于DNA

1. 碱基类似物诱发突变 有些药物的化学结构与DNA链上的4种天然碱基非常相似,称为碱基类似物(base analogue)。如5-溴尿嘧啶(5-bromouracil,5-BrU)的分子结构与胸腺嘧啶(T)相似,2-氨基嘌呤(2-aminopurine,AP)与鸟嘌呤(G)相似。如果这些碱基类似物在DNA合成期中存在,就能与天然碱基竞争,取代其位置,从而掺入DNA分子中。

5-BrU与T分子结构的唯一差异在C-5位置上,前者是溴,后者是甲基。由于这种高度相似,所以5-BrU掺入DNA后,也能像T一样,与腺嘌呤(A)配对,形成的A:BrU。在一次复制时,A仍可与T配对形成A:T碱基对。然而5-BrU的溴原子所带的负电荷比T的甲基强得多,所以容易使5-BrU上的N-H位置的氢原子较容易转移到C-6位置的酮基上,于是正常的酮式BrU转变为稀有的烯醇式,DNA复制时不是与A配对,而是与G配对,即形成G:BrU碱基对,最终导致T:A碱基对转换为C:G碱基对。

2. 碱基作用物诱发突变 能与碱基发生化学反应,从而改变碱基结构的物质称为碱基作用物,如烷化剂、亚硝胺、羟胺等。烷化剂是人类环境中最大的一类"潜在诱变剂",对DNA和蛋白质都有强烈的烷化作用。常见的烷化剂包括烷基硫酸酯(alkyl sulfates)、N-亚硝基化合物(N-nitroso compounds)、环状化合物(cyclic compounds)及卤代亚硝基脲(halogeno-nitrosourea)4类。尽管这些化合物的结构千差万别,其诱变性强弱亦有很大差异,但其共同特性是具有较强的反应活性,易使DNA分子中的碱基发生烷化作用,形成共价结合的加合物。多核苷酸链的全部氧原子和氮原子(除连接戊糖的氮外),在中性环境中都能被烷化。一般认为,鸟嘌呤的N-7位置最易接受烷化剂给予的烷化基团,当其受到烷化后,分子的内部电子和质子位置重新排列,鸟嘌呤由酮式异构体变为烯醇式异构体,引起碱基错误配对,最终产生转换型突变。

有的烷化剂可同时授予两个或三个烷基,分别成为双功能烷化剂和三功能烷化剂。如氮芥、双环氧、双(氯烷基)醚等是常见的双功能烷化剂,而三氯乙烯磷胺及三乙烯硫代磷胺则是三功能烷化剂。这些化合物除了可使碱基发生单烷化作用外,还常使DNA发生链内、链间或DNA与蛋白质的交联。发生交联后,由于DNA链不易修复或发生复制后修复而高度致突变,并经常发生染色体断裂,也易发生显性致死突变。

3. 插入剂诱发移码突变 插入剂又称嵌入剂,是一些多结构的分子,可插入DNA碱基对之间,使相邻碱基对间距离增大,从而引起DNA框架结构的变动,引起移码突变。如菲啶类以及多环烃化合物。插入剂可引起DNA结构及功能的改变,并不直接损伤DNA本身。

4. DNA修复抑制剂 这类物质主要通过抑制DNA修复酶而抑制DNA损伤的修复,从而对DNA产生间接损害。DNA修复抑制剂与化疗药物联合用药在抗肿瘤中发挥着重要的作用,可显著提高化疗药物的疗效。目前已有O^6-甲基鸟嘌呤-DNA-甲基转移酶(O^6 methylguanine DNA methyltransferase,MGMT)、聚腺苷二磷酸核糖聚合酶[poly(ADP-ribose)polymerase,PARP]、DNA依赖性蛋白激酶抑制剂应用于临床试验,临床试验结果显示,PARP抑制剂通过抑制肿瘤细胞DNA损伤修复,促进肿瘤细胞发生凋亡,从而增强放疗以及烷化剂和铂类药物化疗的疗效。

（二）干扰有丝分裂

有些药物或化学物质可作用于纺锤体、中心核和其他细胞器,从而干扰有丝分裂,称为有丝分裂毒物(mitotic poison)。这类物质大多数作用机制尚不明确,故难以明确分类。一般认为,凡干扰有丝分裂的物质,无论是抑制纺锤体的形成还是扰乱染色体分离,都称之为干扰剂。细胞在干扰剂的作用下,可出现下列改变。

1. 秋水仙碱效应 秋水仙碱是典型的细胞完全抑制剂。秋水仙碱、长春新碱等作用后,微管蛋白受到抑制,细胞停滞于分裂中期,此时的染色体往往过度凝缩,使细胞不经过有丝分裂后

笔记

期而直接进入分裂间期,于是出现多倍体。

2. 核内复制　在停止有丝分裂的情况下出现两次或两次以上的染色体复制将出现核内复制。巯基丙酮酸酯、秋水仙碱、6-硫基嘌呤等均可引起核内复制。

3. 异常纺锤体形成　低剂量秋水仙碱、高剂量 X 线、各种麻醉剂以及其他作用于中心粒的物质,均可阻止中心粒在分裂前期的正常移动,并最终导致多极纺锤体形成。有些重金属物质也可通过干扰纺锤体、或纺锤体与染色体间的相互作用而出现不分开导致异常纺锤体形成。

4. 染色体不浓缩或黏着性染色体　特定染色体部位浓缩失败可影响有丝分裂进行,但有利于染色体显带,如放线菌素 D 作用后出现 C 带型。黏着性染色体的染色质丝相互胶着,妨碍后期时的正常移动,于是出现类似秋水仙碱效应。

5. 染色体提前凝缩　指一个核处于分裂间期的细胞提前进入有丝分裂的现象。当一个处于 S 期的核发生这种现象时,常发生染色体粉碎,即一个或多个染色体存在无数的染色单体或染色体断裂或裂隙。

由上述 5 种现象看,干扰剂并不直接作用于遗传物质,因而严格说不属于真正的诱变物。但由于其可通过干扰有丝分裂而间接地诱发畸变,因此通常亦称为诱变物。

第二节　药物致突变作用的评价

遗传毒性研究(genotoxicity study)是药物非临床安全性评价的重要内容,它与其他毒理学研究尤其是致癌性研究、生殖毒性研究有着密切的联系,是药物进入临床试验及上市的重要环节。拟用于人体的药物,应根据受试物拟用适应证和作用特点等因素考虑进行遗传毒性试验。

遗传毒性试验方法较多,所使用的生物材料多种多样,可以利用原核细胞到真核细胞直至高等哺乳动物细胞在体外进行添加或不添加代谢活化物的实验,也可在整体动物上进行体内试验。根据试验检测的遗传终点可将检测方法分为三大类,即基因突变、染色体畸变、DNA 损伤与修复。目前药物致突变试验已有 200 多种,在评价药物的致突变性工作中,没有一种致突变试验能涵盖所有的遗传学终点,因此需选择一组试验配套进行检测,即标准试验组合,以减少遗传毒性物质的假阴性结果。选择试验组合的原则为:包括多个遗传学终点;试验材料包括原核生物和真核生物;同时选用体外试验和体内试验;包括对体细胞和生殖细胞的研究。

我国《药物遗传毒性研究技术指导原则》(2007 年)中推荐的标准试验组合为:①一项体外细菌基因突变试验;②一项采用哺乳动物细胞进行的体外染色体损伤评估试验或体外小鼠淋巴瘤 TK 试验;③一项采用啮齿类动物造血细胞进行的体内染色体损伤试验。对于结果为阴性的受试物,完成上述三项试验组合通常可提示其无遗传毒性。对于标准试验组合得到阳性结果的受试物,根据其治疗用途,可能需要进行进一步的试验。

建议采用标准试验组合并不意味着其他遗传毒性试验(如 DNA 加合物检测,DNA 链断裂、DNA 修复或重组试验)不合适,这些试验可作为标准试验组合以外的供选试验,以进一步验证或补充标准试验组合得到的遗传毒性试验结果。此外,用分子生物学技术对遗传毒性作用机制进行研究,将有利于危险度评估。在某些情况下,标准试验组合中的一项或多项试验对受试物不适合时,可采用其他替代试验,但应提供充分的科学依据。

一、基因突变检测方法

(一) 微生物回复突变试验

微生物回复突变试验是利用突变体的测试菌株,观察受试药物能否纠正或补偿突变体所携带的突变改变,从而判断其致突变性。常用鼠伤寒沙门菌和大肠埃希菌。本试验是应用最广泛的检测基因突变的方法,由美国加州大学生物化学教授 Ames 于 1979 年建立,故称为 Ames 试

笔记

验。Ames试验是应用组氨酸缺陷型鼠伤寒沙门菌突变株作为指示微生物,观察其在受试药物作用下回复突变为野生型的测试方法,在致突变试验中为首选项目。

1. **原理**　人工诱变的鼠伤寒沙门菌突变株在组氨酸操纵子中有一处突变,变的菌株必须依赖外源性组氨酸才能生长,因而在缺乏组氨酸的选择性培养基中不能存活。但致突变物可使突变型产生回复突变而成为野生型,恢复合成组氨酸的能力,故在加有致突变物的无组氨酸选择性培养基中突变菌株生长为菌落。计数诱发的回复菌落数即可判断受试药物致突变性的强弱。某些致突变物需要代谢活化后才能使鼠伤寒沙门菌突变型产生回复突变,为了检测其为直接或间接诱变剂,在进行Ames试验时,应分别进行加入或不加入代谢活化系统的检测,最常用的活化系统是S9混合液。

2. **试验菌株选择**　在细菌回复突变试验中至少应采用5种菌株,包括用于检测组氨酸靶基因中鸟嘌呤-胞嘧啶(G-C)位点碱基置换或移码突变的4种组氨酸营养缺陷型鼠伤寒沙门菌(TA1535;TA1537/TA97/TA97a;TA98;TA100),以及用于检测组氨酸或色氨酸基因中腺嘌呤-胸腺嘧啶(A-T)位点碱基置换或移码突变的鼠伤寒沙门菌TA102或大肠埃希菌WP2 uvrA或大肠埃希菌WP2 uvrA(pKM101)。由于检测G-C位点突变的4种菌株无法检测交联剂,因此检测交联剂时最好采用TA102菌株或增加一种修复准确型大肠杆菌(如大肠埃希菌WP2 uvrA(pKM101)。

3. **试验方法**　Ames试验的操作方法主要有平板掺入法和斑点试验。

(1)平板掺入法试验:将一定量样液和0.1ml测试菌液均加入上层软琼脂中,需代谢活化的再加0.3~0.4ml S9混合液,混匀后迅速倾于底平板上铺平冷凝。同时做阴性和阳性对照,每种处理做3个平行对照。试样通常设4~5个剂量。选择剂量范围开始应大些,有阳性或可疑阳性结果时,再在较窄的剂量范围内确定剂量反应关系,培养同上。同一剂量各皿回变菌落均数与各阴性对照皿自发回变菌落均数之比,为致突变比值(mutagenicity ration,MR)。MR值≥2,且有量效关系,背景正常,则判为致突变阳性。

(2)斑点试验:吸取测试增菌培养后的菌液0.1ml,注入融化并保温45℃左右的上层软琼脂中,需S9活化的再加0.3~0.4ml S9混合液,立即混匀,倾于底平板上,铺平冷凝。用灭菌尖头镊夹灭菌圆滤纸片边缘,纸片浸湿受试物溶液,或直接取固态受试物,贴放于上层培养基的表面。同时做溶剂对照和阳性对照,分别贴放于平板上相应位置。平皿倒置于37℃温箱培养48小时。在纸片外围长出密集菌落圈,为阳性;菌落散布,密度与自发回变相似,为阴性。

4. **结果分析**

(1)平板掺入法试验:以直接计数培养基上回复菌落的数量而定,如背景生长良好,受试回复菌落数增加1倍以上(即回复菌落数大于或等于2倍空白对照菌落数),并有量效关系或至少某一测试点可重复并具统计学意义,即可判定受试药物为致突变阳性。

(2)斑点试验:如在受试药物点样周围生长出较多密集的回复菌落,与空白对照相比有明显区别,则可初步判定受试药物为致突变阳性,但还需要采用掺入法试验进行验证。

进行结果报告时,阳性结果至少应做3次测试,阴性结果至少进行两次测试,才可对受试药物作出判定。

(二) 哺乳动物培养细胞基因突变试验

哺乳动物培养细胞基因突变试验也称正向突变试验,是指野生型基因失活的突变。利用培养的哺乳动物细胞系如小鼠淋巴瘤L5178Y细胞、中国仓鼠肺成纤维V79细胞和卵巢CHO细胞等,观察其特定基因位点是否诱变产生突变体,突变体的检出可依赖于细胞周期、营养需求、辐射及拟辐射物质敏感性、耐药性及溴尿嘧啶脱氧核苷依赖性等特征表现型指标的检测。最常用的基因位点是次黄嘌呤鸟嘌呤磷酸核糖转移酶(hypoxanthine-guanine phosphoribosyl transferase, HGPRT)、胸苷激酶(thymidine kinase,TK)及Na^+-K^+-ATP酶(OUA)位点。HGPRT和Na^+-K^+-

笔记

ATP 酶位点突变可用于上述三种细胞，*OUA* 位点突变仅适用于 CHO 细胞。研究显示，*TK* 基因突变试验可检出多种类型的遗传改变，如点突变、染色体畸变和重组等，是目前最敏感的哺乳类细胞突变试验之一。

以 V79 细胞的 *HGPRT* 和 *TK* 两个点突变试验为例来说明。

1. 原理　HGPRT 和 TK 可分别使 6-硫代鸟嘌呤（6-thioguanine，6-TG）转移上磷酸核糖，使 5-溴脱氧尿嘧啶核苷（5-bromodeoxyuridine，BrdU）磷酰化，它们的代谢产物可掺入 DNA 引起细胞死亡。因此，正常细胞在含有这些碱基类似物的培养基中不能生长，在致突变物作用下，此两个位点发生突变的细胞对这些碱基类似物具有抗药性，可以增殖成为克隆（细胞集落）。

2. 试验方法　将对数生长期的 V79 细胞接种至培养皿上，4～6 小时后加入药物，同时做阴性对照（溶剂）和阳性对照，同时进行代谢活化，即细胞应在外源性哺乳动物代谢活化系统（S9 混合液或大鼠肝原代培养细胞等）存在与否的情况下，与药物平行接触。*HGPRT* 位点表达期为 7～9 天，如突变细胞未得到足够的表达时间，细胞中残存的 HGPRT 仍有活性，使已突变的细胞被选择培养基中的 6-TG 杀死，会呈现假阴性。因此，更换无药物的培养液后，要生长培养 7～9 天。表达期后将细胞接种于含 6-TG 的选择培养基内，培养 7 天。选择完毕固定，染色并计数克隆数，同时将细胞接种于非选择培养基内测定克隆形成率。

3. 结果分析　若阴性对照的集落形成率低于 50%，结果应不予采用。当突变率为自发突变率的 3 倍及以上，或至少在 3 个浓度范围内突变率呈量效关系时，可判断为致突变阳性。

（三）果蝇伴性隐性致死试验

果蝇研究已有近 100 年历史，染色体基因较为清楚，多用于遗传试验，理论上可靠，应用实践上也有灵敏、简便、客观等优点。目前法国、荷兰等国已将果蝇遗传试验列为新化学物质筛选程序，在果蝇检测系列中以伴性隐性致死试验（sex-linked recessive lethal test，SLRL）为首选。美国环境保护局认为该试验在对真核生物所有生殖细胞周期的诱变作用检测中是最敏感的，它的自发突变率同人相似，并能经济地以足够大的规模来检出自发突变频率的倍量。

1. 原理　隐性基因在伴性遗传中的交叉遗传特征是 SLRL 的主要原理，即雄蝇的 X 染色体传给 F_1 代雌蝇，又通过 F_1 代传给 F_2 代雄蝇，使位于 X 染色体上的隐性基因能在半合型雄蝇中表现出来。因此，利用眼色性状由 X 染色体上的基因决定，并与 X 染色体的遗传相关联的特征作为 X 染色体上基因突变的标记，将野生型雄蝇（红色圆眼，正常蝇）染毒，与 Basc 雌蝇（淡杏色棒眼，2 个 X 染色体上各带一个倒位防止与 F_1 代父系 X 染色体互换）交配，如雄蝇经过受试药物处理后，在 X 染色体上的基因发生隐性致死，则可在 F_2 代的雄蝇表现出来，并以眼色标记来判断试验结果。有隐性致死时，在 F_2 代中没有红色圆眼的雄蝇。

2. 试验方法　以 Okegon-K 雄性果蝇和 Muller-5 雌性果蝇为试验对象，至少二个剂量，最高剂量为最大耐受剂量或产生某些毒性指征的剂量，通常以 1/2 *LD*_{50} 为基准；低剂量为 1/4 *LD*_{50}，无毒物最大给药量试品为 5%，并设阴性及阳性对照组。要求受试染色体总数给药组和阴性对照组 6000 以上，阳性对照组 300 以上，观察给予药物的雄果蝇与处女蝇的交配，每 2～3 天更换一批处女蝇，记录雌性子代的致死作用。

3. 结果分析　以致死管数占受试染色体数的百分比为致死突变率进行结果分析。当致死突变率大于自然突变率 2 倍，并有量效关系时，或统计学检验确定时，判定为阳性。在 F_1 代中有一支培养管中合计有 20 只以上蝇，但未发现有雄蝇为阳性，有 2 只以上雄蝇为阴性。仅存雌雄蝇亲代而无子代为不育。在 F_2 代中有一支培养管中合计不足 20 只蝇，或有 20 只以上蝇，但有 1 只雄蝇判定为可疑，需进一步观察 F_3 代。

二、染色体畸变检测方法

染色体畸变分析是 20 世纪 70 年代起被国内外广泛采用的一种遗传损伤检测技术，因其结

笔记

果可靠,可反映多种畸变类型,目前已成为检测染色体损伤的经典方法,用以观察化学物质在中期对染色体数量和结构的影响。主要有哺乳动物培养细胞染色体畸变试验、微核试验、啮齿类动物显性致死试验、精原细胞染色体畸变试验等。染色体畸变分析的方法操作简单,易于观察计数,观察指标稳定,可反映诸如断片、裂隙、环状染色体、多倍体等多种畸变结果,且结果可靠,因而成为环境致畸物或药物遗传毒性检测的经典方法。

（一）哺乳动物培养细胞染色体畸变试验

整体动物染色体畸变分析常用大鼠、小鼠或中国地鼠的骨髓细胞、肝细胞或精原细胞作分裂中期染色体分析。但由于整体动物试验操作烦琐,试验时间长,工作量较大且不够灵敏,所以目前多使用包括人在内的哺乳类细胞株的体外试验代替整体动物试验。试验中所用的细胞要求是哺乳动物原代或传代细胞,常用的几种细胞株见表16-1。

表16-1　几种常用于染色体畸形分析的细胞株

试验类别	细胞株代号	细胞来源	二倍体染色体数	核型
体外培养	CHO	中国仓鼠卵巢	22(18～22)	不稳定
体外培养	V79	中国仓鼠肺组织	22(21～22)	不稳定
体外培养	L5178Y	小鼠淋巴细胞	40(38～40)	不稳定
体外培养	W138	人体肺组织	46	稳定
体外培养	人淋巴细胞	人外周血液	46	稳定
体内试验	大鼠骨髓细胞	大鼠骨髓	42	稳定
体内试验	小鼠骨髓细胞	小鼠骨髓	40	稳定
体内试验	鸡胚细胞	鸡胚尿囊	78	稳定

1. **原理**　每种生物的细胞都有一组形态、数目特异的染色体,通常较为稳定,但在致突变性的诱变因子作用下,染色体会发生断裂、错位修复等导致染色体畸变率升高。

2. **试验方法**　向培养中的细胞依次加入细胞刺激剂（活化酶S9）、受试物或对照物,培养18～22小时,进入细胞增殖周期,获得大量的有丝分裂细胞。在细胞收获前经秋水仙碱处理,阻断微管蛋白的聚合,抑制细胞分裂时纺锤体的形成,使处于分裂间期和前期的细胞停留在中期,提供足够的观察样本。细胞经过低渗处理,使细胞膨胀,染色体均匀散开,便于观察。一般能观察到染色体断裂、断片、无着丝粒环、双或多着丝粒染色体、环状染色体和染色体碎片等。试验需多次观察,致突变药物可能作用于细胞周期的不同时相。

3. **结果分析**　应根据畸变染色体总数和有畸变染色体细胞数,计算染色体畸变率和细胞畸变率。受试药物诱发染色体畸变在统计学上较对照组增加,并有量效关系时,认为药物致突变性阳性。

（二）微核试验

微核试验（micronucleus test,MNT）是检测染色体或有丝分裂器损伤的一种遗传毒性试验方法,是以微核发生率或以微核的细胞率为指标来评价受试药物是否具有致突变性。MNT是目前最常用的哺乳动物体内遗传毒学短期试验,用于评价染色体受损情况,不仅能检测染色体结构的改变,而且能检测染色体数目的异常。用于微核检测的细胞很多,有植物细胞、哺乳动物细胞、非哺乳动物细胞,最常用的是骨髓嗜多染红细胞（polychromatic erythrocytes,PCE）。动物体内细胞微核试验,主要有骨髓嗜多染红细胞微核试验与外周血淋巴细胞MNT。对于不易进入骨髓腔的受试药物,可补充用哺乳动物肝细胞MNT进行研究。

以小鼠骨髓嗜多染红细胞微核试验为例。

1. **原理**　微核可以出现在多种细胞中,但在有核细胞中较难与正常核的分叶及核突出物相

笔记

区别。由于红细胞在成熟之前最后一次分裂后数小时可将主核排出，而仍保留微核于 PCE 细胞中，因此通常计数 PCE 细胞中的微核，以筛查受试药物是否具有突变性。

2. 试验方法　于取骨髓前 24 小时先给小鼠腹腔注入环磷酰胺（100mg/kg），用损伤脊髓法处死小鼠，分离大腿骨，剪掉股骨两端膨大的关节头，用吸取生理盐水的注射器插入股骨一端，将骨髓细胞冲洗至离心管中。将所获得的细胞悬浮液离心，弃上清液，在沉淀物中加入 2 滴灭活的小牛血清，制成细胞悬液，按常规方法涂片，晾干后以甲醇固定，继用吉姆萨染液：PBS：瑞氏染液（1：9：10）染色，于显微镜下计数 PCE 中的微核。

3. 结果分析　PCE 为年幼红细胞，呈灰蓝色，略大于红细胞，微核多呈圆形和椭圆形，呈蓝紫色或紫红色。与对照组比较，处理组 PCE 微核率有统计学意义的增加，并有量效关系，则可认为该受试物是哺乳动物体细胞的致突变物。

（三）啮齿类动物显性致死试验

显性致死突变是指哺乳动物生殖细胞染色体发生结构和数目变化，出现受精卵在着床前死亡或胚胎早期死亡。显性致死试验（dominant lethal test，DLT）是一种用于检测整体哺乳动物生殖细胞染色体畸变遗传性损伤的体内试验，但也不能排除基因突变和毒性作用。

1. 原理　哺乳动物生殖细胞在受精期和减数分裂期最易发生突变，突变后失去与异性生殖细胞结合的能力，或者与异性生殖细胞结合后出现发育不正常的胚胎，以致产生总着床数减少、畸胎及早期胚胎死亡等现象。

2. 试验方法　多选用性成熟小鼠，也可选用大鼠、仓鼠、豚鼠等。对雄性动物染毒，再与雌性动物交配、受孕。通过观察雌性动物胚胎早期死亡发生率的情况，来检出精子发育周期中不同阶段受到的遗传毒性作用，进而判断受试药物有无对雄性动物生殖系统的损害及损害发生的敏感阶段是否具有致突变作用。

3. 结果分析　当试验结果为生存胎仔总数减少、死亡胎仔总数增加，胚胎总着床数减少或未着床数增加，且有量效关系并具统计学意义时，判定为显性致死试验阳性。应用显性致死试验检查动物染毒后不同时间段交配的显性致死情况，有助于分析精子处于何阶段受遗传毒性作用。染毒后 3 周、4～5 周和 6 周及以后交配的显性致死试验结果分别反映受试药物对精子和精细胞的作用、对精细胞的作用、对精原细胞和干细胞的作用。

（四）精原细胞染色体畸变试验

1. 原理　本试验是一项检测生殖细胞染色体畸变效应试验，利用适当途径使动物接触受试药物，一定时间后处死动物，利用细胞遗传学方法，观察睾丸精原细胞/初级精母细胞染色体畸变情况，以评价受试药物引起生殖细胞遗传突变的可能性。

2. 试验方法　采用雄性小鼠，至少设置 3 个剂量组，最高剂量以 $1/2\ LD_{50}$ 为基准，可单次或多次给药，尽可能与拟用的临床用药途径相同。用溶媒作阴性对照，已知能诱发精原细胞染色体畸变的化学物质作阳性对照。取睾丸，消化、离心、涂片、染色后，制备精原细胞/初级母细胞染色体标本，在显微镜下观察中期分裂相细胞，分析精原细胞/初级精母细胞染色体畸变。每只动物分别计数两侧睾丸的精原细胞，每侧至少计数 50 个中期细胞，观察染色体畸变等。

3. 结果分析　当受试药物诱发的染色体畸变率与溶媒对照组相比具有统计学意义的增加，并有量效关系时，判定为精原细胞染色体畸变试验阳性。

三、DNA 损伤检测方法

（一）程序外 DNA 合成试验

正常细胞在有丝分裂过程中，仅在细胞增殖周期的 S 期进行的 DNA 合成是按程序化进行的，称为程序性 DNA 合成。DNA 受损时，DNA 的修复合成发生在 S 期以外，这种合成称为程序

笔记

外DNA合成,又称为非程序性DNA合成(unscheduled deoxyribonucleic acid sythesis,UDS)。UDS试验是检测受试物有无引起DNA损伤及启动修复合成机制的能力,常用于UDS试验的细胞包括外周血淋巴细胞、大鼠原代培养肝细胞、人成纤维细胞及Hela细胞等。

1. **原理**　在体外培养细胞中,于培养液中加入^{3}H-胸苷标记的DNA合成原料,将受试细胞分裂阻断同步化于G_1期,再用羟基脲抑制残存的S期半保留DNA复制,并利用放射自显影法或液闪计数法确定^{3}H-胸苷掺入量,确定在S期以外是否有DNA合成,从而判断受试药物是否造成DNA损伤。

2. **试验方法**　将分离纯化后的细胞常规培养,于贴壁细胞的培养基中分别加入羟基脲和受试药物,继续培养1小时,再加入^{3}H-胸苷,培养4小时,弃上清液,加入细胞裂解液,收集细胞裂解物,继以玻璃纤维滤膜过滤裂解物,每个样品分别用5%三氯醋酸洗3～4次,95%乙醇洗2次,红外线烘干滤膜,置于装有二甲苯闪烁液的闪烁瓶中,轻轻摇匀,放置1小时后用液闪仪计数。

3. **结果分析**　受试药物组细胞^{3}H-胸苷掺入量随剂量增加而增加,且有统计学意义,或者最小剂量组反应阳性,与对照组比较具有统计学意义,均可判定为该试验阳性。受试药物组细胞^{3}H-胸苷掺入量不随剂量增加而增加,任何一个剂量组与对照组比较无统计学意义,则认为受试物在该试验系统不引起UDS。

（二）姐妹染色单体交换试验

姐妹染色单体交换(sister-chromatid exchange,SCE)是检出DNA损伤的灵敏方法,是指染色体同源座位上DNA复制产物的相互交换,是同一染色体的两条单体之间发生的一类特殊的同源重组,主要在DNA合成期形成,可能与DNA双链的断裂与复制有关,SCE发生的频率可反映细胞在S期的受损程度。由于姐妹染色单体的DNA序列相同,SCE并不改变遗传物质组成,但SCE是由于染色体发生断裂和重接而产生的,因此,SCE显示方法通常用来检测染色体断裂频率,以研究药物和环境因素的致畸效应。

1. **原理**　在细胞分裂时,每条染色体均由两条染色单体组成,每条染色单体有一条双链DNA组成。5-溴脱氧尿嘧啶核苷(5-bromodeoxy-uridine,BrdU)是脱氧胸腺嘧啶核苷的类似物,在DNA链的复制过程中,可替代胸腺嘧啶掺入到复制的DNA中。经过两个复制周期后,两条姐妹染色单体中一条DNA的双链均有BrdU掺入,而另一条DNA双链中仅有一条链有BrdU掺入。利用特殊的分化染色技术对染色体标本进行处理,可使双链均含有BrdU掺入的单体浅染,而只有一条链掺入BrdU的单体深染,可观察到两条明暗不同的染色单体。当姐妹染色体间存在同源片段交换时,可根据每条单体夹杂着深浅不一的着色片段加以区分。

2. **试验方法**

（1）体外试验:体外培养的哺乳动物细胞在有或无代谢活化的情况下与受试物接触,并在含有BrdU的培养液经历2个细胞周期,然后加入纺锤体抑制剂(如秋水仙素),收集细胞,制备染色体标本。

（2）体内试验:给啮齿类动物作受试物处理,再给以BrdU,处死前用纺锤体抑制剂,处死后,取骨髓细胞制备染色体标本。

标本经荧光吉姆萨染色,中期染色体的两条染色单体的染色不同,发生SCE时即可识别计数。计算和比较各处理组和对照组平均每个细胞SCE频率。

3. **结果分析**　光镜下计数发生交换的染色单体,进而判断受试药物是否对DNA有损伤作用。体外和体内试验结果分别说明受试物引起培养哺乳动物细胞及啮齿类骨髓细胞DNA损伤的能力。

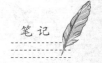

笔记

参考文献

1. 周立国,向明,季辉. 药物毒理学. 第 2 版. 北京:中国医药科技出版社,2009.
2. 邓友田,王全军,石志坚,等. 遗传毒理学新技术研究进展. 中南药学,2010,8(10):780-782.

（任立群）

笔记

第十七章　人类药物成瘾和依赖性

学习要求

1. 掌握　药物成瘾和依赖性的基本概念;药物成瘾和依赖性特征与机制。
2. 熟悉　依赖性药物分类及常见药物;药物成瘾性和依赖性作用评价。
3. 了解　药物成瘾性和依赖性生理基础。

第一节　药物成瘾性和依赖性生理基础

一、基本概念

根据世界卫生组织麻醉品专家委员会的定义,药物依赖性(drug dependence),也称药物成瘾(drug addiction),是精神活性物质与机体长期相互作用下造成的一种精神状态(有时也包括身体状态),表现为强制性地连续不间断地使用该药物的行为和其他反应,目的是去感受该药物所产生的欣快性精神效应,或是为了避免由于停用该药物引发的戒断症状所带来的严重不适感。其核心特征为强迫性觅药行为和持续性用药行为。药物依赖性按机体产生依赖性的性质分为心理依赖性(psychological dependence)和生理依赖性(physiological dependence)。

心理依赖性又称为精神依赖性(psychic dependence),指使用某药物后能使人产生一种愉快和满足的欣快感觉,并在精神上驱使该用药者形成一种周期性地或连续用药的欲望,产生强迫性用药行为,以获得满足或避免不适感。精神依赖者断药后不出现生理戒断症状。精神依赖性的心理学基础为有奖赏效应和强化效应。奖赏(rewarding)是一种大脑认为是固有的、正性的、有时是必须获得的刺激;强化(reinforcement)是一种可促使相关行为重复发生的刺激。强化效应又分为正性强化效应(positive reinforcing effect)和负性强化效应(negative reinforcing effect)。正性强化效应是指精神活性物质改善人体情绪的作用,使用这些物质后往往会产生一种无法用语言表述的欣快感,这种良性诱导强制使用者不间断地去追求使用药物。正性强化效应具有奖赏效应,是造成精神依赖的主要原因。负性强化效应是指在生理状态下正常机体的各种功能处在一种平衡状态,长期使用某种精神活性物质后,在中枢神经系统的协调下机体会发生代偿性适应并建立病理状态下新的平衡,此时如果一旦停止用药,就会打破这种病理平衡并诱发某些系统的病理性反应。渴求(craving)是一种重新感受精神活性物质效应的强烈欲望,可能是长期戒药后复发的驱动力。复发(relapse)又称复吸,是指戒除药物一段时间后觅药行为或用药行为的恢复。点燃药物、环境线索(人员、地点、与过去用药相关的物品等)以及应激都能触发强烈的渴求并引起复发。敏化(sensitization)是指反复用药后药物预期效应的增加,是渴求与复发的神经生物学机制之一,例如反复使用精神兴奋剂后运动活性的增加。敏化也可指在有用药史的个体对药物效应的高敏感性。

生理依赖性又称为身体依赖性(physical dependence),是指反复用药后机体调整内稳态而出现一种新的平衡状态(病理性适应态),处于适应态的患者需要持续用药以维持这种平衡;一旦这种新的平衡状态被打破(突然撤药),将出现戒断综合征(abstinence syndrome)。戒断综合征是指机体在长期大剂量接触某种精神活性药物后,突然停药或减少用量或应用受体拮抗剂所引

笔记

起的一系列体征和症状。以阿片类药物所引起的人戒断综合征为例,其主要表现有以下三个方面:①精神状态及行为活动:忧虑、不安、好争吵,开始困倦后转为失眠;②躯体症状:呼吸困难、关节与肌肉疼痛、肌强直、肌无力、意向震颤、斜视、脱水、体重减轻、发冷、体温升高;③自主神经系统症状:频繁呵欠、大汗淋漓、汗毛竖立、散瞳、流泪、流涕、食欲缺乏、恶心、呕吐、腹泻、胃肠绞痛、面色苍白、心动过速,高血压及高血糖等。

戒断症状常常与药物的急性药理作用相反,如阿片激动剂有缩瞳和减慢心率的作用,而其戒断症状则表现为瞳孔扩大和心动过速。不同的精神活性物质所致的身体依赖程度有很大差别,阿片类、乙醇和巴比妥类的生理依赖性较强,而可卡因、大麻、苯丙胺类和致幻剂等则较弱甚至没有。在停用精神活性物质一段时间后,主要戒断症状即可消除,但此后较长一段时间内患者仍不能达到身心健康的完美状态,遗留有若干种难以处理的症状,如失眠、焦虑、体力不支和心境恶劣等,这些症状称为稽延症状。有的药物可以抑制另一种药物戒断后出现的戒断症状,并有替代或维持后者所产生的身体依赖状态的能力,这种现象称之为交叉依赖性(cross dependence)。例如中枢抑制剂、阿片类药物之间具有交叉依赖性,镇静催眠药与酒精之间具有部分交叉依赖性。

药物依赖性是造成药物滥用(drug abuse)的直接原因,依赖性会使用药者强迫觅药和反复滥用,滥用反过来又加重依赖状态。所以这类药品由国家严格控制和管理,严禁滥用,以确保人民健康。

二、生理学基础

精神活性物质依赖是一种慢性、反复发作的神经精神疾病。目前多数理论认为,精神活性物质耐受、依赖的形成与中枢神经系统在依赖性物质长期作用下产生的病理性适应有关,这种适应发生在分子、细胞和神经网络等多方面。其中精神活性物质所引起的欣快效应(导致精神依赖的根本原因)主要与脑内存在的多巴胺奖赏系统有关,而戒断综合征的发生主要与精神活性物质的慢性作用下机体内兴奋性氨基酸、单胺等神经递质作用系统的代偿性变化有关。

(一) 精神活性物质急性作用的分子靶位

阿片类物质激活 G 蛋白偶联的 μ、δ、κ 型阿片受体;可卡因主要通过抑制多巴胺转运体而间接激活多巴胺受体;苯丙胺类主要通过促进突触囊泡释放多巴胺和抑制突触间隙多巴胺的重摄取而间接激活多巴胺受体;大麻类激活Ⅰ型和Ⅱ型大麻受体(CB_1,CB_2);乙醇主要易化 $GABA_A$ 受体和抑制 NMDA 受体功能,也调节 $5\text{-}HT_3$ 受体和烟碱受体;巴比妥类和苯二氮䓬类激活 $GABA_A$ 受体;麦角二乙胺等致幻剂部分激活 $5\text{-}HT_{2A}$ 受体;尼古丁激活烟碱型乙酰胆碱受体;麻醉剂苯环利定和氯胺酮的拟精神病样作用主要通过拮抗 NMDA 受体。

(二) 精神活性物质依赖的神经环路

精神活性物质依赖涉及中枢神经系统的许多脑区和核团(图 17-1)。药物依赖和成瘾的发生分属不同脑区,药物依赖相关的脑区主要是与痛觉有关的脑干和丘脑等部位,药物成瘾相关的脑区为前额叶皮质(prefrontal cortex,PFC)、伏隔核(nucleus accumbens,NAc)等。图 17-1 显示了与物质依赖密切相关的神经环路。除新皮质以外的脑组织都存在与奖赏有关的区域,其中中脑-皮质-边缘多巴胺奖赏系统是导致物质依赖的关键部位。

中脑-边缘多巴胺系统的胞体位于中脑腹侧背盖区(ventral tegmental area,VTA),其神经纤维投射至边缘系统,包括伏隔核、杏仁核(amygdala,AMG)、嗅结节(olfactory tubercle,OT)和终纹床核。这一环路参与了强化效应、记忆、与渴求相关联的条件反应和戒断症状中的恐惧、焦虑等情绪反应。中脑-皮质多巴胺环路包括从 VTA 到前额叶皮质、眶额叶皮质和扣带回的投射,参与了对药物效应的意识体验、药物渴求和强迫性用药行为。此外,奖赏系统还包括中脑-边缘和中脑-皮质的 DA 环路之间以及与其他区域相互作用形成扩展的杏仁核,由 PFC、海马、AMG、NAc 投射到 VTA 的兴奋性谷氨酸能神经环路和抑制性的 GABA 能神经环路。其中,从 VTA 到 NAc

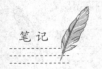
笔记

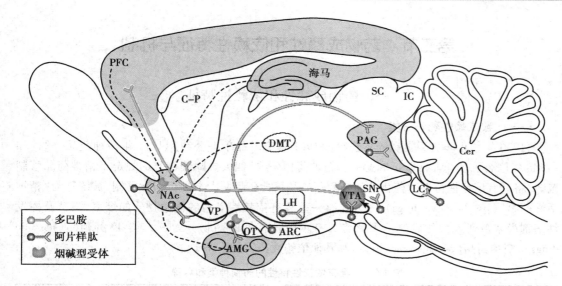

图 17-1　精神活性物质依赖的中脑-皮质-边缘多巴胺系统神经环路

AMG:杏仁核;ARC:弓状核;Cer:小脑;C-P:尾壳核;DMT:背内侧丘脑;IC:下丘;LC:蓝斑;LH:外侧下丘脑;Nac:伏隔核;OT:嗅结节;PAG:导水管周围灰质;PFC:前额叶皮质;SC:上丘;SNr:黑质网状部;VP:腹侧苍白球;VTA:中脑腹侧背盖区

中脑-边缘多巴胺系统的胞体位于中脑腹侧背盖区,其神经纤维投射至边缘系统,包括伏隔核、杏仁核、嗅结节和终纹床核。中脑-皮质多巴胺环路包括从中脑腹侧背盖区到前额叶皮质、眶额叶皮质和扣带回的投射,环路间及与其他区域相互作用形成扩展的杏仁核,由前额叶皮质、海马、杏仁核、伏隔核投身到中脑腹侧背盖区的兴奋性谷氨酸能神经环路和抑制性的 GABA 能神经环路

的神经投射是奖赏和强化最为公认的神经基础。

绝大多数精神活性物质都能激活 NAc 的 DA 能神经通路,但作用机制并不相同。在体微透析研究显示,连续使用阿片类、尼古丁、苯丙胺类、酒精及可卡因等物质后均可发现 NAc 区 DA 含量增高。作用机制是:①阿片类通过激活 GABA 能中间神经元的阿片受体而抑制 GABA 能神经元的活动,从而解除 GABA 对 VTA 区 DA 能神经元的抑制,使其投射靶区 NAc 的 DA 能神经元活性增强。另外阿片类也可直接作用于 NAc 的 DA 能神经元;②可卡因和苯丙胺作用于 NAc 的 DA 能神经末梢,通过抑制多巴胺转运体和促进突触囊泡的 DA 释放而增加突触间隙的 DA 含量,从而激活 NAc 的 DA 能神经通路;③大麻可通过激活 GABA 能神经元和谷氨酸(Glu)能神经元上的 CB1 受体而增加 VTA 神经元的放电和 NAc 神经元 DA 的释放;④尼古丁可激活位于 VTA 区 DA 能神经元的 α4β2 烟碱型乙酰胆碱受体,从而增加 NAc 区的 DA 释放;⑤乙醇可直接增加 NAc 区的 DA 释放。

（三）学习和记忆相关的脑区与药物成瘾

尽管药物奖赏与自然奖赏的神经环路是相同的,但是与学习和记忆相关的海马、杏仁核、大脑皮层以及腹侧和背侧纹状体等复杂的神经环路对药物依赖性的形成和发展均发挥重要作用。致依赖性药物引起海马、杏仁核和几个相关皮质脑区的变化都伴随对药物的渴求。长期使用依赖性药物使脑内的神经元发生了可塑性变化,改变神经元间的突触联系,形成新的神经环路,从而产生药物依赖过程中特异性行为。长时程增强(long-term potentiation,LTP)和长时程抑制(long-term depression,LTD)是突触可塑性的重要形式,是学习记忆的基础。海马是学习记忆的关键脑区,在关联性学习过程中起重要作用。海马的 Glu 能传出神经直接支配并兴奋 VTA 和 NAc,因此海马在调节药物依赖中扮演重要角色。电生理研究发现,吗啡依赖大鼠的海马 CA1 区 LTP 显著增强,该作用主要通过 NMDA 受体的激活实现;最近研究发现可卡因依赖大鼠的海马 CA1 区 LTP 也显著增强,但机制尚不清楚。另外,在 VTA、NAc 和纹状体等脑区也观察到 LTP 和 LTD 现象。

笔记

第二节 药物成瘾性和依赖性特征与机制

一、药物成瘾性和依赖性特征

（一）致依赖性药物分类

《1936 年禁止非法买卖麻醉品公约》《1961 年麻醉品单一公约》《1971 年精神药品公约》和《1988 年联合国禁止非法贩运麻醉品和精神药物公约》四大国际禁毒公约规定了精神药品管制范畴，将具有依赖性特性的药物分为麻醉药品和精神药品两大类进行国际管制，被统称为"精神活性药物"（psychoactive drugs）；另外还有一些具有依赖性潜力的化学物质如烟草、酒精及挥发性溶剂尚未被列入公约管制。因此将具有依赖性特性的药物分为三大类：麻醉药品（narcotic drugs）、精神药品（psychotropic drugs）和其他依赖性药物（表 17-1）。

表 17-1 具有依赖性特性的药物种类和名称

药物种类	药物名称
麻醉药品	阿片类：吗啡、可待因、海洛因、哌替啶、美沙酮、芬太尼等； 可卡因类：可卡因、古柯叶； 大麻类：印度大麻、四氢大麻酚
精神药品	镇静催眠药和抗焦虑药：巴比妥类、苯二氮䓬类等 中枢兴奋剂：苯丙胺、右苯丙胺、甲基苯丙胺和亚甲二氧基苯丙胺等； 致幻剂：麦角二乙胺、苯环利定、氯胺酮等
其他药物	阿司匹林、对乙酰氨基酚、布洛芬等

1. 麻醉药品 指作用于中枢神经系统，连续使用后易产生生理依赖性和心理依赖性的药品。主要分为以下三类。

（1）阿片类药物：包括阿片粗制品、阿片生物碱吗啡、可待因以及人工合成阿片类药物如二乙酰吗啡即海洛因、哌替啶、美沙酮和芬太尼等药物。

（2）可卡因类：包括古柯叶粗制品、古柯糊、古柯树叶生物碱可卡因、新型纯度可卡因（crack）等。可卡因是欧美许多国家滥用最广泛的一类麻醉品。

（3）大麻类：包括印度大麻、大麻浸膏及主要成分 Δ^9-四氢大麻酚。

2. 精神药品 指作用于中枢神经系统的药物，反复使用后能产生心理依赖性的药品，主要包括中枢抑制药、中枢兴奋药、致幻剂等。

（1）中枢抑制药：能抑制中枢神经系统功能的药物，包括镇静催眠药及抗焦虑药如巴比妥类和苯二氮䓬类。

（2）中枢兴奋药：能引起中枢神经系统兴奋的一类药物。①苯丙胺类：苯丙胺、右苯丙胺、甲基苯丙胺（即冰毒）和亚甲二氧基甲基苯丙胺（俗称摇头丸或迷魂药）。抗老年痴呆药司来吉兰（selegiline），在体内约 63% 代谢为甲基苯丙胺，具有潜在的成瘾性。②哌醋甲酯类和咖啡因类。

（3）致幻药：如麦角二乙胺（LSD）、苯环利定（PCP）、氯胺酮（K 粉）、仙人掌毒素麦司卡林、西洛西宾等。

3. 其他依赖性药物 此类药物在临床上使用极其广泛，属于非处方药，因此极易获得。主要包括阿司匹林、对乙酰氨基酚和布洛芬等或与咖啡因及镇静药组成的复方药物，长期滥用也容易成瘾。

（二）药物成瘾性和依赖性特征

药物成瘾性和依赖性的特征在各类药物之间表现出明显的差异，各具不同特征，本节主要

笔记

对目前滥用最广的致依赖性药物的依赖性特征进行归纳介绍。

1. **阿片类**　重复应用阿片类药物后可致欣快作用,使人情绪松弛、忘乎所以,渴求再次用药。该类药物中海洛因是当前全球人群中滥用最严重的毒品之一,具有高度致依赖性特征,通过鼻吸或注射使用。海洛因的依赖性特征有呼吸抑制、精神障碍、恶心呕吐及自发性流产等。过量服用海洛因可引起肌肉痉挛、瞳孔缩小呈针尖样、嘴唇和指甲发绀等毒性反应。滥用时若采用静脉注射还可造成病毒感染性疾病的传播如乙型病毒性肝炎、人类免疫缺陷综合征等。

阿片类药物依赖性者一旦停药,可产生明显的戒断综合征,主要表现为停药 8～12 小时后即出现不安、哈欠、流涕、流泪、出汗、恶心、食欲缺乏、入睡困难及自主神经系统功能亢奋等症状。停药后 24 小时左右症状加重,瞳孔散大、发冷发热,同时出现呕吐、腹泻,四肢躯体与腹部疼痛,肌肉抽搐、蜷缩成团,呈极度痛苦状态。停药 36 小时症状达高峰,一周以后症状才能逐渐缓解。继而会出现稽延性戒断症状,如体温和血压下降、心率减慢、瞳孔略大、失眠、焦虑及关节肌肉疼痛等。

2. **大麻类**　大麻是最古老的致幻药。大麻制品主要以吸入烟雾方式抽吸。适量吸入或食用可产生宁静与欣快松弛的情绪改变,短程记忆受损,视、听、触觉或味觉敏感,出现自感时间流逝缓慢的异常时间感。增加剂量可使人进入梦幻,出现幻觉与妄想,患者思维紊乱、焦虑不安,并可促使精神分裂症复发。滥用成瘾后则出现神情萎靡和表情呆滞、记忆障碍、思维联想障碍、缺乏进取精神等表现。同时伴有心率加快、血压增高等心血管功能的改变。抽吸还会影响呼吸系统功能。

3. **致幻剂**　致幻剂是能引起意识或感知异常、使人对现实真实性产生各种奇异虚幻感知的精神活性物质,这类物质均具有一定的精神依赖性潜力。其中最广为滥用的致幻剂是 NMDA 受体拮抗剂氯胺酮,具有分离麻醉作用。氯胺酮滥用吸食方式主要以鼻吸或溶于饮料内饮用,也可肌内注射或静脉注射。滥用后出现幻觉、梦境、眩晕、运动功能障碍、恶心、呕吐、与环境分离感等中毒反应。有滥用者将氯胺酮与海洛因、大麻等毒品一起使用,导致毒品间相互作用并由此产生严重的中毒反应,甚至致死。

近年来出现的麦角二乙胺(LSD)和苯环利定(PCP)在使用时易产生兴奋、飘忽与酩酊的状态,逐渐替代了传统致幻药。滥用后产生幻觉(呈异常视觉效应)、焦虑、偏执、抑郁,甚至促发精神异常病,导致突发事故与自杀的危险。

4. **苯丙胺类中枢兴奋药**　吸食苯丙胺类药物后情绪高昂、精力充沛、食欲减退,并出现欣快感。苯丙胺类药物滥用的主要方式为口服、鼻吸和注射。滥用者心理依赖性严重,且有一定生理依赖性,滥用可引起中毒性精神病,表现为幻觉、妄想、焦虑、行为呆板等症状。停药后可表现为全身乏力、精神萎靡、抑郁、过量饮食以及持久性睡眠等症状。

甲基苯丙胺和亚甲二氧基甲基苯丙胺,具有很强的中枢兴奋作用和更强的欣快效应,为目前国际上广泛滥用的新型毒品。服用者表现出极度的精神亢奋、情感冲动、易激惹、性欲亢进、偏执、妄想、自我约束力下降以及出现幻觉和暴露倾向。长期使用后可引起睡眠障碍、抑郁、焦虑、易冲动、记忆力受损,这些表现可延续至戒药后 6 个月甚至更长。

5. **中枢抑制药**　中枢抑制药主要包括巴比妥类、苯二氮䓬类及水合氯醛等镇静催眠药,其中苯二氮䓬类药物应用尤为广泛,易有滥用倾向。此类药物的滥用多从医疗用药开始,长期应用并逐步增量和增加用药次数后即可进入依赖状态。如苯二氮䓬类药物连续应用 4 个月以上即可呈现显著的药物依赖性。药物依赖性表现为欣快感及对用药的渴求。停药 36 小时后出现戒断综合征,表现为焦虑、烦躁、头痛、心悸、失眠或噩梦、低血压、肌肉震颤,甚至出现惊厥,严重者可导致死亡。巴比妥类药物的戒断综合征更为严重,症状与苯二氮䓬类相似。该类药物的严重依赖性者实质上已呈药物慢性中毒状态,患者思维和记忆力衰退、情绪不稳、语言含糊、躯体活动出现共济失调。

笔记

6. 可卡因类　可卡因对中枢神经系统有明显的兴奋作用,具有较强的滥用潜力。滥用的主要方式为鼻吸可卡因粉末以及静脉注射用药。滥用者在吸食可卡因后,产生明显欣快感,进而出现幻觉、妄想等精神障碍,甚至失去自我控制能力。可卡因类药物的心理依赖性潜力强,滥用者渴求继续用药。长期大量滥用者亦有生理依赖性,停药后出现轻度戒断综合征,出现疲乏、嗜睡、精神抑郁、心动过缓及过度摄食等症状。经鼻吸入的滥用者易致鼻腔黏膜炎症,甚至鼻中隔坏死。

二、药物成瘾性和依赖性机制

目前认为药物成瘾性和依赖性的基础是长期接触精神活性物质后神经元产生的代偿性适应(compensatory adaptation)。以阿片为例,其成瘾性和依赖性是一种中枢神经系统长时程生物学效应,产生机制是阿片类激动剂长时间激动阿片受体后产生的代偿性适应。药物成瘾和依赖性涉及多种神经环路和多种受体系统间的相互作用,正是这些系统间的相互作用和影响导致了各种依赖性行为的产生。

（一）阿片受体的代偿性适应与阿片类药物成瘾

阿片类药物具有极强的生理依赖性,其戒断后的痛苦体验是一种负性强化作用,是产生强迫觅药行为(drug-seeking behavior)的内在驱动力。对阿片类药物生理依赖性的机制研究主要转向了受体后信号转导通路研究。

阿片受体属 G 蛋白偶联受体家族,分为 μ、δ 和 κ 三型,与 $G_{i/0}$ 蛋白偶联。当阿片受体被激活后,抑制腺苷酸环化酶(adenylyl cyclase,AC)活性,抑制 Ca^{2+} 电导,激活 G-蛋白敏感的内向整流 K^+ 通道和抑制一种 cAMP-依赖的非选择性阳离子通道,使细胞膜处于超极化状态。这是阿片类激动剂急性处理产生药理作用的分子基础。但当阿片受体长期暴露于激动剂作用下,阿片受体本身及其偶联的信号转导过程都发生了适应性变化,包括以下几方面。

1. 阿片受体的脱敏和内吞　阿片受体在激动剂的作用下产生快速脱敏和内吞,这是阿片类激动剂急性耐受的主要原因。其分子机制是被激活的阿片受体在 G 蛋白偶联受体激酶(G protein coupled receptor kinases,GRKs)的作用下发生磷酸化,磷酸化的受体与 β-arrestin 结合后在质膜上处于脱敏状态,与下游信号分子脱偶联。结合 β-arrestin 的受体随后通过 clathrin 依赖的途径被内吞入细胞内,通过特定的分选机制被溶酶体降解或再循环至细胞膜完成受体的复敏(图 17-2)。

2. 受体激活后的信号转导变化

（1）cAMP 通路上调:吗啡急性处理细胞抑制 AC 活性,使胞内 cAMP 含量降低;随着处理时间的延长,细胞内出现代偿性适应,cAMP 含量逐渐恢复至正常水平;此时加入阿片受体拮抗剂如纳洛酮则 cAMP 含量反跳性升高,远远高于对照水平,此现象称为 cAMP 超射(cAMP overshoot)。这些现象提示 cAMP 通路的代偿性适应可能是阿片依赖、耐受的基础;cAMP 超射是细胞水平出现依赖戒断的标志。cAMP 通路功能的代偿性上调被认为是身体依赖的重要生化基础。

（2）Ca^{2+} 信号通路变化:是阿片依赖形成中另一条重要的受体后通路。吗啡急性给药后,通过激活阿片受体,抑制电压依赖性钙通道,使 Ca^{2+} 内流减弱,突触体和突触囊泡内 Ca^{2+} 浓度下降。但是,吗啡慢性给药则显著提高突触囊泡中 Ca^{2+} 水平,突触处由 K^+ 诱发的 Ca^{2+} 再摄取明显增加,而 K^+ 诱发的 Ca^{2+} 内流是电压依赖性 Ca^{2+} 通道开放的结果。胞内 Ca^{2+} 浓度的变化导致 CaMK II、NO-cGMP、PKC、MAPK 等许多下游信号分子出现相应变化。研究表明,慢性吗啡处理使大鼠纹状体、中脑、皮层和丘脑的钙调素(calmodulin,CaM)活性升高;CaM 抑制剂可减轻吗啡依赖小鼠的戒断症状。慢性吗啡处理不同程度地影响大鼠海马脑区 CaMK II 的活性和表达水平,戒断后 CaMK II 的活性和表达水平均显著升高;CaM/CaMK II 还能调节 cAMP 通路的功能,通

笔记

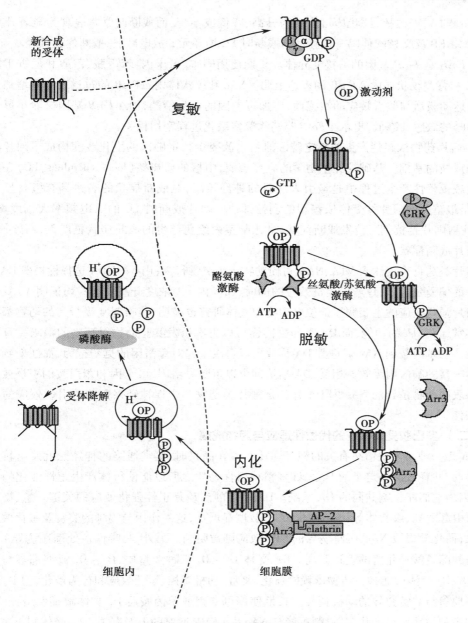

图 17-2 阿片受体的快速脱敏过程

阿片受体产生快速脱敏和内吞的机制,是被激活的阿片受体在 G 蛋白偶联受体激酶(GRKs)的作用下发生磷酸化,磷酸化阿片受体与被其激活的独立信号分子 β-arrestin(Arr3)结合后,在质膜上处于脱敏状态,与下游信号分子脱偶联。结合 Arr3 的受体随后通过网格蛋白(clathrin)依赖途径被内吞入细胞内,通过特定的分选机制被溶酶体降解或再循环至细胞膜完成受体的复敏

过 CaM 对 AC 和 PDE 的激活、PKA 和 CaMKⅡ对 CREB 的磷酸化,AC-cAMP-PKA 通路和 Ca^{2+}-CaM-CaMKⅡ通路之间发生信息交流和整合。

(3)MAPK 通路的适应性变化:阿片类药物的长期效应也可能由 MAPK 级联系统介导,吗啡戒断后可引起 LC 和 VTA 神经元 MAPK 的活化。

3. 转录因子 CREB 和 △FosB 的作用 转录因子在致依赖性药物的急性作用转变为具有依赖特征的慢性作用的过程中起到非常重要的作用。CREB 是受 cAMP 和 Ca^{2+} 调节的一种转录因子。阿片急性处理可抑制 CREB 的转录活性;慢性处理时 CREB 的活性和含量在不同的脑区如

LC、NAc、VTA、杏仁核、纹状体可表现为升高、降低或不变,而戒断时常常表现为显著升高。LC内注射 CREB 反义核酸使吗啡依赖动物戒断时 LC 神经元的放电减弱,戒断症状减轻。

△FosB 是 FosB 基因的剪接变异体。长期使用吗啡、可卡因、苯丙胺、乙醇和尼古丁均能引起 NAc 和背侧纹状体内△FosB 的表达上调。NAc 和纹状体内△FosB 的过量表达可增加可卡因和吗啡运动激活与奖赏效应的敏感性、增加可卡因的自身给药,而△FosB 基因敲除小鼠对可卡因和吗啡的敏感性降低,提示△FosB 与药物奖赏敏化过程密切相关。

4. 阿片药物依赖性产生的特定脑区的生化改变 特定脑区的生化改变构成了阿片类药物依赖和戒断的基础。基础神经生物学的研究表明,中枢的蓝斑核(locus coeruleus,LC)在阿片类药物生理依赖性产生过程中是最引人注目的神经核团,对戒断症状的表达具有极其显著的影响,也是最重要的阿片类受体依赖型的调控部位。阿片戒断时 LC 的放电频率大幅度增强,向LC 内注射阿片拮抗剂可诱发戒断症状,且比脑室内给药产生的戒断症状更严重,而毁损 LC 可减轻阿片戒断症状。

阿片类药物直接注入 VTA、NAc,可使动物产生奖赏行为;用6-OHDA 选择性损毁 NAc,可减弱阿片的偏爱效应;阿片产生奖赏效应的同时,NAc 内 DA 浓度升高。这些均证明 VTA-NAc 通路是阿片强化效应的主要调控部位。动物和人体研究也表明,能唤起复吸行为的药物都可增强中脑奖赏通路 DA 的功能,而 DA 类药物同样可以再次诱发实验动物对药物的渴求。有研究表明直接注射苯丙胺到 NAc 促进其 DA 释放可以再次唤起对海洛因的觅药行为,而注射到其他阿片受体丰富的脑区则无效。相反,DA 拮抗剂可以阻断海洛因、可卡因和苯丙胺的引燃效应。这些结果表明药物诱导的 NAc 内 DA 释放是阿片类药物和中枢神经兴奋剂的引燃效应的必要和必然条件。

(二)多巴胺受体系统的代偿性适应与药物成瘾

DA 是一种与愉快情绪有关的神经递质。人在高兴时,奖赏通路的神经元就发出较多的兴奋性冲动,并释放出一定量的 DA。许多精神活性物质之所以能使机体产生正性强化的奖赏行为,是因为它们能影响共同的 DA 系统。DA 系统的启动是正性强化效应的关键。急、慢性使用吗啡可引起 NAc、纹状体等相关核团 DA 释放明显增加,这一作用与吗啡的奖赏及敏化效应都密切相关;而化学损毁 NAc,吗啡诱导的 CPP 效应则被阻断。另外,吗啡慢性处理还诱导 DA 合成的限速酶酪氨酸羟化酶的表达升高。DA 受体 $D_1 \sim D_5$ 五种亚型中,$D_1 \sim D_4$ 亚型都参与了阿片依赖,D_1、D_2 受体可能参与药物依赖的强化、奖赏、动机调控、运动效应和行为敏化,但 D_1 受体似乎更多地参与奖赏介导的动机调控。长期使用可卡因或苯丙胺后 D_1 受体敏感性增强,而受体数量和亲和力无明显变化,其机制可能与 NAc 内 cAMP 通路的上调有关。D_2 受体则更多的参与药物强化和药物依赖的获得。D_2 受体缺失的个体更易成为海洛因、可卡因、大麻等的滥用者。可卡因滥用者脑中 D_2 受体明显减少。D_3 受体特异性分布于与药物强化作用密切相关的边缘系统,特别是在 NAc 高水平表达,它参与了可卡因的强化作用;D_3 受体缺失的小鼠对苯丙胺诱导的 CPP 效应的敏感性增强。由此可见,药物依赖是多种 DA 受体亚型共同参与的结果。

(三)兴奋性氨基酸受体的代偿性适应与药物成瘾

药物的奖赏和敏化效应不仅与 DA 系统有关,还与来自 PFC、杏仁核和海马的兴奋性氨基酸能神经元释放的谷氨酸(glutamate,Glu)对 NAc 的作用相关。药物诱导 DA 释放增加的同时,脑内 Glu 系统也发生了更为稳定的改变并导致强迫性觅药行为。

1. 谷氨酸受体 Glu 通过作用于谷氨酸受体而参与药物耐受和依赖。谷氨酸受体分离子型谷氨酸受体(ionotropic glutamate receptor,iGluR)和代谢型谷氨酸受体(metabotropic glutamate receptors,mGluR)两大类。iGluR 又分为 NMDA 受体、AMPA 受体和海人藻酸(kainate,KA)受体,它们都是 Glu 门控的离子通道,激活后引起 Na^+、K^+ 和 Ca^{2+} 的内流。

2. NMDA 受体 阿片长时程处理后 NMDA 受体会发生适应性改变,在不同脑区 NMDA 受

笔记

体不同亚基表达的改变不一致,说明 NMDA 受体参与吗啡的奖赏效应有明显的亚型特异性。阿片依赖时 NMDA 受体功能增强。目前认为,吗啡长期处理导致 PKC 激活并移位至细胞膜的胞浆内侧面,从而活化 NMDA 受体,使较小浓度 Glu 刺激下即可引起 NMDA 受体通道开放,胞内 Ca^{2+} 浓度升高,刺激多个信号转导系统,如激活 NOS 产生 NO;活化 AC-cAMP-CREB 通路和 MAPK 通路诱导即刻早期基因的表达,导致神经元突触产生可塑性变化,在整体水平表现为阿片依赖。

3. **AMPA 受体**　可能与 NMDA 受体一起参与了阿片依赖。AMPA 受体基因敲除小鼠,吗啡长期处理导致的耐受和纳洛酮催促产生的戒断症状明显减轻,AMPA 受体拮抗剂 CNQX 亦能削弱吗啡诱导的精神依赖。

4. **mGluR**　除了 iGluR 外,mGluR 在药物耐受和依赖中也起了重要作用。mGluRs 受体分为 8 个亚型,3 个组:Ⅰ $mGlu_1$、$mGlu_5$;Ⅱ $mGlu_{2-3}$;Ⅲ $mGlu_4$、$mGlu_{6-8}$。Ⅰ型 mGluR 在调节药物的强化效应方面起重要作用,$mGlu_1$ 受体主要参与觅药行为,$mGlu_5$ 受体主要参与奖赏效应的易化;Ⅱ型 mGluR 在药物依赖的形成和戒断时负性情感状态的表达方面起重要作用。Ⅰ型和Ⅱ型受体拮抗剂尤其是 $mGlu_5$ 拮抗剂可抑制几乎所有滥用药物的自身给药行为。

（四）GABA 受体的代偿性适应与药物成瘾

$GABA_A$ 受体是巴比妥类药物发挥中枢抑制作用的靶受体,大量研究证明该受体结构功能的改变与巴比妥类药物的耐受性和依赖性有着密切的联系。镇静催眠药中巴比妥类药物的生理依赖性非常明显,可产生发热、腹痛、腹泻、烦躁、体重下降,甚至惊厥等戒断症状。慢性应用巴比妥可降低 $GABA_A$ 受体-氯离子通道的功能,戒断状态包括氯离子通道功能的异常。这种受体离子通道的功能改变可能与离子通道开放频率减少或受体脱敏增加有关,同时可导致受体代偿性上调。其分子机制是慢性应用巴比妥可诱发 $GABA_A$ 受体的磷酸化状态,而对受体亚单位蛋白的直接或间接磷酸化可改变 $GABA_A$ 受体的分子构象,调节其受体功能。

GABA 系统在阿片依赖中也发挥着重要作用,由 μ 阿片受体介导,吗啡可直接抑制 GABA 能神经元,从而解除 GABA 能神经元对 VTA 内 DA 能神经元的抑制,并通过 D_1 受体完成吗啡的间接强化作用。

（五）5-羟色胺系统与药物成瘾

5-羟色胺(serotonin,5-HT)系统起源于中缝核投射到黑质纹状体、边缘系统和皮层。5-HT 受体活化与神经递质释放能够影响成瘾药物的多种效应和神经兴奋性传导过程。5-HT 在药物成瘾中作用的神经机制是对脑内涉及动机的奖赏环路的调节作用,参与阿片奖赏效应及行为敏化。已证实 $5-HT_2$ 受体拮抗剂利坦色林(ritanserin)及 $5-HT_3$ 受体拮抗剂昂丹司琼(ondansetron)均能抑制药物诱导的条件性位置偏爱模型(conditioned place-preference,CPP),其作用部位是 NAc。5-HT 对药物成瘾的作用部分是通过调节 DA 系统的活动,增加 DA 的释放而实现的。研究证明药物成瘾和酒精滥用者中枢神经系统内存在 5-HT/DA 平衡的受损。

5-HT 的 14 种受体,大部分与调节 5-HT/DA 相互作用有关。$5-HT_{1A}$ 受体是 5-HT G-蛋白偶联受体中研究最广泛的一种,主要存在于中缝背核的突触前膜、边缘系统和前脑的突触后膜,调节丘脑的功能,与成瘾相关的抑郁情绪、焦虑情绪、冲动行为,以及酒精依赖、药物代谢的个体差异有关。乌拉地尔($5-HT_{1A}$ 受体激动剂)对吗啡导致的戒断反应有抑制作用,说明 $5-HT_{1A}$ 受体的激活抵消了吗啡诱发的痛苦感觉和情绪动机效应。$5-HT_{1B}$ 受体参与可卡因成瘾作用。除此之外,$5-HT_2$ 受体和 $5-HT_3$ 受体也参与药物成瘾,$5-HT_2$ 受体拮抗剂可翻转可卡因的行为敏化效应,$5-HT_3$ 受体在与成瘾相关的呕吐反应、疼痛过程、奖赏系统、焦虑控制中发挥着重要作用。5-HT 系统与亚甲二氧基甲基苯丙胺成瘾也密切相关。

（六）其他

一氧化氮(nitric oxide,NO)系统、去甲肾上腺素(NE)系统、电压依赖性钙通道系统和乙酰

笔记

胆碱（acetylcholine，ACh）受体系统也与药物成瘾有关。

依赖性药物长期处理使 NMDA 受体超敏导致 Ca^{2+} 内流增加，激活 Ca^{2+}/CaM 依赖性一氧化氮合酶（NOS），使 NO 合成量增加；NO 以自由扩散的方式透过细胞膜，作用在邻近的突触前神经末梢和星形胶质细胞，通过激活可溶性鸟苷酸环化酶（GC）、提高细胞内 cGMP 水平而参与药物耐受和依赖。NOS 抑制剂和 GC 抑制剂对阿片耐受和依赖有明显的阻断作用，说明阿片耐受依赖状态下 NO-cGMP 通路出现适应性上调。脑内 Glu/NO 系统在与学习记忆相关的 LTP 和 LTD 的形成中起重要作用，而学习记忆活动在药物依赖的形成和复发中起关键作用。

中枢兴奋剂依赖性的机制与药物直接兴奋 NE 能神经元使递质释放增多，或者阻碍 NE 的重摄取和抑制单胺氧化酶的活性，导致突触间隙 NE 水平升高，从而提高情绪、引发快感有关。阿片依赖/戒断时 LC 神经元放电增强，大量释放 NE，引起交感神经兴奋的戒断症状。

另外，电压依赖性钙通道的适应性改变也参与阿片耐受和依赖，L 型、N 型和 T 型电压依赖性钙通道阻断剂均能减轻长期阿片处理所致的耐受、生理依赖和心理依赖。乙酰胆碱受体 M_5 亚型在阿片依赖中同样起重要作用。M_5 受体是 VTA 区 DA 能神经元表达的主要 mAChR，可能参与调节药物的奖赏效应。

第三节　药物成瘾性与依赖性作用评价

药物成瘾性与依赖性作用评价包括对药物生理依赖性作用的评价和对药物心理依赖性作用的评价。药物生理依赖性作用通常是以对实验动物连续给药形成耐受，然后停药而出现的动物生理和行为变化紊乱为指征来判断。药物心理依赖性作用通常是采用行为药理学的实验方法来判断。不同的实验动物对于不同的致依赖性药物的敏感性差异性较大。

一、药物生理依赖性作用评价

（一）自然戒断试验

自然戒断试验（spontaneous or natural withdrawal test）属于慢性实验，是对实验动物连续给药一段时间并逐渐增加剂量，增至一定剂量后停止递增，剂量稳定一段时间后突然中断给药，定量观察记录动物出现的戒断症状。包括小鼠自然戒断试验、大鼠自然戒断试验、猴自然戒断试验。

自然戒断试验主要采用药物掺食法、药物饮水法、皮下注射法、腹腔导管法等连续递增给药方法形成药物依赖模型。计算停药前后体重下降百分率作为动物生理依赖性潜力的定量评价指标，以吗啡或可待因作为阳性对照药，根据药物组与对照组动物体重下降百分率的差异程度来评价药物是否存在生理依赖性。

猴是国际上通用的评价阿片类药物生理依赖性的实验动物，实验通常采用广西猴（恒河猴亚种）皮下注射受试药物造成依赖模型，停药后观察戒断反应。

国际上通用的戒断症状分级标准如下。

轻度：惊恐、打哈欠、流泪、流涕、震颤、啼鸣、争斗、稀便、颜面潮红。每个症状 3 分，总分 27 分。

中度：意向性震颤、厌食、竖毛、肌肉抽搐、抱腹、腹肌紧张、腹泻、躺卧。每个症状 6 分，总分 48 分。

重度：极度不安、异常姿势、呕吐、严重腹泻、面色苍白、肌痉挛、闭目侧卧、呻吟。每个症状 9 分，总分 72 分。

极重度：衰竭状态（无表情、呼吸困难、严重脱水）、体重下降、死亡。极重度的衰竭或死亡，压制其他戒断症状的显现，得分应为轻、中、重度 3 个等级症状分数之和。

（二）催促戒断试验

催促戒断试验（precipitation or withdrawal test）是指在较短时间内以较大剂量，多次递增方式

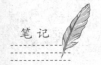
笔记

对动物给药,然后给予阿片类拮抗剂催促其产生戒断反应,若出现吗啡样戒断症状,说明其与吗啡同属阿片类药物。催促戒断试验症状发作快,严重且典型,持续时间短,便于观察比较。阿片类拮抗剂纳洛酮高度专一性拮抗阿片受体,不具有其他药理作用,不妨碍戒断症状的评价。该试验已成为评价阿片类药物生理依赖性的一种常规实验方法。动物可采用小鼠、大鼠或猴,给药方法通常采用皮下注射,也可采用饮水法。

1. **小鼠催促戒断试验** 吗啡作为阳性对照,采用剂量递增连续给药方法形成药物依赖模型,末次药后 3 小时腹腔注射阿片受体拮抗剂纳洛酮,立即观察 10 ~ 15 分钟小鼠出现的跳跃反应及 2 小时内的体重变化。求出各组小鼠的跳跃反应数和跳跃反应百分率的平均值及体重下降百分率平均值,将药物组与对照组数值进行统计学比较,以评价受试药物的生理依赖性潜力。

2. **大鼠催促戒断试验** 同样以剂量递增连续给药 1 周或 2 周形成药物依赖模型。末次给药后皮下注射阿片受体拮抗剂纳洛酮进行催促。立即观察记录 1 小时内大鼠的戒断症状如流泪、流涎、腹泻、吱牙、高度激惹、异常姿势等,并于 30、60 分钟称量大鼠体重,按戒断症状观察表评分,求出各组大鼠戒断症状分值和体重下降百分率的平均值,将药物组与对照组数值进行统计学比较,以评估受试药物的生理依赖性潜力。

3. **猴催促戒断试验** 采用广西猴(恒河猴亚种)递增剂量皮下注射药物,连续 15 天或 30 天。末次给药后 2 小时,皮下注射纳洛酮或烯丙吗啡,按"猴自然戒断试验"的戒断症状分级标准观察剂量 2 小时内的戒断症状,并求出各组猴戒断症状分值和体重下降百分率平均值,将药物组与其他对照组数值进行统计学比较,以评价受试药物的生理依赖性潜力。

（三） 替代试验

替代试验(substitution test)是指给予动物一定量标准药(如吗啡)一段时间产生生理依赖性后,停药标准药,替之以受试药物,观察动物是否出现戒断症状。亦称为"交叉生理依赖性试验"或单次剂量抑制试验。替代试验是研究药物对阿片类药物戒断症状的抑制能力,进而评价受试药物与阿片类药物生理依赖性特征和强度的类似性。实验可采用小鼠、大鼠或广西猴进行。

建立吗啡等标准药的依赖性实验模型后,分别给予吗啡、*L*-美沙酮、哌替啶、左吗啡烷、二氢吗啡酮等镇痛剂,观察到动物鼠的戒断跳跃反应受到显著抑制;而给予可待因、氯丙嗪、戊巴比妥后抑制跳跃反应能力较低,*D*-美沙酮、右吗啡烷等药物则不能抑制跳跃反应。通过比较不同剂量的受试药物抑制戒断反应的能力,评价受试药物的生理依赖性与吗啡的类似程度。

（四） 诱导试验

大部分镇静催眠药无竞争性受体拮抗剂,不可能进行催促试验,可采用诱导试验(induction test)来观察其生理依赖性的产生。主要判断指标是诱发惊厥。可应用各种诱发惊厥的方法如听源性发作、戊四唑惊厥等,在试验中采用阈下刺激强度,此时正常动物不引起惊厥发作,但对镇静催眠药产生生理依赖性的动物,在断药期间则出现反跳性兴奋,即在阈下刺激时就可能诱发惊厥。

二、药物心理依赖性作用评价

药物心理依赖性是导致药物滥用的最主要因素,相对于生理依赖性实验评价,心理依赖性评价的实验难度较大。随着行为药理学的发展,根据条件反射的基本原理,建立了多种评价药物心理依赖性的动物实验方法,主要包括自身给药试验和条件性位置偏爱试验。

（一） 自身给药试验

自身给药试验是根据应用行为分析原理设计的一种操作性条件反射试验,其基本原理是利用致依赖性药物的正性强化作用,通过一定条件控制,使动物在做出实验程序设置的规定动作和步骤后,即可获得一定的激励操作,从而使动物建立起行为与奖赏之间的联系。自身给药试验的装置包括封闭式自身给药实验箱和自动控制系统。动物可以采用大鼠或恒河猴。

笔记

　　给大鼠或猴的静脉内插入一根硅胶管,穿过皮下通到头顶,再通过套管把硅胶管固定在动物的颅骨上,套管的另一端连接药瓶。将插管后的大鼠放进封闭式自身给药实验箱中,大鼠通过学习压杆可得到食物、水或者致依赖性药物。大鼠踩踏压杆时,开关打开绿灯亮,就会有药物被自动注射入动物体内。此时大鼠就会把本身无强化作用的灯光踏板与获得药物刺激联系起来。当动物成瘾后再把药物(毒品)换成生理盐水,若动物想得到药物就会反复踩踏踏板。电脑会自动记录动物成瘾的时间和动物踩踏踏板的次数等参数,或者注射药品同时注射多巴胺阻断剂,一段时间后停止给药,再来观察动物的行为。通过自动控制系统可对实验过程实现 24 小时的连续监控记录。动物的自身给药行为与药物滥用者追求用药的行为有良好的相关性,可用来预测药物对人的心理依赖性潜能。系统还可加入音频刺激、灯光刺激和电流刺激,以验证负性刺激能够再次激发成瘾者对毒品的心理渴求。

　　(二) 条件性位置偏爱试验

　　条件性位置偏爱试验(conditioned place preference,CPP)是目前评价药物心理依赖性的经典实验模型。它是一种非操作式行为药理学实验方法,其基本原理是通过有奖赏效应的药物作为一个非条件性刺激,将大鼠或小鼠注射药物后放在一个特定的环境中,反复多次给药,让药物与环境之间形成联系后,观察不给药情况下大鼠或小鼠仍然在该环境中停留的时间,其程度与药物心理依赖性相关。大鼠或小鼠条件性位置偏爱试验的装置包括条件性位置偏爱箱、隔音箱和视频监控分析系统。

　　条件性位置偏爱试验分为 3 个阶段:预测试阶段(3 天)、训练阶段(5 天)和测试阶段(1 天)。

　　(1)预测试阶段:将条件性位置偏爱箱中间的隔板打开,把小鼠逐只放于箱体中间箱。让小鼠自由活动 30 分钟,记录 30 分钟内的活动视频,分析实验小鼠在白箱中停留的时间。由于小鼠偏爱黑箱,因此将小鼠的天然厌恶侧即白箱作为非偏爱侧即伴药箱。第 1 天为适应阶段不需记录结果,第 2 天、第 3 天记录每只小鼠在白箱中的停留时间,取白箱停留时间的平均值作为小鼠在白箱(伴药箱)停留时间的基础值,同时剔除对箱体某一侧没有明显偏爱的小鼠,以排除非条件性位置偏爱对实验结果的影响。

　　(2)训练阶段:将筛选出来的小鼠随机分为吗啡组和对照组两组,用隔板封闭条件性位置偏爱箱,实验小鼠每天训练两次,上午 8:30 对其中吗啡组小鼠颈部皮下注射盐酸吗啡 6mg/kg 后放于白箱,对照组小鼠颈部皮下注射生理盐水后放于黑箱;间隔 8 小时即下午 4:30 时,吗啡组小鼠颈部皮下注射生理盐水后放于黑箱,对照组小鼠颈部皮下注射生理盐水后放于白箱。每次训练时间为 40 分钟,共训练五天。

　　(3)测试阶段:训练结束后的第 2 天进行条件性位置偏爱的检测(最后一次给药后 24 小时)。测试时将隔板打开,使小鼠可以自由穿梭于黑白两箱中,用视频设备观察 30 分钟内小鼠的活动情况,录像完毕后用行为学分析系统进行分析,记录小鼠在白箱中的停留时间。以小鼠测试阶段在白箱中的停留时间减去预实验中白箱停留时间的基础值作为每只小鼠的条件性位置偏爱评分,以此反映药物的奖赏效应。

　　(三) 药物辨别试验

　　常用大鼠进行药物辨别试验。基本原理为依赖性药物可使人产生情绪效应如欣快、满足感等主观性效应。具有主观性效应的药物可控制动物的行为反应,使之产生辨别行为效应。采用大鼠药物辨别试验可判断受试药是否属于阿片类药物以及判断其产生精神依赖性潜力大小。

　　实验采用辨别试验箱和训练程序训练动物正确压杆,然后通过辨别训练动物产生稳定准确地辨别吗啡和生理盐水的能力。然后进行替代试验,以不同剂量吗啡和受试药物进行替代,观察压杆正确率与剂量间的关系,求算药物辨别刺激的半数有效量,该值越小反映药物精神依赖性潜力越大。

笔记

（四）行为敏化试验

常用大鼠或小鼠进行行为敏化试验(behavioral sensitization)。其基本原理为大多数依赖性药物如吗啡、海洛因、苯丙胺等慢性给药后,均能诱导明显的药物敏化现象或反向耐受。如采用微透析的方法监测细胞外液多巴胺的含量研究大鼠的药物敏化过程。连续腹腔注射可卡因数天后,多巴胺水平的提高明显高于第1天给药的水平。停止注射可卡因3天后,给大鼠注射低剂量的可卡因或生理盐水同样可以提高多巴胺的水平,说明大鼠对可卡因增加细胞外液中多巴胺水平的药理作用形成了敏化。成瘾药物敏化现象还可表现为动物行为反应和自主性觅药动机增强即行为效应敏化。以吗啡行为敏化动物模型的建立为例,行为敏化试验分为三个阶段:慢性吗啡处理期、药物撤退期、激发实验,表现为动物自发性活动明显增强。

参考文献

1. 楼宜嘉.药物毒理学.第3版.北京:人民卫生出版社,2011.
2. 李俊.临床药理学.北京:人民卫生出版社,2013.
3. 姚泰.生理学.第6版.北京:人民卫生出版社,2010.
4. 张均田,张庆柱,张永祥.神经药理学.北京:人民卫生出版社,2008.
5. 邵福源,王宇卉.分子神经药理学.上海:上海科学技术出版社,2005.

（郭秀丽）

笔记

第十八章 药物临床应用的毒性问题

学习要求

1. 掌握 临床用药的毒理学特征。
2. 熟悉 典型的临床药物毒性实例。
3. 了解 药物不良反应的监测与药物中毒急救。

临床药物毒理学(clinical drug toxicology)是药物毒理学与临床药物治疗学相结合的交叉点,主要从临床角度研究药物在治疗疾病时,其固有的毒性作用及引发的疾病。阐明临床用药过程中,药物毒性临床表现的主要特征、规律及机制,为安全合理用药提供理论依据,以达到药学治疗疾病时,充分趋利避害,防止药源性中毒。

药物在市场流通的临床应用阶段,通常已经过严格的临床前毒性研究与安全性评价,并经过缜密的临床试验。因此只有那些在发挥治疗作用同时,未出现明显毒性作用的药物才能在市场流通使用。但药物临床前研究采用动物试验,与人类之间存在种属差异,一些由于遗传背景不同而隐匿的潜在毒性,通常无法在临床前研究正确评估。此外,药物无论是临床前研究还是临床研究,都由于样本量有限,如治疗剂量毒性反应发生率在 0.1% 的事件,不一定能在上市前发现。更重要的是药物即便在上市后,仍然面临不同人种遗传背景不同或相同人种对药物毒性作用的易感性差异,甚至年龄、性别不同而出现严重毒性反应。药源性疾病(drug-induced disease,DID)指药物用于防治疾病过程中,因药物本身固有的理化性质、药物相互作用或药物使用(投递)环节不当,引起机体组织或器官发生功能性或器质性损害引发的特定疾病。不合理用药以及用药者的个体差异,是导致药物临床使用过程产生毒性作用的直接原因。但往往要通过广泛应用和较长时间的积累,才能对一种导致药源性疾病的药物有较充分的认识。据 WHO 统计数据推算表明,美国医院患者发生药源性损害而死亡病例每年约为 10 万,中国每年约有 19.2 万人死于药源性疾病。

第一节 临床用药的毒理学特征

新药上市前经各期临床试验,符合《药物临床试验质量管理规范》(GCP)要求无明显毒性作用者,才进一步投放市场进行社会考察。由于临床研究的局限性,观察病例样本较少,一些罕见的严重不良反应通常发生率在 0.01% 以下,不易在较小样本人群中和较短时间内出现,需要大量人群和长时间的应用后才被发现。回顾 1980-2001 年美国 FDA 公告从市场上撤销的 20 种处方药物,临床医师和药师应以敬畏之心合理用药而充分趋利避害。加强对药品严重不良反应的认识,对上市后药品进行再评价,不盲目滥用新药,才是防止和减少药物不良反应的途径。

一、呼 吸 系 统

药物可通过直接接触呼吸道或经由其他途径吸收而作用于呼吸系统产生不良反应。药物诱发呼吸系统毒性症状通常不典型,常见的有咳嗽、哮喘、呼吸困难以及肺功能改变等。这些症状与原发呼吸疾病症状相似,所以早期很难鉴别。因此早期认识、早期诊断与治疗很重要。

1. **鼻塞** 鼻塞是各种机制导致鼻黏膜血管扩张、充血,进而出现鼻腔组织水肿导致的通气

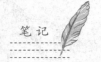
笔记

不畅。许多药物都可引起鼻塞。药源性鼻塞最常见的原因是长时间使用血管收缩剂,即典型的抗鼻塞剂如麻黄素、赛洛唑啉和羟甲唑啉等,常在停药后发生。某些抗高血压药物、抗抑郁药和抗精神病药物、皮质激素制剂等也可引起鼻塞。

2. **气道阻塞**　药源性气道阻塞的临床表现为咳嗽、喘鸣,甚至发生严重哮喘。原发病为哮喘或过敏体质患者对可导致高敏反应的药物,容易发生药源性哮喘。青霉素类药物是最常引起药源性过敏性支气管痉挛的药物,常伴发皮疹、瘙痒和血管神经性水肿,这是一类极为严重的药源性疾病,具有致死性。此外,阿司匹林哮喘也是临床常见的不良反应。血管紧张素转换酶抑制剂、β肾上腺素能受体拮抗剂、全身麻醉药、肌肉松弛剂、拟副交感神经药物、显影剂及药物赋形剂都可引起哮喘。

3. **反射性支气管狭窄**　主要是一些吸入制剂对支气管黏膜非特异性的刺激所致,也表现为咳嗽、喘鸣,如β受体激动剂、皮质类固醇、异丙托铵、沙美特罗、色甘酸和防腐剂如苯扎氯铵等。

4. **间质性肺炎和肺纤维化**　由于机体对药物过敏反应或药物固有毒性引起间质性肺炎和肺纤维化,导致肺换气功能不全。在炎症期,可出现咳嗽、呼吸困难、喘鸣,有时伴有支气管痉挛,胸部 X 线检查可见肺部浸润,血常规检查可见嗜酸性细胞数量增多。在炎性纤维化期可见不适、干咳、进行性呼吸困难,胸部 X 线检查可见渗出性浸润,肺通气量降低等。可能引起间质性肺炎的药物有:胺碘酮、甲氨蝶呤、呋喃妥因、青霉胺和柳氮磺胺吡啶等。可能引起肺纤维化的药物:胺碘酮、白消安、博来霉素、环磷酰胺、呋喃妥因和柳氮磺胺吡啶等。

5. **肺水肿**　一些药物可以增加肺血管的通透性,导致非心源性肺水肿。临床表现为急性呼吸困难、咳嗽、泡沫痰,胸部 X 线检查可见两侧肺部弥漫性肺泡阴影等。两性霉素、氟哌啶醇、纳洛酮、氢氯噻嗪和特布他林等治疗剂量时即可引起肺水肿,阿司匹林、秋水仙碱和三环类抗抑郁药等在超剂量时可能引起肺水肿。

二、消 化 系 统

口服给药是临床上最方便、最易被患者接受的给药途径。药物口服后经胃肠道吸收而作用于全身,或作用于胃肠道局部。据统计资料表明,药物引起的消化道不良反应较为常见,发生率占全部药物不良反应的 20% ~ 40%。

消化系统毒性反应的主要临床表现较轻的有恶心、呕吐、食欲缺乏、腹泻、上腹不适及腹痛等,严重者可出现消化道出血、结肠炎及胰腺炎等。常见的药源性消化系统疾病有消化性溃疡、出血、肠梗阻及假膜性肠炎等。

1. **消化性溃疡、出血**　药源性消化性溃疡、出血是常见的消化道不良反应,是由于药物破坏了胃黏膜攻击因子与防御因子之间的平衡,引起胃黏膜损伤,甚至引起溃疡、出血或穿孔。临床表现为恶心、呕吐、腹痛及呕血、便血等。解热镇痛药是环氧合酶 2(COX2)抑制剂,也对胃黏膜结构性蛋白 COX1 有抑制作用;糖皮质激素类药物对蛋白合成有抑制作用;抗肿瘤药大多对黏膜等新陈更替快的组织有严重损伤;一些抗生素可以引起药源性消化性溃疡、出血。

2. **肠梗阻**　临床上某些用药可以引起肠道发生功能性或器质性病变,使得肠内容物运行功能下降,临床表现为腹胀、腹痛、呕吐及停止排气和便秘等特征性症状,发病率较低。抗胆碱药、抗精神失常药通过阻断 M 受体,减少肠蠕动及肠液分泌;一些抗肿瘤药也可引起药源性肠梗阻。

长期使用广谱抗生素类药物可使肠道菌群失调,形成假膜性肠炎,临床表现为腹痛、腹泻。

3. **肝功能损害**　肝脏是药物在体内代谢的主要器官,药物吸收后其原形或肝脏代谢产物均可能损害肝功能,因此肝功能损害是非常常见的药物不良反应。根据资料统计,药源性肝损害的发生率为 10% 左右。肝功能受损的临床表现范围可从无症状的转氨酶升高到暴发性肝功能衰竭。早期是一些非特异性的症状,如机体不适、恶心、呕吐和腹痛,症状加重会出现黄疸(巩膜及皮肤黄染)、出血倾向和凝血障碍等。原有肝脏疾病的患者更易遭到药物对肝脏损害。实验

笔记

室检查包括生化指标检验异常,如转氨酶和胆红素升高,凝血酶原时间和部分凝血酶时间延长。胆汁淤积综合征者以碱性磷酸酶和胆红素升高为主,多数患者缺少变态反应体征,出现肝损害症状还继续用药者易发生急性肝衰竭。

急性肝细胞毒性肝炎是药源性肝损害最常见的临床病理表现,数以百计的药物可在常用量引起肝炎,其中以利福平、异烟肼、第一代头孢菌素和氟烷最为典型,高剂量的对乙酰氨基酚也有肝损伤。

4. 其他　药物也可以损伤食道及口腔,造成炎症及味觉丧失、口腔溃疡,长期服用抗癫痫药物苯妥英钠可引起齿龈增生。

三、精神神经系统

药物对神经系统的危害是多方面的,既可危及中枢神经,也可侵犯周围神经,有神经损伤症状,也有精神病样症状,其损害程度可呈短暂可逆性,也可为不可逆的器质性病变。药物可直接对神经产生毒性作用所致,也可继发于非神经系统不良反应。药物可引起头痛、意识障碍、智力障碍、睡眠障碍和精神-行为异常,这些都是中枢神经系统不良反应的重要症状。药源性神经系统疾病涉及药物种类繁多,临床表现复杂,部分病例预后差,应引起高度重视。

1. 头痛　药源性头痛是一种常见症状,临床上约3%的头痛是由药物引起的。镇痛药滥用是药物引起头痛的最常见原因,头痛常发生在药物镇痛作用消失3~4小时内,或头痛在停药后发生并持续5~28天,故有反跳性头痛之称。此类药物包括:氨基酚衍生物、阿片制剂、巴比妥类、苯二氮䓬类、吡唑酮衍生物、非那西丁、吩噻嗪类、抗组胺药、可待因、对乙酰氨基酚(扑热息痛)、水杨酸盐、吲哚美辛。防治偏头痛药物也可引起头痛,如麦角胺。头痛也是停、撤药和滥用药物之后常见的症状。容易发生撤药性头痛的药物有咖啡因、丙戊酸、奥曲肽。

2. 嗜睡　抗癫痫药、抗抑郁药、抗精神病药、抗组胺药、镇静催眠药、阿片制剂、镇痛药等常用量通常可引起嗜睡,有时与睡眠过多难以鉴别。药物过量是引起嗜睡的最常见的原因。其次是药物导致的机体代谢障碍。如丙戊酸可升高血氨水平,从而引起嗜睡。

3. 睡眠障碍　药物通过影响中枢网状结构上行激活系统、兴奋性神经递质系统、GABA能神经系统和苯二氮䓬受体导致睡眠障碍。当网状结构上行激活系统受抑制、兴奋性神经递质生成不足或耗竭、GABA突触抑制作用被增强或苯二氮䓬受体兴奋会导致睡眠增多,反之出现睡眠不足。引起睡眠过多主要药物有抗癫痫药如巴比妥类、抗精神病药如苯酰胺类、抗焦虑药、止吐药、抗抑郁药、抗躁狂药、抗组胺药及镇静催眠药等;引起失眠的药物种类很多,如米帕林、氨茶碱、巴氯芬、β受体拮抗剂、甲状腺素、咖啡因、卡托普利、可乐定、抗疟疾药、抗帕金森药、抗抑郁药、拟交感神经药、中枢神经兴奋剂等。骤停镇静催眠药,有可能引起反跳性失眠。

4. 癫痫发作　药源性癫痫发作包括癫痫患者服药后诱发的癫痫发作和非癫痫患者服药后诱发的痫性发作,可分为给药时发生和撤药引起两种情况,表现为持续时间较短的精神、运动、感觉、意识及(或)自主神经功能障碍。中枢神经系统兴奋剂如咖啡因、抗精神病药、抗抑郁药与抗躁狂药、抗菌药物如青霉素、抗癫痫药和一些其他药物均可诱发癫痫发作。

5. 锥体外系疾病　药物影响锥体外系可引起帕金森综合征、急性肌张力失常、急性静坐不能和迟发性运动障碍等。帕金森综合征的临床症状为静止时震颤、运动不能和体位不稳。急性肌张力障碍的临床症状和特征是异常体位和肌肉痉挛,表现为头、颈部的异常运动如斜颈、牙关紧闭、吞咽困难、喉咽肌肉痉挛等,导致呼吸困难、说话困难、动眼危象和角弓反张等。迟发性运动障碍包括舞蹈样运动、手足徐动或有节律的定性运动。一些治疗精神疾病的药物可产生这些不良反应。

药物对精神和神经系统的毒性作用还有很多表现,因为其症状与某些疾病非常类似,所以很难判断是否药源性,需仔细观察,谨慎判断。有些药物往往会同时产生多种精神和神经系统

笔记

的不良反应,如抗菌药左氧氟沙星的中枢神经系统反应头痛、头晕、失眠,口服有致帕金森综合征的报道。可导致精神症状,如表现为睡眠减少、失眠、多动、多语、言语错乱、不能正确回答问题、手舞足蹈;以及神经系统症状,表现为手部麻木、颈部强直、四肢或面部肌肉抽搐、甚至不能行走。

四、循　环　系　统

药物影响心血管系统,引起心血管毒性作用最初常出现阵发性心悸、胸闷,还可出现头晕、恶心、呕吐等,重者可有呼吸困难、昏迷等症状,检查常有心电图改变、心律失常、心功能不全、血压升高或降低、心绞痛、急性心肌梗死,甚至心搏骤停。药物引起心血管系统的毒性反应可加重原发疾病,尤其是心脏疾病,严重者可危及生命。

1. **心律失常**　心律失常主要由冲动传导异常和冲动起源异常引起,为心脏病治疗药物或抗心律失常药物的常见不良反应,临床表现为缓慢型与快速型心律失常,以室性心律失常较常见。传导异常引起的心律失常主要包括一些单向、双向传导阻滞。当心率过低时,会出现易疲劳和眩晕等症状,血压过低可导致晕厥。很多药物可引起心动过缓,如 β 受体拮抗药、卡马西平、可乐定、地高辛、H_2 受体拮抗剂、紫杉醇和维拉帕米等。冲动起源异常,包括窦性心律失常、异位起搏,其中以各种窦性心律失常、期前收缩和心房颤动最为常见。心房颤动患者心脏不规则跳动可达 350 ～ 600 次/分钟,患者可出现心悸、胸闷、心力衰竭、急性肺水肿,可伴有恐惧感,持续的心房颤动可引起血栓形成与脱落,造成相应血管支配的脏器栓塞。

2. **心功能不全**　药物可通过增加心脏前、后负荷而诱发或加重心功能不全。左心功能不全者表现为乏力、心悸、呼吸困难,患者常在睡梦中憋醒,有窒息感,被迫坐起,咳嗽频繁,甚至咯血。右心功能不全者常出现食欲缺乏、恶心、呕吐及上腹部胀痛,下肢水肿,严重的会出现胸腔积液或腹水。引起心功能不全毒性的药物包括抗心律失常药如胺碘酮、强心药如洋地黄、抗高血压药如哌唑嗪、拟交感药物如肾上腺素、抗精神病药物如氯丙嗪、抗肿瘤药如柔红霉素和阿霉素等药物。

3. **血压变化**　很多药物可引起血压升高或降低。高血压早期患者可表现头痛、头晕、耳鸣、心悸、眼花、疲乏无力、易烦躁等症状,严重者或原发高血压被加重的情况。患者发生左心功能不全,可出现胸闷、气急、咳嗽等症状,当肾脏受损害后,可见夜间尿量增多或小便次数增加,严重时发生肾衰竭,可有少尿、无尿、食欲缺乏、恶心等症状。糖皮质激素、性激素、非甾体抗炎药、口服避孕药、抗抑郁药、直接作用于血管平滑肌的药物以及麻醉药物都可诱发药源性高血压。而一些血管扩张药、中枢神经与周围神经抑制药、抗精神病药和一些抗生素可引起患者血压降低,临床表现为头晕、乏力、嗜睡、精神不振、眩晕甚至出现晕厥等临床症状。

药物作用于心血管系统引起的不良反应,还包括其他病理表现,如心肌缺血和栓塞性疾病等。很多毒性反应具有相似的临床表现,而且是相互关联、相互影响,并不易与药物疗效及原发疾病症状的改变相区别,应谨慎对待。

五、血　液　系　统

药物致血液系统毒性反应,占药物不良反应的 10%,虽比例不高,但一旦发生后果严重,死亡率可达 32.5%。血液系统不良反应的主要临床表现为各种血细胞和血小板数量减少,甚至会引起出血及感染症状。患者会出现发热、乏力、咽喉痛、口腔溃疡、出血、皮疹或其他非典型的症状。药物是否导致血液系统毒性通常与其固有性质相关,但也与不同个体的易感性有关。药源性粒细胞减少、血小板减少和一些溶血性贫血,常于给药后立即或数日后发病;而药源性再生障碍性贫血常于用药后数周或数月发病,潜伏期很少超过半年,氯霉素是引起再生障碍性贫血最典型的药物。药源性自身免疫性溶血性贫血起病隐匿,常于给药后数月甚至数年(平均 18 个

笔记

月)才发病,短期给药,可引起超敏型不良反应,长期大剂量用药可诱发再生障碍性贫血及粒细胞减少等。

六、泌尿系统

肾脏是人体重要的代谢排泄器官,血流丰富,较易受到药物毒性影响。药物引起的泌尿系统功能损害,使得尿的生成与成分发生变化,以及相应的体液成分改变,会导致电解质紊乱与酸中毒,患者会出现乏力、恶心、呕吐、少尿或多尿等症状。由于肾脏有较强的储备与代偿能力,药物肾毒性不易被及时发现,且缺乏特征性表现,因此临床上长期用药,需监测肾功能变化。

药源性急性肾衰竭表现为肾功能在数天至数周内迅速恶化。患者排尿量减少,出现少尿症,血中肌酐和尿素氮浓度迅速升高,肌酐清除率下降,尿比重和尿渗透压下降,伴有高钾血症、低钙血症或高磷酸血症。在肾衰竭后期,由于血中尿素等毒性物质的增加可导致尿毒症,患者可发生恶心、呕吐、胃肠出血、肌肉痛性痉挛、感染以及败血症、意识障碍等症状,甚至死亡。少尿型急性肾衰竭患者需进行血液透析或腹膜透析,否则有可能死于急性肺水肿和高钾血症。

药源性急性肾衰竭根据病因可分为:肾前性肾衰竭,是由于药物引起肾脏血液灌注障碍所致;肾内性肾衰竭,包括肾小球滤过率改变、急性肾小管坏死、急性间质性肾炎和肾小球肾炎;肾后性肾衰竭,是由于尿道阻塞所致。急性肾小管坏死是常见的药源性肾脏损害,氨基苷类、两性霉素类、头孢菌素类、大剂量青霉素类、顺铂、环孢素和放射显影剂等均可引起。甚至含马兜铃酸Ⅰ的中药材,均可导致严重的肾毒性。氨基苷类抗生素的肾毒性与用药时间、剂量有关,应用3~7天后,有8%~26%的患者可发生轻度肾功能障碍,肾浓缩功能受损,出现蛋白尿和管型尿,大多可逆;数天后(7~10天)出现肾小球滤过率降低、少尿,个别表现为少尿型急性肾衰竭。氨基苷类引起肾毒性的危险因素包括药物的选择性、药物总剂量、合用其他肾毒性药物和患者的病理状态(如原发性肾功能不全、高血压、血容量减少及并发肝病等)。因此,临床上在应用上述药物时,应适当调整剂量,控制血药浓度并监测肾功能。

七、生殖系统

临床用药对生殖系统的毒性作用可表现为性功能障碍、不孕不育等。

药源性性功能障碍分为三种:性欲异常;对性刺激反应障碍,包括男子的勃起功能障碍和女子的阴道腺体分泌障碍;性释放障碍,包括女子的性高潮障碍和男子的射精障碍。一些抗高血压药物如可乐定、利尿药如螺内酯、抗抑郁药如单胺氧化酶抑制剂、H_2 受体拮抗剂如西咪替丁及雌激素等可导致性欲降低或丧失;镇静催眠药如地西泮(安定)等、卡马西平、西咪替丁、地高辛、甲基多巴等可引起男性勃起功能障碍,即阳痿;相反,硝苯地平、酚妥拉明及抗凝药可以引起阴茎异常勃起,可乐定、雌激素、黄体生成素释放激素类似物等可以导致女性性高潮障碍。

药物可造成原发性和继发性不孕不育。许多抗肿瘤药可直接损害睾丸与卵巢组织,引起成年男性少精及无精症,女性排卵及内分泌功能障碍,干扰性腺功能和内分泌活动,出现月经过少、闭经、性欲丧失及绝经症状,导致不孕不育。环磷酰胺等抗肿瘤药可使男子精子数量进行性下降,甚至导致无精症,且可能具不可逆性。环磷酰胺对女性的影响是引发原发性卵巢功能障碍,主要表现为闭经、雌激素水平降低,严重的可出现卵巢衰竭而引起绝经。也有一些药物通过影响垂体促性腺激素的产生与释放,从而改变体内性激素水平,产生不孕不育。肾上腺皮质激素可使女性月经不调、闭经、性欲减退;泼尼松龙可致男性精液缺乏。

八、皮　　肤

皮肤在功能上具有免疫作用,是药物毒性最易累及的组织,通常在药物使用后短期内发生。药源性皮肤病的发病机制并非单一,包括药物变态反应与假药物变态反应、非免疫性补体活化、

笔记

特异质、药物间的相互作用、继发反应或间接反应、迟发性毒性反应、致癌反应等。药源性皮肤病的主要特征是瘙痒和皮疹，严重者可出现黏膜损伤、水疱、皮肤剥脱、高热、血管神经性水肿、面部水肿、皮肤坏死和呼吸困难，甚至危及生命。

1. **荨麻疹和血管神经性水肿**　药源性荨麻疹和血管神经性水肿是药物所致变态反应的皮肤黏膜表现，属速发型变态反应(immediate type reaction)(Ⅰ型过敏反应)。荨麻疹一般在用药后数分钟至数小时内发生，也可于几天内发生，呈瘙痒性红斑或车轮状斑，中心呈苍白色，周围为红色。血管神经性水肿可与荨麻疹同时出现，也可单独发生，多发于舌、唇、眼和生殖器，可单侧也可对称发生，若发生于上呼吸道可致严重的急性呼吸窘迫，甚至引起气道阻塞而死亡。很多药物可引起荨麻疹和血管神经性水肿，常见的抗菌类药物如青霉素、头孢菌素、链霉素、四环素、异烟肼，以及破伤风抗毒素、非甾体抗炎药、巴比妥类等。个别药物可直接使肥大细胞和嗜碱性粒细胞释放组胺而引起荨麻疹，较常见的如组织胺释放药可待因、吗啡等。

2. **固定性药疹**　固定性药疹也称固定性红斑，是药疹中最常见的一种类型。一般在用药后24小时内发生，可出现于全身任何部位的皮肤和黏膜，但多见于外阴、手、足和肛周。发于口唇、口腔及外生殖器部者，极易破溃、糜烂，伴明显疼痛，影响进食及走路。皮疹发作广泛时可伴发热、畏寒、头晕、头痛、乏力等全身症状。患部先有灼热感，继而出现圆形或卵圆形水肿性红斑，直径为2~5cm，边界清楚。红斑颜色迅速变为暗紫色或褐色，严重者水肿明显。特定的好发部位与特殊形态是其典型特征，且痊愈后如再次使用该药或化学结构相似的药物，原发疹部位可再次出现皮疹，且较前次加重。易诱发固定药疹的药物主要有磺胺类、青霉素类、四环素类、喹诺酮类、呋喃唑酮、甲硝唑、头孢氨苄、庆大霉素等。

3. **剥脱性皮炎**　药源性剥脱性皮炎多继发于药疹，可于用药后数小时至数月内发病，多数潜伏期较长，并有前驱症状，如皮肤瘙痒或不规则发热，继之皮疹自面部、上肢向下身发展，4~5天后遍布全身，呈鲜红色显著水肿性红斑和鳞片状表皮剥脱，掌跖皮肤可呈手套、袜套状大片脱落，指(趾)甲萎缩、凹陷、变脆甚至脱落，毛发也可脱落，并伴有发热，水、电解质紊乱、淋巴结、肝脾肿大等症状，严重者可致死亡。可引起剥脱性皮炎的药物很多，以抗菌药物最为常见，如青霉素、链霉素、庆大霉素、氯霉素、氨苄西林、利福平、异烟肼及磺胺类药物。

4. **其他类型药疹**　临床上药疹的类型还有很多种，如紫癜型药疹、发疹型药疹、大疱型药疹，多形性红斑、结节性红斑样药疹及红斑性狼疮样综合征样反应等，多数是药物诱发的各型变态反应。抗菌类药物如青霉素及磺胺类药物是比较常见的致敏药物。

九、眼、耳

眼的特殊结构与功能，在药物治疗过程可受到损害，但症状易被忽视。有的药物可损伤角膜、结膜，导致药源性角膜、结膜病，如抗疟药、抗精神病药、非甾体抗炎药等；或影响晶状体、玻璃体的透明度，引起白内障，如激素类、吩噻嗪类、一些化疗药等；或造成视网膜和视觉中枢的损害，引起视网膜病、视神经炎和视神经萎缩等，如异烟肼、氯霉素等，导致视力障碍。肾上腺皮质激素类、吩噻嗪类、抗胆碱药、利尿药、三环类抗抑郁药、麻黄碱和苯丙胺等可影响房水系统，升高眼压，引起药源性青光眼。

糖皮质激素可引起多种眼部损害，如皮质类固醇性青光眼、中毒性白内障、眼调节力减弱和近视，个别出现中心性视网膜病变、视乳头水肿及眼球突出等。通常出现眼部损害与用药量和时间有关。用药超过2~4周，可出现眼压升高，每天服用泼尼松10mg持续一年以上可出现上述变化。10%~25%的洋地黄类药物治疗患者，可出现视觉中毒症状。表现为视力模糊和视物变色症，如绿视、黄视、蓝视或闪光幻觉、闪光暗点等。少数人可出现阅读困难、球后视神经炎和眼肌麻痹。某些抗肿瘤药，如环磷酰胺、亚硝基脲类、顺铂、氟尿嘧啶、阿糖胞苷、长春新碱、紫杉醇等，长期大剂量应用可出现视力模糊、眼球震颤、视网膜损害及视神经、眼运动神经的损害等。

笔记

药物引起耳部反应,主要是对内耳耳蜗和前庭产生毒性反应,前者影响听力,形成耳鸣、耳聋;后者影响前庭器官的平衡功能,表现为眩晕、站立和步态不稳等症状。我国现有的1000万聋哑人中,60%~70%与药物耳毒性有关,尤其是聋哑儿童,因此临床用药对药物耳毒性应该给予足够重视。

氨基苷类抗生素(如链霉素、庆大霉素)是最常见的具有耳毒性药物,引起的耳聋占药物性耳聋的83%,一旦发生就呈不可逆的永久性耳聋。不同氨基苷类药物损伤耳的部位各异,卡那霉素和新霉素主要产生耳蜗毒性,表现为耳鸣、听力减退和永久性耳聋;庆大霉素和链霉素多引起前庭损害,如庆大霉素的前庭损害多于用药1~2周内出现,表现为头晕、视力减退、眼球震颤、眩晕、恶心、呕吐和共济失调,一些患者在出现耳鸣后继续发展为听力减弱或耳聋。

此外,一些其他类抗生素如大环内酯类、多肽类、氟喹诺酮类、四环素类也可引起耳毒性。袢利尿药、抗肿瘤药、解热镇痛药、抗疟药等药物同样具有耳毒性,临床用药需注意避免和用耳毒性药物。

十、过　　敏

过敏反应是常见的药物不良反应,具有药物特异性,与药物剂量无关。过敏反应症状多种多样,轻重不一,既包括全身性反应,也包括局部损伤及功能紊乱或障碍。前文阐述的各系统毒性反应中,很多症状属过敏反应范畴。过敏反应根据发生机制分为四型。Ⅰ型是速发型过敏反应,如荨麻疹、血管神经性水肿;Ⅱ型是细胞毒性过敏反应,如血小板减少而出现皮肤紫癜;Ⅲ型免疫复合物型过敏反应,如淋巴结肿大和支气管哮喘等;Ⅳ型是迟发型过敏反应,临床主要表现为皮炎。

皮肤过敏症状主要有瘙痒、皮下水肿、皮炎、红斑和各种皮疹,严重的有剥脱性皮炎。过敏性鼻炎、哮喘是常见的呼吸道过敏反应,患者表现为胸闷憋气、心悸、呼吸困难及脸色涨红等,胸部听诊可闻及哮鸣音。严重者出现中枢神经系统症状,意识丧失、昏迷、抽搐及大小便失禁的过敏性休克的症状。喉头水肿、痉挛及过敏性休克可引起患者死亡。急性过敏反应的主要临床表现见表18-1。

表18-1　急性过敏反应的主要临床表现

部位	临床表现
皮肤	发红、瘙痒、血管神经性水肿、荨麻疹、紫癜
心血管系统	低血压、心动过速、心肌梗死、心律失常
胃肠	恶心呕吐、腹泻、腹部胀气、痉挛性腹痛
呼吸系统	流涕、喷嚏、鼻窦炎、咽炎、喉头水肿、声嘶、支气管痉挛、咳嗽、低氧症

引起过敏反应的药物主要为化学药物和生物制品。抗生素类药物如青霉素类、头孢菌素类和磺胺类药物在临床上引起过敏反应较常见。如磺胺类药物在初次用药后一般需要4~20天的潜伏期(致敏时间),当再次用药时则可于数分钟至24小时内出现过敏反应(反应时间)。局部用药更易于引起过敏反应,表现为皮疹、药物热、嗜酸性粒细胞数量增多,严重者可出现剥脱性皮炎。此外,磺酰脲类口服降血糖药与磺胺类药物有交叉过敏。故在应用磺胺类药物时,必须先询问过敏史,以保证用药安全。

十一、肌肉、骨骼

笔记

药物还可以给肌肉、骨骼系统造成损害。肌肉、骨骼系统不良反应的主要临床表现为关节痛,以及关节病、骨损害、肌肉痛、肌张力障碍、肌腱损害。如调血脂药西立伐他汀(拜斯亭)与其他调血脂药合用时,可致横纹肌溶解、肾功能不全,甚至导致死亡。

第二节　临床用药毒性作用的判断与防治

根据 WHO 在发展中国家的调查资料,住院患者的药物不良反应发生率为 10% ~ 20% ,5% 的患者因为药物不良反应住院,全世界死亡病例中不合理用药造成严重后果已成为重要因素。所以,临床用药必须考虑药物治疗效果和患者的用药安全。制订药物治疗方案时,尽可能地趋利避害,提高疗效的同时,减少和避免药物毒性事件发生,已成为当前医药工作者专业水平的客观核心标准。

一、判 断 方 法

药物不良反应的确定需要由临床医生做出诊断及相应的鉴别诊断。临床诊断依赖于医生的专业知识和临床经验,必要时借助于实验室检查及医疗器械的辅助诊断。因为药物仅为诱发疾病的多种起因中的一种,故需要收集患者的全部病史及用药史,进行必要的鉴别诊断,以便排除每种可能的病因。

1. **药物不良反应的诊断**　确诊药物不良反应并非易事。医生通过询问患者的用药史,包括用药时间、停止用药、重新用药、剂量、剂型等情况,对临床症状与可疑药物之间的因果联系进行评价。为了提高诊断的准确度,可采用两种方法:开发诊断试验技术,以提供更多的和可靠的鉴别诊断材料;研究辅助诊断技术,对鉴别诊断信息进行系统的处理。目前已开发了许多诊断试验用于诊断药物不良反应。这些试验可以在体内或体外进行。比较常见的有以下几种。

(1)体内再次用药试验:经典的体内诊断试验是再次使用小剂量的可疑药物。再次用药的条件必须是有效的和合理的,必须在对照的情况下再次用药,也可以在局部进行。例如青霉素变态反应为严重的不良反应,体内再次用药试验在道义上是不可行的。

(2)体外再用药试验:目前广泛采用的体外试验有淋巴细胞转化试验、嗜碱性粒细胞脱颗粒试验、移动抑制试验等。测定药物变态反应的体外试验技术包括特异性试验如血清学的抗体测定和非特异性试验如血清 IgE 总量的测定等。

(3)淋巴细胞毒性分析试验:取患者血液淋巴细胞与可疑药物及鼠肝脏代谢系统共同孵育,某些患者的淋巴细胞对氧化代谢物的敏感性高于对照组。阳性反应可以证实超敏反应,此试验被用于诊断磺胺类、芳香族抗惊厥药等药物引起的超敏反应。

此外,对于遗传学及基因多态性的研究也能推动对不良反应的临床诊断。

药物不良反应的辅助诊断:目前已开发出各种标准化辅助判断法,用于判断药物不良反应。贝叶期不良反应诊断系统(Bayesian adverse reaction diagnostic instrument)是结合了有关不良事件的流行病学及临床试验数据之类原有的和现有的知识,考虑了各种有潜在的诊断价值的信息,将不良事件的鉴别诊断视为条件概率评估的一种方法,计算出药物对引起不良事件可供选择的可能病因的概率。Bayesian 系统具有灵活及能再现的特点,已用于评估各种严重的不良反应事件。

2. **药物不良反应因果关系评价**　药物与不良反应间的因果关系的分析评价是一个相当复杂的问题,一般主要考虑以下几方面。

(1)开始用药的时间和不良反应有无合理的先后关系。

(2)所出现的不良反应能否符合该药物已知的不良反应类型。

(3)所出现的不良反应能否用合并用药的作用,患者的临床状况或其他疗法影响来解释。

(4)停药或减量后,反应是否消失或减轻。

(5)再次接触药物后是否再次出现同样反应。

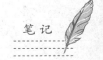
笔记

根据上述几方面,因果关系常分为肯定、很可能、可能、可疑和不可能5级标准,各级标准具有相应的条件说明。

二、防治措施

目前,导致药物不良反应或药源性疾病的主要原因有:不详细了解患者既往史;忽略特殊人群的用药,包括老年人,儿童,孕妇及肝、肾功能损害者;抗生素、激素及维生素的乱用、滥用严重;不明确药物的作用机制及体内动态过程;对药品成分不明确造成重复用药;给药方法不当;药品说明书不真实和媒体广告的误导。

1. **预防**　预防药物不良反应的措施,除了有关部门加强行政管理对药物监测的力度外,临床合理用药是非常重要的措施。

安全、有效、简便、及时、经济是合理用药评价标准,贯穿于正确的选用药物、正确的用法、给药途径和疗程,以及正确选择治疗终点的全过程,其中正确选药是首要环节。对于临床医生,除了加强有关药品不良反应知识的学习外,在选择临床选药的时候,要了解患者的既往史(尤其是过敏史)、家族史、疾病状况及靶器官的功能状态,根据情况合理选择。对于特殊的人群,如老人、儿童、孕妇及哺乳妇女、肝、肾功能受损的患者等,依据不同的情况,合理调整药物品种及剂量和疗程,注意发现药品不良反应的早期症状。对于患者,在药品的购买、使用过程中,应注意:不轻信药品广告;不盲目迷信新药;严格按照规定的用法用量服药;如出现异常感觉或症状,应停药就诊。

对于有可能会造成过敏反应的药物,事先给药法是一种预防过敏反应的方法。例如,提前使用肥大细胞膜稳定剂色甘酸钠(吸入给药),能有效防止速发型和迟发型哮喘反应。对药物过敏反应的患者应尽量避免再次使用致敏药物,但如果没有合适的替代药物而必须采用原来致敏药物时,则可采用脱敏疗法。利用过敏源,制成不同浓度,反复给患者皮下注射,剂量由小到大,浓度由低到高,逐渐诱导使患者能耐受该抗原而不产生过敏反应。

2. **救治原则**　出现药物不良反应或药源性疾病后,应及时就诊,其救治原则和其他常见病、多发病一致。必须及时停用可疑药物,使用有助于药物从体内排出、保护有关及其他脏器功能的其他药物。必要时使用拮抗性的解毒药及对症解毒药,减少不必要损害的发生及不良损害的恶化。过敏反应应积极处理,特别是过敏性休克,要及时采取有力措施进行抢救,切忌延误时机;器官受损应对症治疗。对药物引起的各器官损害的治疗与其他病因引起的相应器官损害治疗方法相同。

(1)及时停药,去除病因:药物不良反应或药源性疾病的首要原则是一旦发现,立即停药,去除病因是药源性疾病最根本的治疗措施。

(2)促进代谢排泄:加强药物的生物转化与代谢,是消除体内药物的一种途径。临床治疗与剂量相关的不良反应或药源性疾病时可用静脉输液、利尿、导泻、洗胃、催吐、毒物吸附剂、血液透析来加速药物的排泄,延缓、减少药物的吸收。如磺胺对肾功损害可通过利尿来促进药物在肾小管的排泄。

(3)应用特效药物:对于一些诊断明确的药物毒性反应,尤其是急性中毒的情况下,使用一些特效药物进行解救是重要的治疗措施。这些特效药物多为一些受体拮抗药,也有相关药物的特异性抗体。如地高辛抗体已作为洋地黄类药物中毒的一线治疗药物;氟马西尼作为苯二氮䓬受体拮抗药,能竞争性置换中枢神经系统的苯二氮䓬受体,对此类镇静剂产生的镇静、抑郁、肌松弛、抗惊厥作用有强大的拮抗作用,可以逆转此类药物的治疗作用与中毒效应;纳洛酮作为最早研制成功的阿片受体拮抗剂,用于吗啡类药物中毒的解救以及酒精中毒和成瘾的治疗;胞磷胆碱能解除安眠药对网状结构系统的抑制作用以及对抗纹状体和边缘系统的多巴胺作用,促进昏迷患者苏醒。

笔记

3. 救治方法

（1）一般对症处理：停用可疑药物，去除病因。一些轻度不良反应，停药后症状可逐渐消失。休息、睡眠充足及饮食调理，必要时可给予一些支持疗法，补充维生素和能量。根据需要可给予适量的镇静药物，严重者可以吸氧等治疗。

（2）对症治疗

1）抗炎：除了皮质激素类药物可以诱发感染外，大多数抗肿瘤药物都有骨髓抑制作用，使白细胞数量减少，免疫水平降低，容易发生感染。对于不同组织器官的感染，应根据内科学的治疗原则，给予有效抗生素治疗，必要时做药敏试验，合理选择抗生素。

2）抗过敏反应：一旦发生过敏反应，反应不严重者，停药后反应迅速消失，无需特殊治疗。过敏反应严重或持久者可应用药物治疗，包括非特异性抗过敏治疗，如使用钙剂、维生素 C，抗组胺药如苯海拉明以及对症治疗如氨茶碱。肾上腺皮质激素如氢化可的松、地塞米松可考虑应用于严重反应的患者。喉头水肿可因窒息而危及生命，应及时做气管切开术，肾上腺素对喉头水肿与支气管痉挛是非常有效的。

3）解除平滑肌痉挛：使用解痉药可以缓解一些由于平滑肌痉挛引起的症状，如气道阻塞引起的哮喘及胃肠道痉挛引起的腹泻，如茶碱类药物、阿托品类药物等，严重者可考虑使用皮质激素类药物。

4）抗癫痫、惊厥：药源性癫痫和惊厥，多与抗癫痫、惊厥药物的不合理使用有关，因此，调整给药计划是救治的一种方法。对于非此类药物引起的癫痫与惊厥，如果停药仍不能缓解，可以使用镇静催眠药，常用的镇静、催眠和抗惊厥药包括巴比妥类、苯二氮䓬类及其他类药物。

5）抗休克：对于严重的药物不良反应，抗休克治疗也是治疗措施之一。抗药源性休克的治疗原则与其他病因所致休克一致：去除病因，保证充足的血容量，保护重要脏器功能，给予糖皮质激素治疗（除外糖皮质激素诱发的感染性休克）。

6）维护呼吸功能：当呼吸功能受损或功能障碍时，维护和恢复呼吸功能非常重要。维护呼吸功能主要是保持呼吸道通畅、给予氧和呼吸兴奋剂（如尼可刹米、洛贝林、二甲弗林等）、防治肺部感染等。

7）维护心血管功能：维护心血管功能是治疗药源性心血管系统疾病及其他严重药源性疾病的重要环节之一，包括保证充足的血容量，稳定血压，纠正各种心律失常。血容量过多者，可给予一定利尿药，血压升高者可给予小剂量的抗高血压药或血管扩张药，血压降低者如停药不能改善血压，可酌情使用升压药。心律失常须根据心电图（electrocardiogram，ECG）明确诊断后，首先纠正离子紊乱，必要时给予对症治疗。

8）纠正水、电解质平衡失调和酸碱平衡紊乱：水、电解质紊乱是使用利尿药常见的不良反应，由于电解质紊乱，出现恶心、呕吐、肌肉痉挛、感觉异常及体位性低血压，甚至心律失常，故开始用药剂量不宜过大，用药过程中注意监测 K^+、Na^+、Cl^- 等离子变化，必要时补充钾盐，如氯化钾。药物致肾功能障碍、呕吐及腹泻等，也可以造成体内酸碱平衡紊乱。对于严重的酸中毒，可以给予碱性药物治疗，如碳酸氢钠；对于代谢性碱中毒，在病因治疗的同时，可以酌情给予精氨酸或氯化铵等酸性制剂。

第三节　临床易混淆的药物毒性

药物不良反应作为诱发疾病的一种病因，其临床表现缺乏特异性，在诊断过程中须谨慎。本节介绍几例临床上易被混淆的实例。

1. 洋地黄中毒与用量不足　洋地黄目前仍是治疗充血性心力衰竭及阵发性室上速和慢性心房颤动的主要药物，也是用药量最多的药物之一。洋地黄的治疗量与中毒量之间的安全范围

笔记

小,加上某些患者的易感因素,使得临床使用洋地黄容易发生中毒。出现洋地黄中毒时,会发生消化道的不良反应,如厌食、恶心、呕吐及腹泻。但在做出洋地黄中毒的诊断之前,必须首先鉴别是由于心功能不全加重引起的,还是强心苷过量所致,因为前者需加量,后者则宜停药。

　　任何病例的洋地黄中毒诊断都应依据临床标准,根据临床症状结合 ECG 及血药水平测定,进行综合考虑。由于低血钾诱发心肌对洋地黄类药物敏感性,血浆地高辛浓度小于 3.0mg/ml,血钾小于 3.5mmol/L;或具备下述两个条件以上者,应疑有洋地黄中毒:①ECG 显示心律失常,血钾大于 5.0mmol/L(可能是较高浓度洋地黄促进细胞内 K^+ 外排);②患者年龄大于 60 岁;③血肌酐大于 150mmol/L;④长期服用地高辛治疗者,每天地高辛用量大于 6mg/kg 等。某些心律失常对洋地黄中毒诊断有特异性,尤其伴有多样性及易变时,应考虑为洋地黄中毒,如室性早搏二联律、双向性心律或心动过速、双重性心动过速等,尤其是心房颤动基础上出现室性早搏,具有诊断意义。难以确定中毒或不足时,辅以诊断性试验可供鉴别,如毛花苷丙耐量试验:用毛花苷丙 0.2mg 稀释后注射,注射后观察 10 分钟、15 分钟、30 分钟、60 分钟,若心力衰竭改善或 ECG 上变大畸型的 QRS 消失或明显减少提示量不足。反之则为过量。

　　国内外均认为确诊洋地黄中毒可参考下列两条标准:①用洋地黄过程中出现心律失常,伴或不伴有心外症状;②停用洋地黄后,1~2 天内心律失常完全消失。

　　2. **吗啡、地西泮、有机磷中毒的区别**　吗啡是阿片类镇痛药,在镇痛的同时,会产生一种欣快的感觉,且容易成瘾,临床应用有较严格的规定。但某些吸毒人员通过不法途径获取吗啡并滥用导致中毒。吗啡中毒的临床表现为昏迷、呼吸抑制、瞳孔缩小阿片类中毒三联症,其最危险的不良反应是直接抑制脑干的呼吸中枢。一些镇静催眠药如地西泮的中毒反应也包括昏迷和呼吸抑制,农药有机磷酸酯中毒也会出现瞳孔缩小的症状,故在诊断过程中须加以鉴别。

　　吗啡轻度中毒患者有头痛、头晕、恶心、呕吐等非特异性症状并出现幻觉。重度中毒时会出现昏迷、针尖样瞳孔和高度呼吸抑制三大特征。当脊髓反射增强时,常有惊厥、牙关紧闭和角弓反张。呼吸先变浅而慢,之后出现叹气样呼吸或潮式呼吸,最后发生休克时,瞳孔散大。

　　地西泮类药物轻度中毒患者有头晕、嗜睡、动作不协调的表现,呼吸变慢但很有规则,重度中毒者呼吸浅慢而不规则。心血管系统抑制可出现四肢冰冷,脉细速,血压下降等。早期也有瞳孔缩小、肌张力增高的症状,晚期瞳孔散大,肌张力低、腱反射消失。

　　有机磷酸酯能与乙酰胆碱酯酶的活性部位结合,从而抑制酶活性,导致突触间隙的乙酰胆碱大量堆积,引起中毒症状。毒蕈碱样作用出现较早,主要有瞳孔缩小、视物模糊、腺体分泌亢进(大汗淋漓、口吐白沫等),呼吸有大蒜味,平滑肌痉挛出现恶心、呕吐、腹痛等,肛门及膀胱括约肌松弛,大小便失禁。烟碱样作用主要有皮肤血管收缩所致的面色苍白、心率增快、血压升高、肌肉纤维性颤动、横纹肌肌力减弱,步态蹒跚。呼吸中枢常为先兴奋后抑制。

　　在诊断过程中,详细询问病史,认真体检非常重要。同时,检测血、尿或胃内容物中的毒物,有助于诊断。治疗方法,除去一般对症治疗,使用解毒药是重要治疗手段。纳洛酮可用于吗啡及地西泮中毒治疗,阿托品和解磷定是解救有机磷中毒的必用药。

第四节　药物不良反应的监测和报告

　　由于药物毒性造成的药源性疾病已成为一个严重的社会问题,而研究药物不良反应是临床药物毒理学的一个重要任务。从药物的临床应用角度,药物的毒性作用属于药物的不良反应范畴。在药物毒性程度较大时,表现为临床症状较为严重的药源性疾病,甚至引起死亡。鉴于药物不良反应的严重性,WHO 也成立了相应的职能机构,既收集和分析来自全球的各种药物不良反应事件报告,也向它的成员国提供及时信息查询和指导。药物不良反应事件监测也已从最初的医疗机构自发报告发展到今天的有组织、科学性的全球监测预报系统。

笔记

一、常用的不良反应监测系统

目前常用的药物不良反应监测方法有自发呈报系统、医院集中监测、病例对照研究、记录联结和记录应用等。

1. 自发呈报系统　在多种药品不良反应监测方法中，以自发呈报系统最为常用。自发呈报系统（spontaneous reporting system）又分为正式和非正式自发呈报两种形式，前者为由专门的国家药物监测机构组织法定的药品不良反应呈报，以收集、整理、分析自发呈报的药物不良反应资料，并负责反馈。非正式自发呈报无正式登记处，资料来源主要是通过医、药学杂志、期刊的报道。

自发呈报系统监测范围广，能监测所有的患者（包括住院和门诊患者）以及所有上市药品，不受时间限制，可作长期观察，是药品不良反应的主要信息源。该方法也是发现任何药物的罕见的、新的、发生在特殊人群中的以及和其他药合用引起的药品不良反应的最经济的方式。目前，大多数国家的药品不良反应监测报告制度采取自发呈报制度，是 WHO 国际药品监测计划大多数成员国采用的基本方法。自发呈报最大的缺陷是漏报（知道是药品不良反应但不报），不能计算药品不良反应的发生率，难以确定因果关系等。

2. 医院集中监测系统　医院集中监测系统（intensive monitoring system）是指在一定的时间（数月或数年）、一定的范围内，对某一医院或某一地区内发生的药品不良反应及药物利用作详细记录，以探讨药品不良反应的发生规律，既可是患者源性的集中监测，也可是药物源性的集中监测，以探讨药品不良反应的发生规律。集中监测系统的优点是资料详尽，数据准确可靠，可计算药品不良反应的发生率。但由于集中监测是在一定的时间、一定的范围内进行的，故得出的数据代表性较差、缺乏连续性，且费用较高，应用受到一定限制。

3. 处方事件监测　处方事件监测（prescription event monitoring）为英国南安普敦大学教授 Inman 设计的一种研究药品不良反应的方法。处方事件监测最初是在"反应停事件"后，由英国统计学家 David Finney 1965 年首先提出，强调对药物不良事件而非药品不良反应的报告，即凡确认为不良反应的症状以及怀疑为不良反应的症状或因发现症状而到医院就诊等都包含在事件之列。例如，医生在病历上记载的发疹、贫血倾向、黄疸等均属事件。英国政府规定，处方计价局必须将与重点药物监测药品名单有关的处方复印件交给药物安全监测研究小组，后者将处方输入其数据库。对药品不良反应作进一步调查时药物安全监测研究小组根据其掌握的信息通知处方医师填写标准调查表（绿卡），询问暴露于该药后患者的结果。处方事件监测的优点在于对所发生的药品不良反应高度敏感；能迅速从所有处方过监测药物的医生处获得报告；具有非干预性，对医生处方习惯、处方药物无任何影响；基于人群资料，无外源性选择偏倚；在一定时期内药物暴露和不良反应发生数较为可信。缺点是系统的非随机性及处方事件监测研究的可信性取决于医生的绿卡回收率。

4. 自动记录数据库　自动记录数据库（automated database）是把患者分散的诊断、用药、剂量、不良反应及其他信息如收费记录等，通过患者唯一的保健号，贮存于计算机内而形成。随着药品不良反应研究的进一步深入，对药物与药品不良反应的因果关系的判断开始借用流行病学的方法进行评价，从而发展为广义的药物流行病学，尽管后者的研究范围较广，但药品不良反应仍是其研究的主要内容。用于药物流行病学研究的数据库有：①记录联结（record linkage），通过一种独特方式把各种分散的信息（如出生、婚姻、住院史、处方、家族史等）联结起来，可能会发现与药物有关的事件即记录联结系统；②记录应用（recorded use），在一定范围内通过记录使用研究药物的每个患者的所有有关资料，以提供没有偏差性的抽样人群，从而可以了解药物不良反应在人群（老年、孕妇、儿童等）的发生情况，记录应用根据研究的内容不同，规模不一。到目前为止，已有许多数据库开始用于药物流行病学研究，如 Puget Sound 团体健康合作组织数据库、南

笔记

北加州 Kaiser Pesmante 数据库、Saskatchewan 卫生计划数据库,等。

　　5. 病例对照研究　病例对照研究(case control study)是对比有某病的患者组与未患病的对照组中,其先前危险因素的暴露情况是否存在差异。回顾调查他们既往是否暴露于某一可疑药物以及暴露程度,进一步检验可疑药物和不良反应之间的关系。这种方法最大的优点是易于开展,样本相对较小,特别适合罕见药品不良反应的研究,缺点是统计有显著性只能说明有联系,不能肯定因果关系,暴露史靠回忆获得,可靠性不等,易产生偏倚。在资料不全时,难以选择对照。这种药品不良反应监测中,患者的药品不良反应史具有重要作用。

二、药物不良反应监测技术的开发

　　药品不良反应监测工作越来越受到人们的重视,近年来有不少新的药品不良反应监测技术得到广泛应用。文献中报道的药品不良反应监测技术有前瞻性或回顾性监测、目标药物或疾病的监测、药物利用回顾、护士监测、药剂师监测、高危患者的病程记录回顾以及计算机监测等,各种监测技术对发现药品不良反应、提高药品不良反应报告率各有其优缺点。

　　1. 患者药品不良反应自我监测　根据研究的药物可能引起的药品不良反应,设计成一定形式的问卷发给患者,患者根据服药后的自身实际情况回答可能的药品不良反应。电话报告形式设计为标准化和计算机程序化,研究人员根据反馈结果分析评判,最终确定是否为药品不良反应。患者药品不良反应自我监测,在一定程度上可提高药品不良反应报告率。但是,本检测的缺点是假阳性药品不良反应产生,因患者对询问的内容在理解上存在差异。

　　2. 药品不良反应的标准化程序筛选　首先由计算机打印出已确定的药品不良反应解救药或追踪药(tracer)清单,包括肾上腺素、苯海拉明、右旋糖酐、阿托品、维生素 K_1、烯丙吗啡等 10种。对这些药物进行追踪,可提供药品不良反应线索,再由药师对这些药物的使用进行评估。其次,对所有实验室提供的患者血药浓度(如治疗指数较低的氨茶碱、地高辛等)和微生物检验结果按照指导原则进行筛选。最后,由药师把根据标准化程序筛选评估的药品不良反应结果反馈给医护人员,可提高药品不良反应报告率。

　　3. 自动信号检测在药品不良反应分析中的应用　目前,世界主要国家采用的应用于自发呈报系统数据库的定量信号检测方法可概括为两大类:频数方法与贝叶斯方法,是利用计算机技术结合药物流行病学及统计学方法对自发呈报系统数据库中的巨大信息量进行高效率的信息分析与不良反应信号检测。在某个药物发生某个不良事件例数达到 3 例的时候,各种检测方法结果基本一致。WHO 国际药物监测合作中心应用贝叶斯判别可信区间递进神经网络模型(Bayesian Confidence Propagation Neural Network Method,BCPNN),在比值失衡测量方法的基础上又应用了贝叶斯判别分析,通过事先选取的概率分布对可疑药物和可疑不良反应之间的关系进行分析和描述。BCPNN 设计思想就是估计自发呈报系统中实际出现的与某种药物有关的不良反应数量与预期数量,或者与其他药物引发的其他不良反应数量的比值,如果测量的比值大到一定的程度(失衡)时,则可疑药物和可疑不良反应之间很可能存在某种联系。自动信号检测是一种能筛选大规模数据的自动化方法,有助于在药品不良反应数据库中高效率地发现新的药品不良反应信号及突出的药物安全性问题。

三、药物不良反应监测的社会性与国际合作

　　目前药物不良反应的监测已成为全社会共同关心的问题,药物安全性的监测、评价和交流是有关公共健康的事宜,具有深远的意义,取决于所有相关人员,包括:卫生从业人员、医药研究人员、高等院校、新闻媒体、制药厂商、药品监督员、患者、政府及国际性组织的整体合作与责任感。药品不良反应监测实施需要一套具有较高的科学、伦理及职业标准和道德准则来规范协调。药物药效作用与不良反应的内在不确定性需告知公众并加以阐明。特别值得一提的是,美

笔记

国已着手对儿童、青少年进行药物使用及安全性教育,早在 1995 年,美国药典(The United States Pharmacopoeia,USP)成立了一个儿童与药品的顾问小组,发布了儿童及青少年有关药物的指导原则。WHO 国际药物检测合作中心(WHO Collaborating Center for International Drug Monitoring)经过 30 余年的发展,该中心目前已有正式成员国 60 余个,非正式成员国 6 个,在全球形成药物不良反应监测的国际网络。该中心不仅收集各成员国的药品不良反应报告,还定期出版刊物,通报药物安全信息。

四、药物不良反应资料的获取

自从 WHO 国际药物监测合作中心成立后,已收集了两百余万份来自各成员国的有关药物不良反应事件的报告。此外,各种新的药物不良反应病例及信息不断地通过期刊杂志及网络网站等媒体出现。《药物不良反应杂志》是 1999 年创刊的专门刊载药物不良反应的专业季刊;《中国药学文摘》收集了同期国内各主要专业医药杂志有关药学研究的论文摘要,其中收载了各类药物不良反应的报道及综述;其他一些医药期刊也时常刊登一些药物不良反应的案例。现在,随着计算机网络技术的广泛应用,因特网已成为世界范围内信息传递的最快捷途径之一。可以通过直接登录 WHO 国际药物检测合作中心网站(http://www. who- umc. org)搜索了解相关的信息。此外,也可登陆访问众多政府相关管理机构及药学专业网站来获取最新信息。我国于 2001 年 7 月开通了国家药品不良反应监测信息网络,是国家药品不良反应监测中心面向国际、国内各有关单位进行日常工作管理的远程计算机信息网络,它覆盖全国各地区的药品不良反应监测中心,药品生产、经营企业,医疗、疾病预防等机构,在我国药品不良反应监测领域内实现不同地区、不同部门间远程通信。该网络的信息传输方式将药品生产、经营企业、医疗、疾病预防机构定期、逐级上报的有关信息经过分析、整理,并及时反馈到各有关单位。通过国家药品不良反应监测信息网络可以广泛地开展国际间的信息交流与技术合作,并与世界卫生组织国际药品监测合作中心数据库直接联网,可及时得到世界范围内有关药品不良反应的数据和资料。

参考文献

1. 钱之玉. 药物不良反应及其对策. 北京:化学工业出版社,2005.
2. 牟善初,郑秋甫. 新编内科学. 北京:人民军医出版社,2002.
3. 楼宜嘉. 药物毒理学. 第 2 版. 北京:人民卫生出版社,2007.

(楼宜嘉)

笔记

第十九章 生物技术药物安全性及评价

学习要求

1. 掌握 生物技术药物对机体的潜在毒性作用。
2. 熟悉 生物技术类物的特殊性。
3. 了解 生物技术类药物毒性药的评价体系,基因治疗的安全性。

生物药物(biopharmaceutical)包括生物技术药物(biotechnology drug)和生物制品(biological product),但两者在内容上没有明确界限。生物制品系指以微生物、寄生虫、动物毒素、生物组织作起始材料,采用生物学工艺或分离纯化技术制备,并以生物学技术和分析技术控制中间产物和成品质量制成的生物活性制剂。它包括疫(菌)苗、毒素、类毒素、免疫血清、血液制品、免疫球蛋白、抗原、变态反应原、细胞因子、激素、酶、发酵产品、单克隆抗体、DNA重组产品、体外免疫试剂等。在实际应用过程中,生物制品依据其使用目的不同而分为预防用生物制品及治疗用生物制品两大类。

生物技术很早即被用于人类的生产和生活,如啤酒的酿造。到了20世纪80年代中期,生物技术才逐渐被应用于医疗领域。现代生物技术分为三个研究和开发领域:重组DNA技术(rDNA)、单克隆技术和生物加工技术。人们对机体认识的不断加深和现代生物学技术的飞速发展,为生物药物的开发提供了更广阔的空间,自1982年第一个生物技术药——人胰岛素上市以来,至今这类药物已发展成为一大类重要的药物,生物药物的开发已受到全球瞩目。生物药物以其经济,高效及高纯度的特点,日益显示出化学药物无法替代的优势,为广大患者带来福音。

生物技术药多为蛋白质、多肽和核酸。部分生物技术药物,如重组人细胞因子和生长因子,其氨基酸序列与人体内相应天然产物相同或相似,但重组产物的糖基化修饰和高级结构等可能与天然产物不一致,或产物中DNA、病毒、宿主细胞成分等杂质污染,或因这些因子在体内属旁分泌或自分泌性质,或其受体在体内广泛分布,全身给予药理剂量的重组产物后可能会出现明显的不良反应,因此存在潜在的毒性。另一些生物技术药物——基因类药物(genetic drugs)也称为基因工程药物(genetic engineering drugs),是指利用重组DNA技术或基因工程生产的药物(如人源化抗体、人源化疫苗)。如疫苗和非人源化抗体等,对人体来说是异物,使用后也难免会有毒性反应。因此,在临床前安全性评价方面,生物技术药物与常规的化学药品和中药制剂相比较有共同性和特殊性。

第一节 生物技术类药物的安全性

一、生物技术类药物的特殊性

(一)结构确证不完全性

生物药物的生产方式不同于一般的化学药品,其活性主要取决于其氨基酸序列和空间结构,但由于其一般分子量较大,空间结构复杂,现有的分析方法和手段并不能完全地确认其化学结构。

笔记

204

（二）种属特异性

生物技术类药物的作用靶点主要是受体或抗原表位。由于不同种属的动物的同类受体在结构或功能上可能存在差异，因此一个生物药物可能在恒河猴体内具有生物活性，而在大鼠体内没有活性。另外，不同种属的动物对同一生物技术药物也可能表现出不同的反应。这是生物技术药物需要采用相关动物来进行安全性评价的主要原因。

（三）多功能性

在同一生物体内，生物技术药物的受体可能广泛分布，从而产生广泛的药理活性和毒性作用，这也是生物技术药物临床前安全性评价关注的重点内容之一。

（四）免疫原性

对试验动物而言，许多生物技术药物都是异源大分子，具有免疫原性，其诱生的免疫反应可能会对安全性评价的结果产生影响。由于免疫原性的存在，在生物技术类药物临床前安全性评价中应考虑到抗体形成对不良反应的范围和程度的影响，补体活化等引起的毒性的干扰，以及与免疫复合物形成和沉积有关的病理变化。

二、生物技术类药物的安全性评价的目的与内容

关于此类药物的安全性评价贯穿非临床试验、临床试验和上市后评价。本章重点阐述非临床安全性评价。因为生物类药物的复杂性和多样性，"以科学为基础"和"具体问题具体分析"是生物技术类药物非临床安全性评价的灵魂。临床前安全性评价的主要目的：发现有害（毒性）效应；排除其他可能的有害（毒性）效应；决定剂量和处理时期的关系；如果可能，发现它们的作用机制或发病机制。

根据《药品注册管理办法》，生物技术药物非临床安全性评价的基本内容与化学药物相同，包括安全性药理、单次给药毒性、重复给药毒性、遗传毒性、生殖毒性、致癌性、依赖性和特殊毒性（过敏性、局部刺激性、溶血性）试验（表 19-1）。

表 19-1　生物制品临床前安全性评价要点

合理性	疾病的动物模型
体内或体外研究	**药动学和 ADME：与药效学有关**
效力检测	低剂量
受体特征（交叉种属）	高剂量
生理学模型	**一般毒性**
科学文献	单次给药（急性）
科学推测	重复给药（亚急性或亚慢性）
适应证	**特殊毒性**（可能包括一个或更多下列研究）
替代治疗（长期）	局部刺激性（局部反应原性）
非药效学治疗（预防或诊断）	抗原性
药效学治疗（短期或长期）	慢性毒性
药理学活性（药效学）	生殖毒性包括致畸潜在性
原发性终点	致突变性
继发性终点	致肿瘤性
体内模型选择	致癌性
种属特异性效应	其他毒性问题（如神经毒性、免疫毒性等）
与种属无关的效应	

笔记

安全药理学研究可在单独的研究或结合在毒性研究的设计中进行,目的是观察主要生理系统的功能效应,测量潜在毒性的功能指数。单次给药毒性研究资料为重复给毒性研究的剂量选择提供依据。对大多数生物技术药物,动物给药时间常为 1~3 个月。短期使用(≤7 天)和用于威胁生命急性疾病治疗的药物,在申报临床试验前宜进行长达 2 周给药时间的毒性试验。对拟用于慢性适应证的药品,6 个月的毒性试验适当。

免疫毒性试验一方面评价受试物的潜在免疫原性,同时众多生物技术药物能调节体液和细胞免疫,具有免疫毒性的两重性。是否进行生殖和发育毒性试验依赖于受试物、临床适应证和拟用的疾患者群。基于种属特异性、免疫原性、生物活性和(或)消除相半衰期的长短等,设计特定的实验方案。常规的药品遗传毒性研究范围和类型不适用于生物技术药物,应在新发展和相关的体系中进行遗传毒性研究。一般认为对生物技术药物不适合进行标准的致癌性生物检测。依据临床给药时间、疾病人群和(或)药物的生物学活性(如生长因子和免疫抑制剂等),仍需要进行药物特异性的致癌性评价。能维持或诱导转化细胞的增殖或克隆扩增可能导致肿瘤的生物技术药物,应在与在研疾病人群显著相关的人肿瘤细胞和正常细胞受体表达方面进行评价,以决定药物对表达相应受体的正常细胞和肿瘤细胞刺激生长的能力。体外研究资料显示出致癌阳性结果时,需要在相关动物模型上进一步研究。

然而由于生物药物的复杂与特殊性,生物药物非临床安全性评价中试验项目的选择、试验设计和结果评价等都应该结合具体药物的特点来进行,具体应考虑的因素包括具体药物的生物活性、结构特点、临床适应证、用药人群、临床用药方案等。生物技术药物的安全性问题主要来自以下三方面:①药理作用的放大或延伸;②免疫毒性,包括免疫原性、免疫抑制和刺激反应及过敏反应;③杂质或污染物引起的毒性。因此,在设计临床前安全性评价实验时还应考虑其他因素(表 19-2)。

表 19-2   生物制品安全性评价考虑因素

微生物学安全性	外来感染源:细菌、支原体、真菌、病毒、克雅病原体等
	转基因产品有体内重建为强复制型病毒载体的潜能
	细胞携带同源性或异源性病毒,如反转录病毒、EB 病毒、巨细胞病毒
	在环境中扩散的可能性,如载体传播
免疫学安全性	抗药物抗体
	宿主细胞的蛋白质或其他杂质
	转基因产品的病毒载体
	细胞治疗中的杂质细胞
	组织(器官类)产品中的"外源"表位
	DNA 疫苗的免疫耐受性
药理学安全性	扩大的药理作用或意外的受体结合
	分布于非靶组织
	细胞治疗中细胞表型、功能和定位的改变
生物分布	治疗中所用基因及细胞的分布及其体内的持续时间
	转基因产品转移至生殖细胞
	转基因产品的插入突变
	载体播散及病毒传播
	产品(如生长因子)活性或药理作用、免疫调节活性

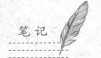

笔记

致癌性	产品中残留的致癌性 DNA
	转基因产品的插入突变
	细胞治疗中供体的恶性或癌前细胞
	细胞培养过程中导致永生化、恶性转化和生长因子非依赖性
	细胞治疗产品中的杂质细胞
一般安全性问题	蛋白质、病毒载体的物理特征
	共价结合性配体分子,如毒素
	产品配方及赋形剂
	局部耐受性

三、生物技术类药物临床前安全性评价的总体原则

在设计方案时应考虑:相关动物种属的选择、动物的数量、给药方案、免疫原性、在使用过程中受试物的稳定性和量的恒定。

由于生物药物的种属特异性,其临床前安全性评价的意义很大程度上取决于动物毒性反应和人体不良反应之间的相关性,因此选择一种与人体相关的动物对于非临床安全性评价至关重要。生物药物大多仅作用于特定的受体产生药效或毒性作用,很难与其他受体发生作用,一般通过体外试验来筛选生物技术药物的相关动物。传统的化学药物需要使用两种试验动物(啮齿类和非啮齿类)来进行安全性评价,但对生物技术类药物而言,如果能够找到相关动物且对其生物学活性已充分了解,一种动物已足够。不相关动物的毒性试验结果会对预测人体可能的毒性反应产生误导。如果确实无法找到相关动物时,表达人源受体的转基因动物或使用同系蛋白进行安全性等研究也是一种选择。每一剂量组的动物数对试验中发现毒性的水平有直接影响,但在非人灵长类研究中常会受到样本量大小的限制,这可通过增加指标观察的频率和持续时间来部分弥补这一不足。选择的剂量应能提供剂量效应关系的信息,包括毒性反应剂量和无不良反应剂量。给药途径和次数应与临床拟用的尽可能接近,应考虑药物在所用动物种属的药动学和生物利用度,如生物利用度低,则给药途径可与临床不一致。

生物技术类药物对动物有免疫原性,因此进行重复给药的毒性试验时应测量与药品相关的抗体,这有助于对研究结果作出解释。抗体反应须加以描述,如滴度、反应动物数、中和性等。抗体形成应与任何药理和(或)毒理学变化相联系,如抗体形成对药代/药效动力学参数、不良反应的发生率和(或)严重程度、补体激活或新的毒性反应出现的影响。除非免疫反应中和了大部分动物的药理和(或)毒理学效应,否则抗体检测不应成为早期终止临床前安全性评价和修改试验持续时间的唯一标准。

国家食品药品监督管理局药品审评中心于 2005 年 12 月出台了《预防用生物制品临床前安全评价技术评审一般原则》,本书重点以预防用生物制品为例,介绍生物药物的临床前安全性评价。

四、预防用生物制品的临床前安全性评价

预防用生物制品(vaccine)系指含有抗原、能够诱导人体产生特异性主动免疫的制剂,它可以保护机体免受感染原、毒素以及感染原引起的抗原性物质的损伤。接种疫苗是人类成功抵御病毒和细菌性疾病的重大举措,其最成功的实例是导致天花的灭绝。而在天花疫苗产生之前,世界上每年都有上百万的天花病例。

疫苗的临床前安全性评价的主要目的系通过相关动物来考察疫苗的安全性,包括对免疫器

笔记

官和其他毒性靶器官的影响、毒性的可逆性,以及与临床相关的参数,预测其在大规模人群中使用时可能出现的不良反应,降低临床试验受试者和临床使用者承担的风险,并为临床试验方案的制订提供依据。

疫苗可能导致的毒性反应主要包括:制品成分本身作为毒性物质对机体的直接损伤、诱导免疫系统引起的与免疫相关的毒性,以及污染物和残余杂质引起的毒性。由于疫苗系通过诱导免疫系统产生抗体和(或)效应 T 细胞发挥作用的,因此其最主要的潜在毒性来自与免疫系统相关的毒性,常规药物安全性评价的方法并不完全适用于疫苗。

影响临床前安全性评价的因素主要包括:疫苗的结构特点和作用机制、理论上存在的不安全因素、不同种系的动物与人体免疫系统之间的相关性、临床适应证和临床接种人群、接种途径、接种方案,以及同类疫苗在国内或国外的临床使用情况。不同的疫苗应针对其不同的特点进行试验设计。

（一）研究内容

1. 长期毒性试验 长期毒性试验设计的原则是尽量模拟人体的临床接种效果,该试验可以单独进行,也可以结合免疫原性试验同时进行。

（1）动物选择:至少选择一种相关动物进行长期毒性试验。理想的相关动物应符合以下条件:①对疫苗预防的感染原或毒素敏感;②免疫系统与人体相近,接种后产生与人体相同或相近的免疫应答;③对制品成分本身的固有毒性敏感;④已有大量历史对照数据,根据历史对照数据可以判断试验中出现的异常是动物散在的自发病变或与疫苗有关的毒性反应。

（2）接种剂量:接种剂量原则上应使疫苗在动物体内达到最佳的免疫应答。可以通过免疫原性试验筛选出诱导动物产生最佳免疫应答的剂量,并以此剂量来进行长期毒性试验;也可以直接采用临床试验中拟用的高剂量(按人份计)进行长期毒性试验。一些小型动物由于给药体积的限制,接种剂量难以达到临床剂量,此时建议使用同途径多点给药的方式进行试验。某些情况下,疫苗中佐剂的存在会导致动物产生严重的炎症反应,此时可适当降低接种剂量。由于免疫应答和体表面积之间关系并不明确,所以不推荐使用体表面积折算疫苗的接种剂量。

（3）接种次数:建议至少比临床拟定的接种次数多一次。

（4）接种频率:不需要每日给药,暴露间隔一般应根据动物的免疫应答而确定。由于动物一般在一次接种 2~3 周后抗体形成达到稳定期,因此长期毒性试验一般采取 2~3 周的暴露间隔。

（5）观测指标:疫苗长期毒性试验的观测指标通常包括:动物外观体征、行为活动、体温、局部刺激性、腺体分泌、粪便性状、摄食量、体重、血液学和血液生化学指标(如白细胞分类及绝对和相对计数、白蛋白/球蛋白比例、血清酶等)、大体解剖和组织病理学检查等。与免疫细胞、组织和器官有关的指标是观测的重点。对疫苗产生免疫应答是选择试验动物的最低要求,因此疫苗长期试验应同时考察免疫原性,以助于判断试验动物的选择。如果以上指标提示疫苗可能存在某些安全性方面的问题或疫苗在理论上存在某种安全性方面的担心(如引起超敏反应、自身免疫性疾病或特殊污染物、杂质具有潜在毒性等),则应根据"具体问题具体分析"的原则,考察特定的观测指标,进行进一步的毒理学研究。

（6）观测时间:长期毒性试验应在接种过程中和恢复期对毒理学指标进行观测。一般在首次接种和末次接种后 1~3 天,以及恢复期结束时(如末次接种 2~3 周后)进行血液学和血液生化学指标的观测;在末次接种及恢复期结束时还需进行大体解剖和组织病理学检查。

2. 急性毒性试验 通常情况下,采用一种动物(不一定是相关动物)进行的急性毒性试验就能够反映出疫苗对机体的直接损伤,为临床使用提供安全范围参考。

3. 局部刺激性试验 疫苗的局部刺激性试验应根据临床拟用给药途径进行。具体试验内容与相关化学药品的试验内容一致。

4. 过敏试验 疫苗在临床上很可能引起超敏反应,因此应常规完成豚鼠主动过敏试验来检

笔记

测疫苗的过敏反应。

5. 生殖毒性试验　拟用于儿童的疫苗一般不需要进行生殖毒性试验。拟用于妊娠妇女的疫苗必须进行生殖毒性试验。由于疫苗诱导的免疫应答主要可能影响胚胎或新生儿的发育,因此其生殖毒性试验研究一般仅考察疫苗对动物胚胎和幼仔发育的影响。疫苗的生殖毒性试验应选用敏感动物,在交配前接种。试验观测指标至少应包括活胎数、吸收胎数、流产数、胎体重量和形态学检查,以及幼仔断乳前的生存率、体重和体重增长等。必要时,生殖毒性试验还应考察脐带或胚胎血液中的抗体水平,以确定胚胎的抗体暴露水平。

（二）其他特殊考虑

1. 免疫原性试验和保护力试验　免疫原性试验考察疫苗在动物体内引起与人体相关的体液免疫或细胞免疫应答。体液免疫试验主要测定动物血清中和抗体效价。必要时,疫苗在临床前还应进行其他与免疫应答有关的研究。在可能的情况下,还应在动物体内进行疫苗的保护力试验,以反映疫苗的保护作用。

临床前动物免疫原性试验不仅可以为疫苗进入临床试验提供支持,而且可以为安全性评价试验方案的设计(包括试验动物的选择、接种的剂量、给药途径、给药频率等)和临床试验方案的制订提供参考和依据。

2. 佐剂　佐剂属非特异性免疫增强剂,当其与抗原一起注射或预先注入机体时,可增强机体对抗原的免疫应答或改变免疫应答的类型。佐剂一般通过增加抗原在体内的潴留时间、增强机体对抗原的处理和提呈能力或刺激淋巴细胞增殖分化发挥作用。佐剂的活性受多种因素影响,同一佐剂与不同抗原联合使用时可能获得完全不同的免疫应答。

对于尚未在国内上市销售、缺少毒理学数据的佐剂,为了解其自身的性质,建议进行单独的常规急性毒性试验、一般药理学试验、28 天的长期毒性试验、生殖毒性试验、遗传毒性试验、局部刺激性试验,以及免疫毒理方面的研究,必要时应考察佐剂组织分布方面的特性。对于蛋白类佐剂,研究时应考虑到佐剂的种属特异性。

使用佐剂的疫苗需在长期毒性试验、免疫原性试验和保护力试验中设立模拟疫苗(即没有抗原,但制备工艺一致的制品)对照组。

3. 其他　疫苗通常不需要进行一般药理学试验、遗传毒性试验、致癌性试验和常规的药动学研究。但某些特殊疫苗应进行组织分布的研究。疫苗的组织分布研究,除考察主要组织脏器外,还应考察注射局部和注射局部附近的引流淋巴结以反映疫苗的局部滞留特点。

第二节　基因治疗的安全性

基因治疗是针对有等位基因缺失或突变的遗传性疾病,将装入载体(如灭活腺病毒、慢病毒)的正常等位基因,利用载体可围绕或插入患者染色体的特征,靶向纠正遗传缺陷的治疗方式。基因治疗能将外源基因导入患者的体细胞以纠正先天或后天基因缺陷或引入新功能或性质,是 20 世纪是 90 年代初发展起来的一种新的治疗方法,主要用于肿瘤、单基因遗传病和传染病等疾病的治疗。基因导入的方法分为将基因导入细胞后再将细胞引入体内和直接将基因导入体内两种。尤其值得关注的是当在基因水平上对细胞进行修饰与改造,使得细胞携带上正常特定功能基因取代致病基因,可达到基因治疗目的。这为单基因遗传性疾病、造血系统疾病等基因治疗提供了崭新的机遇。

基因治疗虽起步于 20 世纪 90 年代初,并在 2009 年取得了重大突破,但总体上进展甚慢。迄今尚存在两方面问题亟待解决:其一,用于基因治疗的载体对人体有害性问题;其二,基因治疗靶向和特异性表达问题。因此基因治疗仍处于需较长的研究探索过程中,缩短该过程有赖于加强对上述问题解决的力度,其中深入探索基因治疗安全性和特异性表达的基础研究已为大势所趋。人类基因治疗临床试验采用在基因组非特异性单元中插入靶基因的正常复制品整合入宿主细胞,用于治疗的基因被装入作为传递载体的复制缺陷病毒。对于不分裂细胞可用腺病毒,而对可分裂细胞则须用整合入宿主染色体 DNA 的慢病毒属,以期转导子细胞对基因进行持久的改造和修饰。以改造的 1 型人免疫缺陷病毒(human immunodeficiency virus type 1,HIV-1)为代表的慢病毒载体尚可转导较大的基因片段(9kb);通过对 HIV-1 载体改造获得可控的转导谱,并有利于得到高滴度的病毒颗粒。因此 HIV-1 载体在基因治疗中具有明显的优点,在基础和临床试验中也研究得最为广泛深入。

但上述携带基因载体整合到宿主细胞基因组的过程是非特异性的(半随机性),具有对活跃转录单位的优先选择。尤其当非特异整合进入特定基因表达调控区或编码区时,还将会给宿主带来相应风险,如可能导致宿主基因突变或肿瘤形成等基因类药物毒性问题。基因载体插入宿主基因组以达到永久蛋白表达的同时,因插入而活化或干扰相邻基因,导致"插入基因毒性"(insertional genotoxicity)发生,已成为基因治疗领域主要障碍。具有长末端重复序列(long terminal repeats,LTRs)的 HIV-1 载体在基因组两端含有增强子/启动子序列,被广泛用于稳定基因转入造血干细胞,在宿主造血干细胞基因组整合时引发的插入基因毒性,是临床引发基因治疗主要不良反应之一。可见利用 HIV-1 为载体将基因带入细胞,虽具有转导效率高和永久性的特点,但仍存在影响分化潜能和导致插入基因毒性的可能。这种整合作用高效性和随机性并存的本质,赋予 HIV-1 载体用于基因治疗时,不可避免地呈现其固有的利弊两重性,成为基因类药物研究亟待解决和突破的关键科学问题之一。

上述整合过程呈半随机性,提示其间有一定的规律可循,因载体对细胞的活跃转录单位优先选择而存在相对整合位点偏好性。关于 HIV-1 载体在人类体细胞整合位点偏好性已有报道,深入了解 HIV-1 载体在细胞基因组整合位点的选择,对基于细胞的基因治疗具有深远意义,如其选择在非转录区域整合要远比在基因富集区整合的病毒载体更为安全。采用高效、专一的分析整合位点方法,可望对上述问题的解决起到关键作用,因而具有重要学术价值和科学意义。

为了支持人用首次剂量或扩大临床评价,应该对基因治疗产品进行安全性研究,对待每种产品应该在"具体问题具体分析"的基础上进行,考虑大量重要因素。对于基因治疗需要在 5 个特殊方面评价其治疗的安全性:DNA/RNA 生物分布;基因转移和生物学活性;基因垂直传播的危险性;载体的安全性(投递基因到目的的部位的工具);产品蛋白的安全性。

基因治疗制剂的临床前安全性评价与其他新药比较有共同的方面,其特殊之处在于载体和表达蛋白两者的安全性评价、受试品的质量、动物种属的选择和明确所采用的给药方法能否将目的基因传送到靶组织。对直接导入体内的基因治疗,应仔细进行载体的安全性评价,如高浓度的全身给药,病毒载体会导致毒性休克。新载体应单独进行研究以评价其安全性。对已有临床前安全性评价资料的载体,不必进行单独试验以评价其安全性。应选择相关动物进行基因表达产物的安全性评价。

目前仅有有限数目的载体可用基因类药物,应用载体已知的自身生物信息很重要,还应更多地关注载体所携带的具有治疗作用靶基因效应产物(如在转录层面和翻译层面评价)。如果载体结构被改变,则要求对包括载体在内的全部基因类药物进行安全性评价。对于转基因类产品、病毒或者非病毒载体的分布和体内持续性,载体序列在非靶细胞组织中的表达潜能,尤其是性腺分布和生殖细胞整合的可能性也是应重点考虑的问题。如 1997 年美国 FDA 发现经非性腺途径给药后,部分载体 DNA 序列出现于性腺组织中。为此,在临床试验前对转基因类产品应进行生物分布研究,目的是发现基因出现的组织,证明该基因是否在特殊组织表达,证明基因表达的过程以及持续时间。

在表达蛋白和对病毒载体敏感性方面,非人灵长类动物常是唯一的相关动物。单次给药毒性试验提供全身和局部毒性的信息,推荐肠道外给药途径以使产物暴露量最大。当临床上拟多

笔记

次给药时要求进行重复给药毒性试验。给药方案应尽可能与人用方案接近。观察的指标除常规项目外,须评价给药后体液和细胞免疫的变化以及目的基因和载体的组织分布。当出现异常组织分布(如非靶组织表达)时,应进一步研究决定基因是否表达和基因表达产物的存在是否与病理变化相关。

参考文献

1. 楼宜嘉. 药物毒理学. 第 3 版. 北京,人民卫生出版社,2011
2. Su K,D Wang,Ye J,et al. Site-specific integration of retroviral DNA in human cells using fusion proteins consisting of human immunodeficiency virus type 1 integrase and the designed polydactyl zinc-finger protein E-2C. Methods,2009,47:269-276.

（楼宜嘉　苏锟楷）

笔记

第二十章 药用纳米技术类材料的安全性

学习要求

1. 掌握 药用纳米技术类材料生物效应的特殊性。
2. 熟悉 药用纳米技术类材料生物学研究的现状。

近年来,在迅速发展的药剂学领域,控制释放给药系统研究的一个重要方向是将药物粉末或溶液包埋在直径为纳米级的微粒中,成为粒径介于 10～10 000nm 的纳米粒(nanoparticles)。通常认为以纳米粒作为药物载体,可显著提高疗效,减少副作用。

一、药用纳米技术类材料生物效应的特殊性

与非纳米粒相同的药物剂型相比,载药纳米粒药物的体内过程有以下特征,这些特征可能与药物毒性相关。

1. **吸收** 可防止药物在胃酸环境中水解,并降低与胃蛋白酶等消化酶接触机会,从而提高药物在胃肠道中的稳定性。纳米粒的黏附性和小粒径,有利于局部用药滞留性增加,也有利于经口给药时增加与肠壁的接触时间和接触面积,提高口服药物的生物利用度。因此,与经典制剂相比,在相同的常用剂量下,载药纳米粒药物可能会达到最小中毒量范围。

2. **分布** 载药纳米粒可改变膜转运机制,增加生物膜对药物的通透性,有利于药物体内转运,既有利于药物吸收,也有利于药物到达靶部位,进入细胞内发挥作用,因此药效学和药动学两方面都将受到影响。如载有抗肿瘤药物阿霉素的纳米粒,可产生比水溶液强 10 倍的药效,为避免毒性作用,要充分重视合适的剂量范围和给药间隔。

纳米粒可作为异物而被巨噬细胞吞噬,到达网状内皮系统集中分布的肝、脾、肺、骨髓和淋巴等靶部位,其表面的亲水性与亲脂性将影响调理蛋白吸附结合力的大小,从而影响吞噬细胞对其吞噬的速率。一般纳米粒的表面亲脂性越大,则对调理蛋白的结合力越强。纳米粒用适当表面活性剂包衣后,可跨越血脑屏障,实现脑位靶向;纳米粒表面修饰后,脉管给药可降低肝位蓄积,有利于非肝位病灶的导向治疗;纳米粒中加入磁性物质,通过外加磁场将其导向靶位,对浅表部位病灶或外加磁场容易触及的部位治疗具有一定的可行性。这种分布上的改变,可出现与常规制剂对机体毒性靶器官的差异。

3. **清除** 纳米粒的表面电荷影响其与体内物质(如调理素等)的静电作用力,负电荷表面往往比正电荷或中性表面使其在体内更易被清除,中性表面最适合用于延长纳米粒在体内的循环时间,常选用非离子性表面活性剂进行纳米粒表面修饰时,因此可影响药物清除,延长半衰期。

由于药物纳米粒上述特征,也由于纳米材料固有的小尺寸效应、量子效应和巨大比表面积等特殊的物理化学性质,药用纳米材料进入体内,与生物大分子相互作用产生的化学特性和生物活性,与相同的常规物质有很大不同,有可能给人类健康带来严重损害,并成为一些重大疾病的诱因。因此药用纳米材料毒理学(toxicology of nanomaterials in pharmaceutics)的提出和迅速发展成为药物毒理学研究领域的一项重要内容。

如一些人造纳米颗粒在很小剂量下也易引起靶器官炎症;易导致大脑损伤;易使机体产生氧化应激;易进入细胞甚至细胞核内。近来随纳米尺寸减小而生物毒性增大的趋势引起各国相

笔记

关领域关注。下列关键问题已引起关注:①生物屏障对纳米颗粒的防御能力,通过研究不同特性的纳米颗粒与主要生物屏障(如皮肤、肺泡-毛细血管屏障、血脑屏障)相互作用的基本规律,揭示纳米颗粒进入体内的关键途径和机制。②进入体内的纳米颗粒在生物体内的特殊行为,通过研究在各种体液环境下,纳米颗粒动态变化及其引发体内局部微环境的变化,特殊生物化学行为所导致的纳米生物(毒理)效应,引发的机体应激反应、作用哪些特定靶器官等,了解其与疾病的相互关系问题。并探索纳米生物(毒理)学效应机制与纳米特性的关系。③通过建立体内纳米颗粒的实时、定量探测创新方法,研究不同纳米颗粒、不同剂量、不同暴露途径下的毒代动力学。④建立纳米颗粒安全性评价模型,通过从分子、细胞、器官到整体生物水平,系统揭示纳米材料与生命过程相互作用的共性规律,发展纳米生物安全生物预测模型,探索纳米安全性问题解决方案等。

二、纳米技术类材料生物学效应研究的现状

1. 纳米技术类材料的表征　这是进行纳米技术类材料安全性评价的前提,包括纳米技术类材料的化学组成、尺寸大小、表面积等。这需要物理学家、化学家以及分析学家共同完成。在纳米技术类材料的毒性评价试验中,由于纳米粒子的特殊性,在溶液中很容易团聚,形成絮状大颗粒物。因此,如何表征溶液体系中纳米粒子也同样重要。

2. 纳米技术类材料染毒途径和剂量　主要包括活体染毒和体外研究等手段。利用整体动物,可进行不同途径给予纳米技术类材料,研究其一般毒性和特殊毒性,研究纳米颗粒在体内的吸收、分布和排泄等特殊生物转运过程和代谢过程。需要指出:在生产过程中,呼吸道暴露可能是其主要接触途径之一,目前常用的呼吸道染毒模式主要包括气管滴注和吸入染毒,其中动式吸入染毒是最接近现实、最理想的一种染毒方式。但是,由于纳米技术类材料团聚性较强,如何保持染毒容器中纳米技术类材料空气浓度的稳定性,仍是很大的挑战;在体外毒理学研究中,需注意纳米技术类材料染毒剂量的表示,常规颗粒物体外染毒常用质量浓度来表示,但对于纳米技术类材料,目前多主张用其表面积/单位培养基体积(或培养皿面积)来表示。

3. 纳米技术类材料生物学效应观察指标的选择　由于纳米技术类材料具有较大的比表面积和反应活性等,用于常规物质生物学效应或毒性研究的指标不见得适合纳米技术类材料。表示细胞毒性常用的二甲基噻唑二苯基四唑溴盐(MTT)实验,对于碳纳米管来讲并不理想,因为碳纳米管可以与MTT结合,影响了线粒体对MTT的代谢。故建议,结合多项指标如细胞形态观察、乳酸脱氢酶(LDH)漏出及线粒体膜电位变化等,综合评价纳米材料的细胞毒性。

现行的药物毒理学试验和安全性评价不完全适用于药物纳米粒,目前对纳米技术类材料的潜在毒性及人群接触的资料非常有限,远不能满足危害认定和危险度评价的要求。纳米技术类材料的多样性及其理化性状和生物学特性复杂性,显著增加了对危害的认定、量效关系确定和接触评定的难度。因此在药用纳米材料和纳米技术的重要发展机遇中,解决随之面临的安全性问题任重道远。

参考文献

1. 楼宜嘉. 药物毒理学. 第3版. 北京:人民卫生出版社. 2011.
2. 贾光,郑玉新. 充分认识纳米材料安全性研究的重要意义. 中华预防医学杂志,2007,41(2):83-84.

(楼宜嘉)

笔记

第二十一章　药物非临床评价与 GLP 实验室

学习要求

1. 掌握　GLP、SOP 的概念，GLP 实验室软件建设和硬件建设的主要内涵；新药非临床安全性评价及其各类试验的概念和目的及意义，试验设计中剂量设定的依据和要求。

2. 熟悉　GLP 实验室中 SOP 的重要性；各类试验的设计原则和重点要求。

3. 了解　GLP 实验室管理体系及其功能；各类试验的常用试验方法和主要观察内容。

第一节　新药非临床安全性评价概述

药物安全性评价（drug safety evaluation）贯穿于整个新药研发过程，包括非临床评价（non-clinical evaluation）、临床评价以及药品上市后安全性监测和再评价。新药非临床安全性评价也称新药临床前毒理学研究，系指在实验室条件下，采用大于临床用药剂量和（或）长于临床用药时间对实验系统（包括实验动物、微生物及其他体外实验系统）进行受试物的各种毒性试验，以发现并评价受试物对实验系统的毒性作用、毒性表现、靶器官损伤的可逆性等毒性指标，为新药过渡到临床的安全性提供实验依据。

新药注册过程系对拟上市销售药品的安全性、有效性、质量可控性等进行审查，非临床安全性评价是新药进入临床试验前开展的实验室安全性研究，是确定候选药物是否具有进一步进行临床研究的价值的重要依据，研究资料不仅为临床研究的安全剂量设计提供实验依据，尚可以预测临床研究及上市后临床用药的可能毒性，为毒副作用监测和防治提供重要参考。

一、评价内容

新药非临床安全性评价是药物研发的关键环节，评价内容涉及全身毒性、局部毒性和各种特殊毒性。我国现行的《药品注册管理办法》（2007 年）对化学药品、生物制品、中药与天然药物的注册申报资料要求分别做出了说明，化学药品申报资料中药理毒理研究资料为第 16～27 项（表 21-1），对其他二类药物的申报资料基本要求相同，具体要求略有差异，如与化学药品相比较，生物制品要求提供免疫毒性和（或）免疫原性研究资料及文献资料，替代一般性过敏反应试验，中药与天然药物未明确要求提供复方制剂中多种成分相互影响的试验资料及文献资料。各类药物再依其注册分类归属及药物特点有不同的要求，如作用于中枢神经系统的化学药品 1 类新药，如镇痛药、抑制药、兴奋药以及人体对其化学结构具有依赖性倾向的新药，应当报送药物依赖性试验资料，2～6 类化学药品不要求报送药物依赖性试验资料。

为了更准确、更客观和恰当地评价新药的安全性，使新药注册申报的安全性评价资料准确、可靠，需要在技术上有统一的标准或要求。由欧盟、美国、日本三方成员国的药品管理当局和制药行业管理机构为主要成员的人用药物注册技术要求国际协调会议（ICH），是 1990 年成立的国际组织，旨在通过协调各国对药品注册的技术要求，制定统一的国际性指导原则。其有关药物安全性的指导原则共 16 项。目前 ICH 所制定的技术文件作为国际性指导标准已被广泛采纳，成为包括我国在内的各国药品监管部门制定技术指导原则的参照标准。

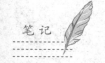
笔记

表 21-1　化学药品注册申报资料项目(药理毒理研究资料)

资料编号	申报资料项目
16	药理毒理研究资料综述
17	主要药效学试验资料及文献资料
18	一般药理学的试验资料及文献资料
19	急性毒性试验资料及文献资料
20	长期毒性试验资料及文献资料
21	过敏性(局部、全身和光敏毒性)、溶血性和局部(血管、皮肤、黏膜、肌肉等)刺激性等特殊安全性试验资料和文献资料
22	复方制剂中多种成分药效、毒性、药代动力学相互影响的试验资料及文献资料
23	致突变试验资料及文献资料
24	生殖毒性试验资料及文献资料
25	致癌试验资料及文献资料
26	依赖性试验资料及文献资料
27	非临床药动学试验资料及文献资料

注:一般药理学试验、急性毒性试验、长期毒性试验在现行技术指导原则中的名称分别为安全性药理试验、单次给药毒性试验和重复给药毒性试验

　　我国药品监管部门 1993 年起相继发布了一系列针对各项研究的技术要求的指导性文件。伴随 GLP 的推进实施,原国家食品药品监督管理局于 2003 年启动起草,2005~2007 年颁布了一系列非临床安全性评价技术指导原则,用以规范和指导非临床安全性评价,2014 年国家食品药品监督管理总局(China Food and Drug Adiministration,CFDA)又进行了部分技术指导原则的修订。新指导原则(2014 年 5 月 13 日颁布)参照 ICH 原则对供试品分析、毒代动力学研究、QT 间期延长检测等内容有更明确或更高要求,如在长期毒性试验中,原来建议开展伴随毒代动力学试验,现改为应伴随进行毒代动力学试验;安全药理学试验中,建议采用遥测技术以清醒动物替代麻醉动物进行心血管和呼吸系统指标的测定。

二、目的与意义

　　非临床安全性评价的直接目的主要回答药物的安全剂量范围、毒性作用特征方面的问题,包括毒性症状和程度、靶器官及其损伤的可逆性、毒性与剂量和时间的依赖关系、毒性与体内药物暴露的关系等,从而为候选药物研发前景提供判断依据,为临床试验提供数据支持,具有以下几方面意义:推算临床研究的起始剂量和安全剂量范围;为临床毒副作用监测参数的设定提供参考;为临床上采取毒副作用防治或中毒解救的措施提供参考。

　　虽然存在着局限性,但在非临床评价的发展过程中,其预测能力还是在不断地提高。历史上,一些特殊毒性试验(如致畸、致癌、致突变试验)是在药害事件发生后建立和推广实行起来的,例如,三段生殖毒性试验与"反应停"致畸、麻醉气体影响男性麻醉师生殖能力和引起女性麻醉师流产,致癌试验与一些化学致癌事件。安全药理学的遥测技术应用,以清醒动物替代麻醉动物使心血管、呼吸功能指标的检测更为客观。各种毒理学替代法的研究进展也为提高毒理学评价的科学性和减少动物评价的局限性提供了进一步的可能。

笔记

第二节　新药非临床评价 GLP 实验室

一、GLP 概念

GLP(good laboratory practice)作为一个管理体系,已成为国际上从事非临床安全性研究所共同遵循的规范,其核心精神是通过严格控制安全性评价中可能影响实验结果准确性的各种主客观因素,保证研究质量。即建立实验室管理的一套规章制度,对实验设计、操作、记录、报告、监督等整个研究过程作出明确的规范要求,帮助研究人员降低试验误差,避免出现假阴性或假阳性结果,确保研究数据的真实性、可靠性和完整性。

自美国 1979 年首先立法实施 GLP 以来,许多发达国家和发展中国家也先后颁布实施 GLP。我国药物 GLP 监管机构为国家食品药品监督管理总局(CFDA),现行的药物 GLP 法令为原国家食品药品监督管理局(SFDA)2003 年颁布的《药物非临床研究质量管理规范》(SFDA 2 号令),作为申请药品注册而进行的非临床安全性研究必须遵守的规范。同年开始进行药物 GLP 实验室认证,2007 年起要求创新药和中药注射剂的非临床安全性研究必须在 GLP 实验室进行(国食药监安[2006]587 号)。

国际组织和国际合作在很大程度上推动了 GLP 的发展。经济合作与发展组织(Organization for Economic Co- operation and Development,OECD)自 20 世纪 70 年代开始进行化学品控制和安全性评价的政策和措施的协调工作,成立 OECD GLP 工作组,1981 年制定《GLP 原则》(OECD GLP Principles),作为成员国共同遵守的准则,并建立了数据互认体系(Mutual Acceptance of Data,MAD),实现成员国间的数据互认。目前 OECD 的 GLP 原则已成为国际上被广泛接受的 GLP,OECD 的 MAD 体系自 1997 年起允许非成员国以缔约国形式加入。为实现 GLP 与国际接轨,加速医药产业国际化步伐,我国 GLP 监管部门正积极争取加入 OECD 的 MAD 体系,于 2005 年被接纳为观察员国,开始启动了 MAD 认可程序。

GLP 的适用范围主要包括与人类健康或环境安全有关的药品、工业化学品及杀虫剂等。由于各国管理当局对各领域的组织管理结构不同,GLP 管辖范围也各不相同,但 GLP 的主要内容基本一致,在适用范围上存在一定差异,OECD 成员国则共同遵守 OECD 的 GLP。美国食品药品监督管理局(FDA)和环境保护局(EPA)分别发布和执行各自领域的 GLP 规范;日本分别有人用药品、农药、化学物质、新化学物质、兽用药品、饲料添加物和医疗器械 GLP;我国 GLP 分为人用药品、农药和兽药、化学品、新化学物质,分别由相应注册管理部门(国家食品药品监督管理总局、中华人民共和国农业部、中国国家认证认可监督管理委员会和中华人民共和国环境保护部)监管。迄今我国通过 GLP 认证的药物非临床安全性评价机构已从 2003 年的 4 家发展到近 60 家,农药、化学品和新化学物质等新领域的 GLP 推进和实验室认证近年也加快了进程。

GLP 建设的基本内容包括组织机构和人员、实验设施、仪器设备和实验材料、标准操作规程、研究工作的实施、资料档案以及贯穿其中的质量保证体系,可分为软件和硬件两大部分,前者解决安全性研究的运行管理问题,后者是运行软件所需要的硬件环境和设施。

二、硬件建设

GLP 实验室需要配备与安全性试验项目相适应的硬件设施和设备,包括动物饲养设施、各类功能实验设施(各类实验和检测功能实验室)、各类保管设施(供试品保管处置设施、档案保管)、环境调控设施和其他辅助设施以及满足相应研究项目需要的仪器设备等。

1. **动物设施**　在 GLP 实验室各种设施中,最重要的是实验动物设施,应根据研究需要合理配备不同种属、不同级别动物的饲养和管理设施,一般应有普通环境和屏障系统,设施内布局包

笔记

括动物饲养区、试验操作区、动物用品供给设施、污物处理区域等,并配备环境调控设施(空气压缩机、送排风系统、空调机组)以及灭菌器、笼具等配套设备。实验动物作为安全性评价的数据载体,受试药物在其身上表现的各种毒性反应信息,都可能因为饲养条件的变化受到影响,因此,设施和饲养条件均应符合国家标准,尽可能减少实验动物受到非药物因素的干扰引起机体内环境异常,是确保实验结果可靠性、具有代表性的重要和必要条件。如:饲养室空间大小、笼具尺寸、结构和质量;动物饲料、垫料和饮水;温度、湿度、空气洁净度、氨浓度、通风、噪声和照明,屏障系统的压差等环境条件。人员、动物、物品的流向设计,均要合理、规范,避免交叉污染。表 21-2 为动物设施环境条件的数据要求,指标参考《GB 14925-2010 实验动物环境及设施》。

表 21-2　动物实验设施环境条件指标(静态)参考表

项目	指标		
	小鼠、大鼠、豚鼠、地鼠	犬、猴、兔、猫、猪	
	屏障环境	普通环境	屏障环境
温度,℃	20 ~ 26	18 ~ 28	
日温差,℃≤	3	5	
相对湿度,%	40 ~ 70		
换气次数,次/h	10 ~ 15	——	15 ~ 20
气流速度,m/s	0.1 ~ 0.2		
压强梯度,Pa	20	——	20
空气洁净度,级	10 000		10 000
落下菌数个/皿≤*	3	30	3
氨浓度,mg/m³≤**	14		
噪声,dB≤	60		
照度,1×	150 ~ 300		
昼夜明暗交替时间,h	12/12 或 10/14		

注:*:直径 9cm 培养皿(血琼脂培养基、普通营养琼脂培养基)敞开放置 30 分钟,置 37℃温箱培养 48 小时;**:氨浓度指标为动态指标

2. **功能实验室和相应设施**

按 GLP 规范的要求,必须建立供试品和对照品的处置设施、试验资料保管设施以及各类检测和实验功能实验室,后者包括临床检验室、病理研究室(含动物解剖实验室)以及试验项目(如安全药理学、毒代动力学、生殖毒性、遗传毒性等试验)专属的功能实验室,配备相应的实验设施和仪器设备。除常规仪器以外,各实验室需按不同功能配备相应的专用仪器设备。表 21-3 列出基本要求的实验室及相应仪器配备。

表 21-3　实验室配备要求

实验室	功能	主要仪器设备
供试品设施	供试品和对照品保管;配制分析	供试品保存设备、精密天平、分析仪器、净化工作台、温度、湿度控制和检测
临床检验室	血液学、血液生化、尿液常规指标的检测	血液分析仪、血凝仪、生化分析仪、电解质分析仪、尿液分析仪、低温离心机

笔记

续表

实验室	功能	主要仪器设备
病理研究室	解剖室:实验动物解剖、取样。 制片室:组织标本处理、制片。 读片室:组织学诊断	解剖台、脱水机、组织包埋机、切片机、烤片机、封片机、染色机、生物显微镜及成像系统
档案保管设施	书面和电子资料档案保存、标本的归档保存	温度、湿度控制和检测、自动防火设备(非水淋)、防磁柜

注:试验项目专属的实验室依研究机构的规模和评价项目范围进行建设,未列入

三、软 件 建 设

新药非临床安全性研究从接受试验委托到交付总结报告及归档的全部工作过程,是一个组织严密、指挥畅通、协调有序的链条,软件建设为人员培养、机构运行、项目运行提供 GLP 环境,保证安全性评价项目的研究质量。

1. 组织机构和人员　非临床安全性评价研究机构应建立完善的组织管理体系,配备机构负责人、质量保证部门负责人和相应的工作人员。

完善的组织管理体系是构成 GLP 实验室研究质量的基本保证。机构的基本构成包括三方面人员:机构负责人、实施实验研究的专题负责人和实验研究人员、质量保证人员。实验研究包括进行供试品分析、动物染毒及各项毒性评价指标的检测工作,以合格规范的动物饲养管理为基础,同时需要供试品及其他实验材料和资料管理、设施保障等方面的支撑。因此应建立与上述工作相关的各个部门构成完善的组织管理体系。

人员的合理配备和素质培养是 GLP 实验室软件建设的核心。与普通的实验室相比,对不同岗位人员的文化背景、专业工作经验和工作能力的相应要求更为严格,关键岗位人员的交叉使用有更多的限制。各部门实验人员应具备相应的专业背景和工作经验,并经过 GLP 法规培训和技术操作培训,取得必要的上岗证或通过技术考核。我国《药物非临床研究质量管理规范》第四条规定,非临床安全性评价研究机构的人员,应符合下列 6 个方面的要求。

(1)具备严谨的科学作风和良好的职业道德以及相应的学历,经过专业培训,具备所承担的研究工作需要的知识结构、工作经验和业务能力。

(2)熟悉本规范的基本内容,严格履行各自职责,熟练掌握并严格执行与所承担工作有关的标准操作规程。

(3)及时、准确和清楚地进行试验观察记录,对实验中发生的可能影响实验结果的任何情况应及时向专题负责人书面报告。

(4)根据工作岗位的需要着装,遵守健康检查制度,确保供试品、对照品和实验系统不受污染。

(5)定期进行体检,患有影响研究结果的疾病者,不得参加研究工作。

(6)经过培训、考核,并取得上岗资格。

机构负责人(facility manager)必须是一个在药物研发、药物毒理研究方面具有相当造诣的学术专家,还应是一个有能力的管理者,负责机构的全面管理工作,确保安全性评价工作所有环节的正确实施。每项研究工作必须聘任专题负责人(study director,SD),专题负责人是实施具体研究项目的核心人物,必须具有比较丰富的新药安全性研究的具体经验和按照 GLP 要求全面负责相关研究工作运行的能力,对负责的研究项目负有试验的实施、结果的解释、试验的记录及报告相关的全部责任。机构应设立独立的质量保证部门(quality assurance unit,QAU),其人员的数量根据非临床安全性评价研究机构的规模而定,质量保证部门负责检查机构的现状及对每项安

笔记

全性研究的全过程进行审查和检查,确保设施、设备、人员、方法、记录、供试品管理及研究的过程能遵循 GLP 规范。QA 人员需要具备较广泛扎实的专业知识和工作经验,在 GLP 规范下做好质量保证工作,确保研究质量。

　　机构负责人、SD 和 QAU 是机构 GLP 运行的核心,所形成的职能关系对机构的运行效率和研究质量起着关键性的作用。机构负责人从机构的整体运转出发,为 GLP 研究提供设施、人员和文件的保证;SD 由机构负责人任命,运用机构的资源开展研究,负责研究工作的科学性和 GLP 符合性;QA 人员作为独立的第三方对机构运行和研究项目的 GLP 符合性进行各方面的监督检查。三者都在 GLP 基础上按照职能分配相互配合、开展工作,保证体系的正常有效运行。

　　2. 标准操作规程　标准操作规程(standard operation procedures,SOPs)描述实验室的试验工作程序、技术操作及其与试验相关的其他活动的书面规程,以保证试验工作的规范化及实验结果的准确、真实和可重复,是实施 GLP 的重要保证。安全性研究的结果可受到主客观因素的影响,为了尽量减少这些影响,防止假阳性或假阴性结果的出现,也为了便于进行检查,必须制定 SOP,这样才能减少各种因素对安全性研究结果的影响,优化试验过程,提高试验质量。

　　GLP 实验室需要制定的 SOP 涉及研究工作的所有方面,包括 SOP 编辑管理、质量保证程序、实验室 GLP 规范化管理、实验方法技术等,主要包括以下方面。

　　(1)标准操作规程的编辑和管理。

　　(2)质量保证程序。

　　(3)供试品和对照品的接收、标识、保存、处理、配制、领用及取样分析。

　　(4)动物房和实验室的准备及环境因素的调控。

　　(5)实验设施和仪器设备的维护、保养、校正、使用和管理。

　　(6)计算机系统的操作和管理。

　　(7)实验动物的运输、检疫、编号及饲养管理。

　　(8)实验动物的观察记录及实验操作。

　　(9)各种实验样品的采集、各种指标的检查和测定等操作技术。

　　(10)濒死或已死亡动物的检查处理。

　　(11)动物的尸检、组织病理学检查。

　　(12)实验标本的采集、编号和检验。

　　(13)各种实验数据的管理和处理。

　　(14)工作人员的健康检查制度。

　　(15)动物尸体及其他废弃物的处理。

　　(16)需要制定标准操作规程的其他工作。

　　SOP 的制定、批准、发放、修订等管理程序必须有明确的规定,SOP 的生效、修订、撤销均应经过审核和批准。SOP 制定应是高质量并切合实际,应体现作者对该项操作的关键把握和质量控制的水平,并符合 GLP 规范的要求,具体内容以能使具备专业知识和受过培训的工作人员理解和掌握为原则,做到依据充分、简明准确、操作性强。SOP 不仅作为实验人员规范正确操作、实现 GLP 符合性的操作程序,也是 QAU 检查的依据。

　　3. 实验设施、仪器设备和实验材料的管理要求　为保证研究质量,需要通过 SOP 实现对设施、仪器、设备、实验材料的 GLP 管理。

　　符合 GLP 要求的设施要有相应的严格的 GLP 软件管理,规范对于设施功能的经常检查、测试以及维护、维修等,并有完整的记录,以保证其良好运行。实验动物设施实行严格的环境条件调控,不同级别设施应符合相应国家标准,定期进行温度、湿度、空气洁净度、通气、照明设施等内环境参数的检测。

　　仪器设备的购置、验证、使用、维护、维修的全过程应实行 GLP 管理,建立仪器设备档案。各

笔记

仪器专人保管,按相应 SOP 正确使用、管理和记录。根据不同仪器设备的管理要求,定期进行维护保养,具有定量或温度控制功能的仪器需进行定期的检定、校准,确保仪器设备的性能稳定可靠。如血液分析仪、生化分析仪、尿液分析仪、液相色谱仪、液-质联用色谱仪、天平等定量分析或检测仪器应进行 3Q(IQ,安装确认;OQ,运行确认;PQ,性能确认)认证和定期性能验证或检定,量具、带温度检测功能的仪器等应进行定期检定和校准。

高度重视供试品和对照品的管理是提高研究质量的基本保证,对供试品和对照品应进行科学合理的保存管理,保证其质量符合要求。接收、登记、标识、领用、退还和销毁的所有程序严格执行 SOP,进行及时详细的过程记录。贮存保管条件应符合要求,贮存设备按要求进行温湿度控制,贮存的容器应贴有标签,标明品名、批号、有效期和贮存条件等内容,配制、分发的供试品和对照品也应及时贴上准确的标签。

实验室的试剂和溶液等均应贴有准确的标签,试验中不得使用变质或过期的试剂和溶液。动物的饲料和饮水应定期检验,确保其符合营养和卫生标准。

4. **研究工作的实施**　GLP 要求所管理的实验研究工作,有计划地按照 SOP 和实验方案进行实施,同时准确、及时地记录研究的过程和结果,根据实验结果完成总结报告,并将全部原始数据和处理文件及时归档。整个研究过程都受到质量保证部门的监督、检查和审核,实验方案和总结报告均应经过审核和批准。

实验动物的质量、饲养管理水平直接关系到非临床研究结果的可靠性和研究质量。该方面影响动物实验结果的因素包括动物接收和使用的全部过程:动物来源和运输、接收和检疫、动物实验过程的管理,涉及动物饲养环境条件(表 21-2)、营养因素、饲养操作、实验操作等方面。动物饲料和垫料的检测和质量控制是当前影响动物质量的常见因素,也是影响安全评价质量的关键所在。

实验方案是研究项目顺利开展的前提,对完成试验的所有环节、每个细节都应有合理的判断和设计。首先,人员配备应满足研究项目的要求,特别是人员的素质和技术培训应达到要求;SOP 应能涵盖所有实验操作,并切实可行;实验方案的关键是剂量的设计,应依据充分、设计合理;供试品配制分析方法、实验系统的选择及数量、检测指标的设计、数据处理方案等,以及试验过程的日程安排,均应描述完整、确认无误。实验方案批准后,相关人员应进行实验方案和相关 SOP 的培训。

供试品及其配制物的质量应该有数据支持,在委托方提供质量检测报告的基础上,按照各类药物的不同要求进行接收和使用中的含量、浓度、稳定性和均匀度等指标的监测。动物实验过程、毒性检测(临床检验、病理检查)以及辅助技术操作过程中所有细节均应遵循实验方案和 SOP。为了完整准确地做好实验数据和其他相关数据的记录(如环境温湿度记录、实验设施和仪器使用记录等),记录文件的设计是软件建设中一项重要的工作。

总结报告应真实、完整、准确地反映原始数据。依据 SOP 要求的程序进行数据的确认,对数据的分析和判断应综合考虑统计学意义和生物学意义,同时综合分析临床观察、体液和功能检测、病理检查等各方面的结果,提高安全性评价的科学性。

5. **档案管理**　GLP 档案管理的制度化、规范化是 GLP 运行的必要条件。档案包括书面档案、电子档案和标本档案,其管理要求是一致的,技术细节上有所不同。档案室应有专人负责,有温湿度控制和安全措施要求,由 SOP 规定档案室的出入、档案归档和查阅的制度。资料档案包括工作人员档案、仪器设备档案、设施及其运行档案、机构行政资料、研究项目归档资料、项目管理相关记录资料,资料档案是记录非临床研究过程的正规文件,研究项目资料及其相关资料是申请新药临床研究的依据。标本档案为研究项目涉及的标本,包括动物的大体固定标本、包埋蜡块、切片,应保存在符合要求的设施环境中,未归档标本的临时保管场所也应符合保存条件。

笔记

6. **质量保证体系**　GLP 环境下的质量保证体系(quality assurance system,QAS)包括质量控制(quality control,QC)和质量保证(quality assurance,QA)。QA 和 QC 的实施依据是 SOP,共同目标是保证药品安全性评价数据的真实可靠性,确保 GLP 符合性。QC 是由研究实施者内部在操作过程中对质量的控制,对过程和数据的自我检查和核对,是能够保证研究质量的基础和前提。QA 由质量保证部门(QAU)人员实现,独立的 QAU 的设立是 GLP 实验室有别于其他实验室的最显著特征,其任务是发现研究人员工作中的失误和质量隐患,监督并帮助研究人员更好地实施 QC,在保证研究数据质量方面具有非常重要的作用。此外,药品监督管理部门的监督检查也是非临床研究质量保证中的一个重要层次。

四、GLP 认证和监督检查

为确保 GLP 得到贯彻执行,加强药物非临床研究的监督管理,各国都规定了 GLP 机构认证和监督管理的办法。我国现行的《药物非临床研究质量管理规范认证管理办法》(2007 年)规定,申请 GLP 认证的机构,应在申请前按照 GLP 的要求运行 12 个月以上,并按照 GLP 的要求完成所申请试验项目的药物安全性评价研究。由 CFDA 对申请机构按照 GLP 认证标准进行申请资料审查和现场检查,后者系对试验机构软硬件建设及项目运行情况进行全面检查,从组织管理体系、人员、SOP 到设施设备管理、各种试验项目的运行,从文件、记录检查到设施现场检查、理论和现场操作的考察,判断试验机构各方面工作的 GLP 符合性和项目运行能力。

通过 GLP 认证的机构由省级药品监督管理部门实行日常监督检查,CFDA 每 3 年对机构进行一次定期检查,必要时进行随机检查和有因检查。

第三节　全身用药的毒性研究

全身用药的毒性指药物经不同给药途径吸收入血后引起全身各组织器官的毒性反应。全身用药的毒性研究是药物非临床安全性评价的最基本内容,主要包括急性毒性研究和长期毒性研究,又称一般毒性研究。药物制剂在给药部位使用后引起的局部或全身的相关毒性,如刺激性、过敏性和溶血性的研究。

根据我国《药品注册管理办法》第二十二条规定,药物临床前安全性评价研究必须执行《药物非临床研究质量管理规范》。

以新药注册为目的的各项非临床研究,对所采用受试物的质量要求基本相同,即要求受试物为工艺相对稳定、纯度和杂质含量能反映临床试验拟用样品和(或)上市样品质量和安全性的样品,注明受试物信息、保存条件及配制方法等,并附有研制单位的质检报告。化学药物试验过程中应进行受试物样品分析,成分基本清楚的中药、天然药物也应进行受试物样品分析,生物制品类药物参照化学药物要求根据受试物具体情况确定。

一、急性毒性试验

(一) 概念与目的

急性毒性试验(acute toxicity test)又称单次给药毒性试验(single dose toxicity test),系研究实验动物一次或 24 小时内多次给予受试物后一定时间内所产生的毒性反应,观察期至少为 14 天。

急性毒性试验一般在药物毒理研究的早期阶段进行,是认识和研究药物对机体毒效应的第一步,可达到以下目的:初步阐明药物的毒性作用的性质和剂量,估计药物对人类的危险性,了解其毒性靶器官;所获得的信息对重复给药毒性试验的剂量设计和某些药物临床试验起始剂量的选择具有重要参考价值;提供一些与人类药物过量所致急性中毒相关的信息。

急性毒性试验通常以实验动物的死亡效应或明显中毒反应为观察指标。毒性评价参数依

笔记

试验方法而定,而试验方法又因药物毒性特点和实验动物的不同而异,经典的 LD_{50} 测定已不再是必需要求的评价内容,可根据具体情况进行合适的、能反映药物毒性特征的试验。主要评价参数包括以下几项。

最大给药量(maximal feasible dose,MFD):指动物单次或 24 小时内多次(2~3 次)给药所采用的最大给药剂量。

最大耐受量(maximal tolerance dose,MTD):指动物能够耐受的而不引起动物死亡的最高剂量。

半数致死量(median lethal dose,LD_{50}):预期引起 50% 动物死亡的剂量,该值是经统计学处理所推算出的结果。

最小毒性反应剂量(minimal adverse effect dose):动物出现毒性反应的最小剂量,该剂量以下任何剂量不应出现毒效应。

最小致死剂量(minimal lethal dose,MLD):引起个别受试动物出现死亡的剂量。

近似致死剂量(approximate lethal dose,ALD):指试验中引起一群动物死亡的大致剂量。

（二）基本内容

试验方案设计必须考虑能充分反映临床的情况,根据化合物的特点选择合理的试验方法,结合其他药理毒理研究信息对试验结果进行全面的评价。

1. **实验动物选择**　不同种属的动物对同一药物的反应可能会有所不同,特别是啮齿类动物和非啮齿类动物之间,急性毒性试验所得的结果在性质上和剂量上均可能存在差别。为了充分暴露药物毒性及其特点,对化学药物,应采用至少两种哺乳动物,一般选用一种啮齿类动物和一种非啮齿类动物。对于中药、天然药物和生物制品类药物,根据具体情况选择两种和一种动物进行试验。非注射给药复方制剂中处方组成符合中医药理论并有一定的临床应用经验的,以及改变给药途径或剂型的中药、天然药物,一般可采用一种动物进行试验。生物制品类药物种属特异性较强,尽可能选择一种与人类不良反应相关的实验动物进行试验,可通过体外试验或药理学活性指标等来判断可能存在药物靶点的动物种类,或体内代谢路径与人类一致的动物种类。

通常采用健康成年的实验动物进行试验,雌雄各半,特殊情况下可考虑采用单性别(如计划生育用药或其他临床拟用于单性别的药物)或幼年(如儿童用药)动物。实验动物的体重应尽可能一致,同一批实验的初始动物体重变异不应超过平均体重的 20%,以减少动物反应的个体差异对实验结果的影响。动物数应根据动物的种属和研究目的来确定,应符合试验方法及其结果分析评价的需要。实验动物质量应符合国家有关规定的等级要求,来源、品系、遗传背景清楚,具有实验动物质量合格证。

2. **剂量与分组**　适当的剂量选择是试验成功的基础,急性毒性试验的试验方法较多,应根据受试物的特点及预试验结果选择合适的方法,根据不同的试验方法选择合适的剂量,具体试验剂量可根据已有药物资料和预试验结果进行设计,通过预试验找出毒性反应或致死作用的剂量范围,同时了解毒性作用特点如毒性症状及特征、出现时间、死亡的可能原因等,有利于进行试验方法的选择和方案的设计。

急性毒性试验的重点在于观察动物出现的毒性反应和药物的毒性(包括致死)剂量,应以剂量-毒性反应关系为重要考察指标。因此,给药剂量应从未见毒性剂量到出现严重毒性(危及生命的)剂量,同时设空白和(或)溶媒(辅料)对照组。对于非啮齿类动物,给予出现明显毒性的剂量即可,不需达到致死水平。

经皮给药的受试物如果在拟用临床给药时有可能与破损皮肤接触,则应分设皮肤完好组和损伤组加以比较。

3. **给药途径和给药容量**　给药途径不同,受试物的吸收速度、吸收率和暴露量会有所不同。

我国的指导原则要求单次给药毒性试验通常情况下给药途径应至少包括临床拟用途径,以便尽可能反映临床应用情况和获得有效信息。为减少剂量误差,应避免摄食对动物体重的影响,尤其应该注意减少食物对经口给药吸收的影响。由于胃内容物会影响受试物的给药容量和吸收,啮齿类动物禁食时间的长短也会影响药物代谢酶的活性和受试物肠道内吸收,因此,经口给药动物实验前一般应进行一段时间(通常 12 小时)的禁食,以免影响毒性的暴露。

给药容量及给药时间对实验结果也有重要影响。不同剂量组动物一般采用不同浓度等体积给药的方式,不同给药途径下不同动物的合适和最大给药容量可参考相关文献,根据实际情况来确定。

此外,某些药物的毒性反应可能存在昼夜规律的变化,因此,试验设计中应考虑给药时间的设定或注明给药时间。

4. 观察和记录　给药后连续观察至少 14 天,观察的间隔和频率应适当,一般给药当天尤其是给药后 4 小时内应严密观察动物的反应,之后每天上、下午各观察 1 次,以便尽可能准确地观察到毒性反应及其变化情况。记录所有实验动物的临床症状、死亡情况(死亡时间、濒死前反应等)和体重变化,以及症状起始的时间、严重程度、持续时间、是否恢复等。临床症状的观察除了一般观察内容(动物外观、行为、饮食、对刺激的反应、分泌物、排泄物等)以外,尚需列出毒性反应的常见观察指征(表 21-4),进行详细观察,各种指征的异常变化可能与特定的组织、器官或系统受损有关,可作为结果分析评价的参考。

表 21-4　毒性反应的常见观察指征

器官或系统	观察指征
动物外观	皮肤(水肿、红斑)、毛发(竖毛)、步态、分泌物与排泄物
神经和运动	一般行为及反应、对刺激的反应、神经反射、肌张力等改变,嗜睡、共济失调、震颤、惊厥、痛觉缺失、异常运动等
呼吸系统	鼻孔呼吸道阻塞、呼吸频率和深度改变、体表颜色改变、鼻分泌物异常
循环系统	心率改变、血管舒缩指征、心律不齐
消化系统	粪便性状异常、腹部外形异常、呕吐或干呕(感觉、CNS、自主神经)
泌尿生殖系统	会阴部分泌异常、外生殖器肿胀、红色尿、尿失禁(自主感觉神经)
眼(涉及自主神经)	流泪、眼球突出、上睑下垂、缩瞳、散瞳、瞬膜松弛、血泪症(出血、感染),角膜浑浊(眼睛刺激)

所有的试验动物均应进行大体解剖,包括试验过程中因濒死而处死的动物、死亡的动物以及试验结束时仍存活的动物。任何组织器官出现体积、颜色、质地等改变时,均应记录并进行组织病理学检查。

5. 结果分析与评价　单次给药毒性试验的重点是暴露动物在死亡之前出现的毒性及其与剂量的关系、判断受试物的安全范围。从研究目的出发,根据实验结果进行分析和评价,主要包括:对毒性发生率、死亡率、摄食量变化、体重变化等数据进行处理和分析,包括求算 LD_{50};根据观察结果,分析各种反应在不同剂量时的发生率、严重程度,判断每种反应的剂量-反应及时间-反应关系,判断毒性反应性质、严重程度、可恢复性以及安全范围;根据毒性反应出现的时间、发生率、剂量-反应关系、不同种属动物及实验室的历史背景数据、病理学检查的结果以及同类药物的特点,判断毒性反应与药物的相关性;根据所观察到的各种毒性症状与指征,判断其反应可能涉及的组织、器官或系统等,综合大体解剖和组织病理学检查的结果,初步判断毒性作用靶器官。

笔记

（三）常用试验方法

由于受试物的化学结构、活性成分及含量各异,毒性反应的强弱也不同,应根据受试物的特点采用适当的实验动物和试验方法。几种常用的单次给药毒性试验方法介绍如下。

1. **半数致死量法**　半数致死量(LD_{50})法是一种经典的试验方法。药物剂量与动物死亡率之间呈正态分布,50%死亡率处的剂量测值在技术上误差最小,所以常以LD_{50}值作为反映药物致死剂量的指标。剂量分组设计应能使动物死亡分布在0~100%,根据不同剂量组的动物死亡数,按统计学方法计算LD_{50}及其可信区间范围。LD_{50}可作为标尺来判断药物对机体毒性作用的程度,一般来说,其数值越大,毒性就越小,但还需参考治疗指数(LD_{50}/ED_{50})或安全系数(LD_5/ED_{95})等指标。

常用的LD_{50}计算方法有改良寇氏法、Bliss法、改良Bliss法、序贯法等。改良寇氏法计算简便,要求组间剂量为等比关系、每组动物数相等。将死亡率换算成概率单位,则对数剂量与概率单位呈直线关系,用数学方法可拟合其回归方程,计算LD_{50}及引起任何死亡率的剂量及相关数据(如LD_5、LD_{95}),此法称为Bliss法(概率单位法)。考虑到各组动物数不同、距LD_{50}处的远近不同等因素,对各点的重要性进行加权,即为改良Bliss法(加权概率单位法)。改良Bliss法最小剂量组和最大剂量组的动物死亡率最好分别接近0和100%,不要求剂量组距等比和每组动物数相等,采用计算机软件能达到快捷计算,其计算结果精确,是目前新药研究中LD_{50}测定推荐使用的方法。

LD_{50}测定最常用的实验动物是小鼠和大鼠,实验动物按均衡随机的原则分组。试验剂量的设计可根据药物结构及特点、同类已知药物资料等,最好通过少量动物的预试验摸索死亡剂量范围再进行剂量的设定,正式试验一般设置5~7个剂量组(不少于4个剂量组)。从统计学角度来看,增加每个剂量组的动物数和减少相邻剂量组之间的剂量差距均可提高试验结果的精确度,但由于药物毒性反应特征的不同和动物反应个体差异的存在,一些药物当剂量过于接近时容易出现死亡率倒置。因此,组距可为0.65~0.85,量效曲线较平坦的药物组间剂量比宜大些,而量效曲线较陡的药物组间剂量比可小些,以满足实验设计的要求和提高实验精确度。每个剂量组的动物数,小鼠不少于10只,大鼠可为6~8只,一般雌雄各半,若两种性别动物的死亡率有明显差异时,应分别计算不同性别的LD_{50},必要时选用敏感性别动物重新进行试验。

2. **最大给药量法**　最大给药量法(MFD)是一种限度试验(limit test),对于某些低毒的受试物可进行限度试验,该方法设置一个特定剂量作为安全界限(剂量一般不超过5g/kg),假设在更高剂量下所产生的信息不具有实际意义。最大给药量法是在合理的最大给药浓度及给药容量的前提下,以允许的最大剂量为限度剂量(或达到临床拟用剂量的足够倍数),单次给药或24小时内多次给药,按常规观察动物出现的毒性反应。通常使用小鼠或大鼠,对照组和给药组各10~20只,非啮齿类动物试验则给药组4只、对照组2~4只。试验结果可按致死情况进行分析:①如果未发生动物死亡,结论是MLD大于限度剂量;②如果动物死亡低于50%,认为LD_{50}大于限度剂量;③如果动物死亡高于50%,应重新设计试验方案或进行多剂量急性毒性试验。

3. **近似致死剂量法**　近似致死剂量(ALD)法主要用于非啮齿类的动物试验,一般采用6~12月龄的Beagle犬或3~5岁的猴,动物数约需6只。根据小动物的毒性试验结果、受试物的化学结构和其他有关资料,估计可能引起受试动物毒性和死亡的剂量范围,按50%递增法设计出剂量序列表。在剂量序列表中找出可能的致死剂量范围,在此范围内,每间隔一个剂量给一只动物用药,测得最低致死剂量和最高非致死剂量,然后用二者之间的剂量给一只动物用药。如果该剂量下动物未发生死亡,则该剂量与最低致死剂量之间的范围为近似致死剂量范围;如果该剂量下动物死亡,则该剂量与最高非致死剂量间的范围为近似致死剂量范围。

4. **固定剂量法**　固定剂量法(fixed-dose procedure)不以死亡作为观察终点,而是以明显的毒性体征作为终点进行评价。试验选择5mg/kg、50mg/kg、500mg/kg和2000mg/kg四个固定剂

笔记

量进行试验,特殊情况下可增加 5000mg/kg 剂量组。实验动物首选大鼠。

预试验可选择雌性大鼠,根据受试物的有关资料,选择一个作为初始剂量,无相关资料时可选择 500mg/kg,根据毒性反应出现与否,选择下一个固定剂量给药,必要时在两个相邻固定剂量之间选择一个中间剂量给药。如 2000mg/kg 剂量无死亡发生即可结束预试。采用一次给药的方式,每个剂量给一只动物,至少应间隔 24 小时,预试一般不超过 5 只动物,观察期至少 7 天,若毒性反应到第 7 天仍然存在,应继续观察 7 天。

在上述预试的基础上进行正式试验。每个剂量至少用 10 只动物,雌雄各半。根据预试的结果,选择一个可能产生明显毒性但又不引起死亡的剂量进行试验。如预试中 5mg/kg 引起死亡,则降低一个剂量档次进行试验。试验程序及评价标准见表 21-5。

表 21-5　固定剂量法试验结果的评价

剂量(mg/kg)	试验结果		
	存活数<100%	100%存活毒性表现明显	100%存活无明显中毒表现
5	高毒 ($LD_{50} \leqslant 25mg/kg$)	有毒 (LD_{50} 25~200mg/kg)	用 50mg/kg 试验
50	有毒或高毒 用 5mg/kg 进行试验	有害 (LD_{50} 200~2 000mg/kg)	用 500mg/kg 试验
500	有毒或有害 用 50mg/kg 试验	LD_{50} >2 000mg/kg	用 2 000mg/kg 试验
2000	用 500mg/kg 试验	该化合物无严重急性中毒的危险性	

5. **序贯法**　序贯法(sequential method)又称上下法(up and down method),是目前 OECD 和 EPA 推荐的方法之一。该法适用于评价染毒后动物 48 小时内出现毒性症状并死亡的药物的急性毒性,一般用于啮齿类动物试验,其最大的特点是节省实验动物,能够以最少的实验动物和受试样品量,获得丰富的急性毒性信息,不但可以进行毒性表现的观察,还可以估算 LD_{50} 及其可信限,是经典急性毒性试验的一种良好替代方法。该方法分为限度试验和主试验,限度试验主要用于有资料提示受试物毒性可能较小的情况,在相关毒性资料不足或预期受试物有毒性时,应进行主试验。

(1)限度试验:最多用 5 只动物。试验剂量为 2000mg/kg,特殊情况下也可使用 5000mg/kg。将受试物给予 1 只动物。如果该动物死亡,则进行主试验;如果该动物存活,则按以下方法继续依次给药和评价。给药间隔取决于毒性出现时间、持续时间和毒性的严重程度,观察期 14 天,后期死亡的动物应同样计数。

2000mg/kg 剂量水平的限度试验:依次将受试物给予另外 4 只动物。结果评价:5 只动物中存活数≥3 时,LD_{50} 大于 2000mg/kg;死亡数≥3 时,LD_{50} 小于 2000mg/kg,进行主试验。

5000mg/kg 剂量水平的限度试验:将受试物给予另外 2 只动物,如果这 2 只动物都存活,则 LD_{50} 大于 5000mg/kg,停止试验。如果出现动物死亡,将受试物依次给予最后 2 只动物。结果评价:5 只动物中存活数≥3 时,LD_{50} 大于 5000mg/kg;死亡数≥3 时,LD_{50} 小于 5000mg/kg。

(2)主试验:由一个设定的给药程序组成,在此程序中,每次给药 1 只动物,间隔至少 48 小时。列出按等比级数排列的剂量序列,第一只动物的给药剂量低于 LD_{50} 的最接近的估计值。在一只动物出现可判断结果后再进行下一只动物的剂量选择和给药,如动物出现阴性反应时,下一只动物就给高一级剂量,反之选低一级剂量。这样,剂量集中使用在 50% 反应率上下,动物使用效率较高。当满足下列停止试验标准之一时,停止试验:①连续 3 只动物存活;②任意连续 6 只试验动物中有 5 只连续发生存活/死亡转换;③第一只动物发生转换之后至少有 4 只动物进入试验,并且其 LD_{50} 估算值的范围超出临界值(2.5 倍)。

剂量序列的选择主要依据受试物的剂量-反应曲线斜率——剂量级数因子:1/(剂量-反应曲线斜率估计值)的反对数。当没有受试物斜率的有关资料时,以 3.2(对应于斜率 2 的级数因子)为默认级数因子,剂量序列为:1.75mg/kg、5.5mg/kg、17.5mg/kg、55mg/kg、175mg/kg、550mg/kg、2000mg/kg(特殊要求时 1.75mg/kg、5.5mg/kg、17.5mg/kg、55mg/kg、175mg/kg、550mg/kg、1750mg/kg、5000mg/kg)。对于已知斜率很陡的受试物,应选择小于默认值的级数因子,反之宜选择大于默认值的级数因子。

主试验结果可应用相关软件计算 LD_{50} 及其可信限。

6. 累积剂量设计法 累积剂量设计法又称金字塔法(pyramiding dosage design),在非啮齿类动物进行急性毒性试验中可采用。经典的试验设计需要 8 只动物,分对照组和受试物组,每组 4 只动物,雌雄各半。预设的剂量序列为 1mg/kg、3mg/kg、10mg/kg、30mg/kg、100mg/kg、300mg/kg、1000mg/kg、3000mg/kg,或 10mg/kg、20mg/kg、40mg/kg、80mg/kg、160mg/kg、320mg/kg、640mg/kg、1280mg/kg,通常隔日给予下一个高剂量,剂量逐渐加大,直到出现动物死亡时或达到剂量上限时为止。其结果评价为:①当没有动物死亡时,MLD 和 LD_{50} 大于最高剂量或限度剂量;②当在某一剂量所有动物均出现死亡时,MLD 和 LD_{50} 应在最后两个剂量之间;③当在某一剂量部分动物出现死亡,部分死亡出现在后继的下一个高剂量,此时,MLD 位于首次出现死亡的剂量和前一低剂量之间,LD_{50} 则应在首次出现动物死亡的剂量和所有动物均死亡的剂量之间;④假如没有动物死亡发生,常以最高剂量给予动物 5~7 天,以帮助确定后续的反复给药试验中高剂量的选择。

该法主要是获得致死性和总耐受性的信息。对于长半衰期的药物,可能由于药物的蓄积而导致低估了急性致死剂量,可另对 2 只动物进行该致死剂量单次给药,以排除假性结果。

二、长期毒性试验

(一)概述

长期毒性试验(long-term toxicity test)又称重复给药毒性试验(repeated dose toxicity test),是研究实验动物重复给予较大剂量的受试物后产生的毒性反应特征,药物非临床安全性评价的重要内容。

当一个候选药物经药效学试验和急性毒性试验等显示有进一步研究价值时,下一步的最重要研究就是长期毒性试验,它与急性毒性、生殖毒性以及致癌性等毒理学研究有着密切的联系。长期毒性试验是药物非临床毒理学研究中综合性最强、获得信息最多和对临床指导意义最大的一项毒理学研究,试验的结果是新药审评的重点内容,是药物能否过渡到临床试验阶段的主要依据之一。

药物研发的过程中,长期毒性试验的目的是通过重复给药的动物试验表征受试物的毒性作用,预测其可能对人体产生的不良反应,降低临床试验受试者和药品上市后使用人群的用药风险,最终目的是为临床试验和临床用药服务。具体包括以下 5 个方面:①预测受试物可能引起的临床不良反应,包括不良反应的性质、程度、剂量-反应关系和时间-反应关系、可逆性等;②判断受试物反复给药的毒性靶器官或靶组织;③推断未观察到临床不良反应的剂量水平(no observed adverse effect level,NOAEL);④推测第一次临床试验(first in human,FIH)的起始剂量和后续重复用药的安全剂量范围;⑤为临床不良反应监测及防治提供参考,提示临床试验中需重点监测的指标,对毒性大、毒性发生迅速的受试物可为临床试验中的解毒或解救措施提供参考。

(二)试验内容

长期毒性试验的试验设计应根据受试物的结构特点和理化性质、同类药物在国内外的临床使用情况、临床适应证和用药人群、临床用药方案、相关的药效学、药动学和毒理学研究等信息,充分考虑其他药理毒理研究的试验设计和研究结果,试验结果力求与其他药理毒理试验结果互

笔记

为印证、说明和补充。

1. **实验动物**　理想的实验动物应具有以下特点：①对受试物的生物转化与人体相近；②对受试物敏感；③已有大量历史对照数据。因此在选择动物时，首先考虑选择急性毒性等前期试验证实对受试物敏感的动物种属或品系，同时还要考虑该动物是否具有可供查阅的观测指标的背景数据资料以及该动物是否可能为受试物的相关动物（其生物学反应能模拟人体对该药物的反应）。长期毒性试验一般采用两种实验动物，一种为啮齿类，另一种为非啮齿类。一般情况下常用大鼠和 Beagle 犬，有些情况下选用其他种属或品系动物，如生物技术药常选择猴，皮肤用药非啮齿类常选择小型猪，必要时选用疾病模型动物进行试验。

对于中药、天然药物，具体试验结合受试物特点考虑需开展的试验，进行个性化的设计，有些情况下进行一种动物（啮齿类）的试验即可，发现明显毒性或与原制剂（原给药途径、剂型或工艺）有不同的明显毒性或更严重的毒性时，应进行另一种动物（非啮齿类）的试验。如由中药和天然药物组成的非注射给药复方制剂（不含有毒性药材），以及改变给药途径（由非注射剂改为注射剂的除外）或剂型或工艺的中药、天然药物。

动物年龄可根据试验期限长短而定，一般选择正常、健康和性成熟动物，大鼠 6~9 周龄，Beagle 犬 6~12 月龄，猴 3~5 岁。每组动物的数量应能够满足试验结果的分析和评价的需要，包括备有部分动物供停药后观察毒性反应的可逆性（恢复期观察）。我国长期毒性试验指导原则要求啮齿类每个性别至少 15 只，非啮齿类每个性别至少 5 只。动物年龄应尽量一致，同性别体重差异应在平均体重的 20% 之内。

2. **试验方法**

（1）给药途径：给药途径原则上与临床用药途径一致。经口给药多采用灌胃的方式，若在饲料或饮水中给药应考虑摄取量差异和不准确的问题。注射剂应考虑溶液的 pH、刺激性及渗透压等因素，以免造成注射局部损伤或坏死。局部给药应保证充分的接触时间，如经皮给药应在药物涂敷后覆盖固定，维持一定时间（通常 4~6 小时）后去除药物。各剂量组一般采用等容量不等浓度给药。

（2）剂量设计：试验一般至少设高、中、低三个剂量受试物组和一个溶媒（或辅料）对照组，必要时设空白对照组、阳性对照组。低剂量原则上相当或高于动物药效剂量或临床使用剂量的等效剂量，不使动物出现毒性反应，目的是寻找动物安全剂量范围，为临床剂量设计作参考。高剂量原则上应使动物产生明显的毒性反应，甚至出现个别动物死亡，为发现毒性反应症状、寻找毒性靶器官提供依据，也为临床毒副作用监测及为抢救措施提供参考。预估毒性低的药物高剂量可达到最大给药量或系统暴露量达到临床系统暴露量的 50 倍。中剂量应结合毒性作用机制和特点在高剂量和低剂量之间设立，以考察毒性的剂量-反应关系。

经皮给药的受试物如果在拟用临床给药时有可能与破损皮肤接触，则应分设皮肤完好组和损伤组加以比较。

长期毒性试验的研究周期长，人力和财力的耗费大，为避免实验的反复性，正确设计剂量的重要性是不言而喻的。前期的药效学、药动学和急性毒性研究结果和同类型药物临床推荐剂量或其他相关资料，可作为剂量设计的参考，同时要考虑受试物的理化性质和生物利用度等因素。在参考依据不够充分时，通常可用较少动物进行相对短期的预试验，一般用较高的剂量进行试验以利于暴露毒性，通过综合分析确定正式试验的剂量，对剂量设计的合理性和安全性更有帮助。

（3）给药频率和给药周期：长期毒性试验中动物一般采用每天定时给药的方式，特殊类型的受试物就其毒性特点和临床给药方案等原因，可根据具体药物的特点设计给药频率和给药周期，如细胞毒抗肿瘤药物、疫苗等给药方案的设计。

毒性反应的出现时间与药物或其有毒代谢产物在组织内达到有害浓度所需的时间有关，也

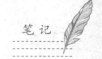

笔记

是受试动物各器官和组织因药物中毒所致病变发展至明显程度所需时间。因此,为了充分暴露受试物的毒性,长期毒性试验中除了需要高剂量暴露之外,合理设定给药周期也非常重要。

给药期限通常参考拟定的临床疗程、临床适应证和用药人群来设计。根据我国新药审评的要求,支持临床试验申请的长期毒性试验基本参照临床试验的最长期限,支持 6 个月临床试验申请的非啮齿类动物试验周期需 9 个月;支持上市申请的长期毒性试验,试验周期相对长于临床拟用期限(表 21-6)。其中,9 个月的非啮齿类动物试验,特殊情况下可改为 6 个月(免疫原性或耐受性问题使更长期限的试验难以进行时;短期、反复的间歇给药)或 12 个月(可能具有发育毒性的儿童用药)。

表 21-6　CFDA 对支持药物上市申请的长期毒性试验期限的要求

临床拟用期限	给药期限	
	啮齿类动物	非啮齿类动物
≤2 周	1 个月	1 个月
2 周~1 个月	3 个月	3 个月
1 个月~3 个月	3 个月	3 个月
>3 个月	6 个月	9 个月

长期毒性试验根据不同药物的情况,可以一次性进行支持上市申请的试验,也可以分阶段进行,在 I 期或 II 期临床试验获得有价值信息时再进行支持上市申请的试验。长周期的试验一般可设置中期检查,以便发现早期毒性,同时可将中期检查结果用于申报 I 期或 II 期临床试验,这样可节省研究的时间。通过给药期限较短的毒性研究获得的信息,可以为给药期限较长的毒性研究设计提供给药剂量、给药频率等方面的参考,而临床试验中获得的信息也有助于给药期限较长的动物毒性研究方案的设计,降低药物开发的风险。

3. 观察和检测　长期毒性试验的观察和检测可分为以下四个阶段进行。

(1)给药前:啮齿类动物应进行至少 5 天的适应性饲养,非啮齿类动物不少于 2 周。应对实验动物进行外观体征、行为活动、摄食量和体重等日常观察和检查,非啮齿类动物至少还应进行两次体温、血液学、血液生化学和至少 1 次心电图检测。

(2)给药期间:根据试验周期的长短和受试药物的特点确定检测时间和检测次数,非啮齿类动物临床指标进行阶段性检测,原则上应尽早发现毒性反应,并反映出观测指标或参数的变化与给药期限的关系。

(3)给药终止:对主试验动物进行终末检查,留下恢复期动物用于继续观察。心电图、眼科检查等可在给药结束前一两天内进行,给药结束 24 小时后,对动物进行安乐死和全面的大体解剖,并同时取样进行体液检查,主要脏器应称重并计算脏器系数。组织病理学检查对判断动物的毒性靶器官或靶组织具有重要的意义,非啮齿类动物对照组和各给药组主要脏器组织均应进行组织病理学检查;啮齿类动物对照组和高剂量给药组动物,以及尸检异常者应详细检查,如某一组织发生病理改变,其他剂量组动物该组织也应进行组织病理学检查。通常需要制备骨髓涂片,以便当受试物可能对动物造血系统有影响时进行骨髓检查。

(4)恢复期:恢复期观察的目的是了解毒性反应的可逆程度和可能出现的迟发性毒性反应,长期毒性试验应在给药结束后对部分动物进行恢复期观察,根据受试物的代谢动力学特点、靶器官或靶组织的毒性反应和恢复情况确定恢复期的长短,一般不少于 4 周。

长期毒性试验对动物的观察和检测内容包括:外观体征、行为活动给药局部反应等一般指标的日常观察;一般每周 1 次摄食量和体重检查;血液学指标、血液生化学指标、眼科检查等,于中期检查、给药终止、恢复期结束剖杀动物时进行,非啮齿类增加试验前、给药期间检查,非啮齿

笔记

类动物还应进行体温、心电图和尿液分析;中期检查、给药终止、恢复期结束时分别对计划动物进行大体解剖观察和组织学检查(表 21-7)。

除必须检测的指标外,可根据受试物的特点有针对性地增加相应的检测指标。此外,实验动物相关指标的历史背景数据在长期毒性试验中也具有重要的参考意义。

表 21-7　长期毒性试验需观察和检测的指标

项目类别	观测指标
临床观察	外观、体征、行为活动、腺体分泌、呼吸、粪便性状、给药局部反应、死亡情况等
临床检查	摄食量、体重、眼科检查 体温和心电图检测(非啮齿动物)
血液学检测	红细胞计数、血红蛋白、红细胞容积、平均红细胞容积、平均红细胞血红蛋白、平均红细胞血红蛋白浓度、网织红细胞计数、白细胞计数及其分类、血小板计数、凝血酶原时间、活化部分凝血活酶时间等
血液生化学检测	天门冬氨酸氨基转换酶、丙氨酸氨基转换酶、碱性磷酸酶、肌酸磷酸激酶、尿素氮(尿素)、肌酐、总蛋白、白蛋白、血糖、总胆红素、总胆固醇、三酰甘油、γ-谷氨酰转移酶、钾离子浓度、氯离子浓度、钠离子浓度
尿液观察和分析	尿液外观、比重、pH 值、尿糖、尿蛋白、尿胆红素、尿胆原、酮体、潜血、白细胞
需进行组织病理学检查的脏器组织	脑、心脏、肝脏、肾脏、肾上腺、胸腺、脾脏、睾丸、附睾、卵巢、子宫、甲状腺(含甲状旁腺)[1]。(以上需称重并计算脏器系数) 肾上腺、主动脉、骨(股骨)、骨髓(胸骨)、脑(至少 3 个水平)、盲肠、结肠、子宫和子宫颈、十二指肠、附睾、食管、眼、胆囊(如果有)、哈氏腺(如果有)、心脏、回肠、空肠、肾脏、肝脏、肺脏(附主支气管)、淋巴结(一个与给药途径相关,另一个在较远距离)、乳腺、鼻甲[2]、卵巢和输卵管、胰腺、垂体、前列腺、直肠、唾液腺、坐骨神经、精囊(如果有)、骨骼肌、皮肤、脊髓(3 个部位:颈椎、中段胸椎、腰椎)、脾脏、胃、睾丸、胸腺(或胸腺区域)、甲状腺(含甲状旁腺)、气管、膀胱、阴道、所有大体观察到异常的组织、组织肿块和给药部位

注:1. 仅在非啮齿类动物称重;2. 针对吸入给药的给药制剂

4. 伴随毒代动力学　毒代动力学研究内容一般应纳入长期毒性试验设计中,称为伴随毒代动力学(concomitant toxicokinetics)。除化学药品要求进行外,生物制品中的大分子治疗用蛋白、抗体等通常需要进行毒代动力学研究,活性成分单一的中药、天然药物以及非单一活性成分但物质基础基本清楚的中药、天然药物,其中药效或毒性反应较强、含量较高的成分,一般需要进行毒代动力学研究。

伴随毒代动力学包括首次给药到给药结束全过程的定期暴露监测和特征研究。开展研究时可在所有动物或有代表性的亚组或卫星组动物(啮齿类动物设卫星组)中进行,一般于首次给药和末次给药时分别采集多点生物样本进行分析,以获得相应的毒代动力学数据。后续毒性试验所采用的方案可依据前期试验的毒代研究结果修订或调整。

(三)结果分析与评价

1. 研究结果的分析　长期毒性试验中的定量数据均应进行统计学分析,与对照组数据、实验室历史背景数据进行多重比较,并注意给药组之间的比较,以说明剂量-毒性关系。对于非啮齿类动物,还需要进行自身对照比较。

(1)试验数据的意义:在分析长期毒性试验结果时应正确理解均值和个体数据的意义,综合考虑数据的统计学意义和生物学意义。啮齿类动物观测指标的组均值的意义通常大于单个动物数据的意义,而非啮齿类动物数量少、个体差异大,因此单个动物的试验数据往往具有重要的毒理学意义,其试验结果必须与给药前数据、对照组数据和实验室历史背景数据进行多重比较。具有统计学意义并不一定代表具有生物学意义,在有限的样本中,动物对药物的适应性改变或正常的生理波动可能影响统计学结果。单个参数或平均值的分析,均应关注参数变化的剂量-反应关系、组内动物的参数变化幅度和性别差异,同时结合不同的关联性毒理学指标、历史对照数据进行综合判断。

(2)一般观察指标的意义:对实验动物的一般状况观察,虽是最简单的毒性观察方法,但迄今仍被认为是最重要的基本观察内容之一。有些简单的指标,如体重,是反映机体的整体情况最灵敏的指标,而摄食量的变化往往出现得更早。此外,动物的行为活动、粪便性状以及感觉器官等方面的变化,往往也能提示可能的机体相关系统的损伤,可结合其他相关联指标的分析进行进一步的判断。

(3)生物指标的检测:实验动物的体液检查以及其他生物指标(心电图、体温等)的检测应注意减少误差的影响,如采血操作、动物生理周期、年龄因素等均有可能影响测定结果。血液细胞学指标及其他测定数值通常存在着明显的个体差异,在非啮齿类动物试验中动物数少,为弥补组间统计学比较参考意义的不足,对每个试验组动物进行试验前后的多次检查,就其变化趋势进行比较,有助于避免假性结果,做出正确的判断。

(4)病理学检查:病理学检查在长期毒性试验中占有重要的地位,是评价药物毒性特别是靶器官毒性的重要依据。病理学检查中需特别注意对受检动物和组织器官的合理处置,以获得可靠的结果;毒性分析中关注器官重量或脏器系数的异常情况,在大多数情况下与相关病理学变化是一致的;由于组织器官损伤的形态学变化和功能学变化可能并不平行,尤其在早期受损阶段,可能仅出现最敏感指标的变化,加上病理检查的不可自身对照、人为偏性等局限性的存在,需结合动物的症状表现、生化、功能、代谢等相关结果进行综合分析,才能全面、客观、准确地做出评价。

2. **动物毒性反应对于临床试验的意义**   动物重复给药毒性试验的结果不一定完全再现于人体临床试验。但如果没有试验或文献依据证明受试物对动物的毒性反应与人体无关,在进行药物评价时必须首先假设人最为敏感,重复给药毒性试验中动物的毒性反应将会在临床试验中出现。进行深入的作用机制研究将有助于判断动物和人体毒性反应的相关性。

主要局限因素及其注意:①不同种属和品系动物的毒性反应的结果可能不一致,可能是剂量选择不当,也可能是种属差异,结果外推至人体时,应重视其他相关信息的综合分析;②为了在少量动物达到充分暴露,通常采用较高的给药剂量,而此时受试物可能在动物体内呈非线性动力学代谢过程,从而导致与人体无关的毒性反应;③长期毒性试验难以预测一些在人体中发生率较低的毒性反应或仅在小部分人群中出现的特异质反应;④有些毒性反应目前在动物中难以检测,如头痛、头晕、腹胀、皮肤瘙痒、视物模糊等。

3. **综合评价**   动物实验的结果不能不加分析地外推到人,但更不能忽略已经发现的毒性反应。对长期毒性试验的结果进行评价时,应结合受试物的药学特点以及药效学、药动学、其他毒理学研究的结果和已取得的临床研究的结果,进行综合评价。伴随毒代动力学研究可以描述受试物在实验动物的系统暴露与暴露水平、暴露时间及其与毒理学结果之间的关系,以及明确多次给药是否可能出现药物蓄积和异常毒性反应等。

第四节   安全药理学研究

一、概念和研究目的

安全药理学(safety pharmacology)属于一般药理学(general pharmacology)的范畴。一般药理

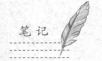
笔记

学是指对主要药效学作用以外进行的广泛的药理学研究,包括次要药效学和安全药理学。

安全药理学是新药非临床安全性评价的重要内容之一,是研究药物治疗范围内或治疗范围以上的剂量时,潜在的不期望出现的对生理功能的不良影响,主要观察药物对中枢神经系统、心血管系统和呼吸系统的影响,根据需要进行追加的安全药理学研究和(或)补充的安全药理学研究。

安全药理学首先研究受试药物对中枢神经系统、心血管系统和呼吸系统的主要功能的影响,称为核心组合试验(core battery)。

追加的安全药理学研究(follow-up safety pharmacology studies)是对中枢神经系统、心血管系统和呼吸系统进行深入的研究。在完成核心组合试验的基础上,预期可能出现的不良反应,或对已有的动物和(或)临床试验结果产生怀疑,可能影响人的安全性时,应进行追加的安全药理学研究。

补充的安全药理学研究(supplemental safety pharmacology studies):评价药物对其他器官功能的影响,包括对泌尿系统、自主神经系统、胃肠道系统和其他器官组织的研究。

安全药理学通过对重要生命活动影响的研究,发现受试物可能与临床安全有关的不期望出现的药理作用,可预测新药在临床试验时可能存在的特别是功能活动方面(包括高级神经活动)的不良反应,这在一般毒理学研究中较难实现。

安全药理学的研究目的在于:①确定药物非期望药理作用性质,它可能关系到人的安全性;②评价药物在毒理学和(或)临床研究中所观察到的药物不良反应和(或)病理生理作用;③研究所观察到的和(或)推测的药物不良反应机制。

二、试验设计要求

1. **基本原则**　根据我国药品注册的要求,创新药物及多数药物申报必须提供安全药理学评价资料,对药理作用清楚、血药浓度低、其他组织器官分布很少的局部用药以及只用于治疗晚期癌症患者的细胞毒类药物,在首次用于临床前可不进行安全药理学研究。改变给药途径的新制剂或改变酸根、碱基(或者金属元素)的药物,一般进行与原药比较的相关研究。

安全药理学研究贯穿在新药研究全过程中,可分阶段进行。在药物进入临床试验前,应完成核心组合试验研究。追加、补充的安全性药理学研究可在申报生产前完成。试验一般单独进行,特殊情况下可结合毒性试验进行。

安全药理学研究应根据药物的特点和临床使用的目的,合理地进行试验设计。选用适当的经验证的方法,可分别参照相关系统的药理实验方法,包括科学而有效的新技术和新方法。某些安全药理学研究可根据药效反应的模型、药动学的特征、实验动物的种属等来选择试验方法。试验可采用体内和(或)体外的方法,结合药效、毒理、药代以及其他研究资料进行综合评价,为临床研究设计提出建议。体内试验遵循 GLP,体外试验建议执行 GLP,追加、补充的研究应在最大可行限度内遵循 GLP。

2. **实验系统**　和药效学试验一样,可采用整体动物或体外实验系统进行试验。实验系统的选择应与试验方法相匹配,应注意敏感性、重现性和可行性,以及与人的相关性等因素。体内研究尽量采用清醒动物,如果使用麻醉动物,应注意麻醉药物的选择和麻醉深度的控制,尽可能减少麻醉药对检测指标的影响。

实验动物数应符合统计学要求,还需满足科学合理地解释实验结果、恰当地反映生物学上有意义作用的要求。小动物每组不少于 10 只,大动物每组不少于 6 只,一般雌雄各半。

3. **剂量与分组**　体内安全药理学研究应对所观察到的不良反应进行剂量-效应关系研究,必要时还应注意时间-效应关系。一般设计 3 个剂量。考虑到不同种属动物的敏感性差异,试验剂量应包括或超过主要药效学的有效剂量或治疗范围。安全药理学研究中引起不良反应的

笔记

剂量,应与动物产生主要药效学作用的剂量或人拟用有效剂量作比较;如果安全药理学研究中缺乏不良反应的结果,试验的最高剂量应设定为相似给药途径和给药时间的其他毒理试验中产生毒性反应的剂量。

体外研究应尽量确定受试物的浓度-效应关系。一般可选用溶媒和(或)辅料做对照,必要时选用阳性对照药。

4. **给药与观察**　整体动物试验的给药途径,首先考虑应与临床拟用途径一致,可以考虑充分暴露的给药途径。一般采用单次给药,必要的情况下(药物起效慢或重复给药研究提示出现安全性问题),根据受试物特点和具体情况合理设计给药次数。根据具体实验项目的要求,结合受试物的药效学和药动学特性以及实验动物等因素选择观察指标、观察时间点和观察时间。

三、核心组合试验

(一) 中枢神经系统

1. **评价指标**　定性和定量评价给药后动物的运动功能、行为改变、协调功能、感觉或运动反射和体温的变化,以确定药物对中枢神经系统的影响。实验动物通常采用小鼠或大鼠,参照行为药理学试验选择合适的试验方法,进行自主行为测定、抓力、协调平衡及睡眠协同等试验,ICH 推荐采用综合评价受试药物对中枢神经系统影响的方法——神经系统功能观察组合试验,如 FOB 法和改良 Irwin 法。

2. **试验方法**

(1)协调平衡运动试验:该法包括转杆法、爬杆法,通过观察动物转杆或爬杆活动并进行评分,可以判断受试药物是否对动物的协调平衡运动能力和肌张力产生影响。

(2)小鼠睡眠协同试验:具有中枢抑制作用的药物一般能延长戊巴比妥钠的睡眠时间,小鼠睡眠协同试验通过将受试药物与阈下催眠剂量的戊巴比妥钠合用,判断受试药物是否具有镇静催眠作用。

(3)自主活动试验:自主活动是与动物中枢神经系统兴奋状态密切相关的正常生理特征,通过观察受试药物对动物自主活动的影响并进行量化分析,可评估药物对中枢神经系统是否有抑制或兴奋作用。可采用动物自发活动视频分析系统进行观察分析。

(4)功能观察组合试验(functional observation battery,FOB):FOB 是由 Irwin 法优化发展而来,通过观测动物机体行为、感觉/反射等功能的改变,对相应的指标进行量化评分,可以全面评价药物对神经系统的影响。Irwin 法主要按设定指标进行动物症状体征的观察和测试,FOB 在此基础上选择性增加定量测试指标如自主行为活动、协调平衡运动、痛阈等指标的实验检测。试验一般由笼内观察、开场观察、操作性观察和测试等内容组成(表 21-8),所有指标按照一定的顺序观察、操作并评分,尽可能避免各种干扰因素对观测指标的影响。试验产生大量数据,包括半定量数据(占大多数)、定量数据和定性结果,根据数据性质进行相应的统计处理,结合给药前基础值和对照组数据进行综合评价,从而判断受试物对动物机体中枢和外周神经系统功能的影响。

表 21-8　FOB 试验主要观测内容

操作方法	项目	观测指标
笼内观察	一般观察	进食、饮水、睡眠、不动/清醒
	活动度	绕笼运动、理毛行为、攀爬
开场观察	步态与姿势	步态失调、抽搐、异常行为
	兴奋性	竖毛、攻击行为、探索反应、跳跃
	临床体征	皮肤颜色、毛发、紫绀、眼睑、流泪、流涎、排尿、排便

续表

操作方法	项目	观测指标
操作性测试	感觉和神经反应	手指接近反应、接触反应、惊恐反应、角膜反射、瞳孔反射、夹尾反射、翻正反射
	神经肌肉功能	握力、身体张力、腹部张力、肢体张力
实验检测	神经系统指标	自主行为活动、协调平衡运动、抓力、痛阈
	其他生理指标	体重、体温等

随着清醒动物遥测技术在安全性评价中的推广应用,神经系统功能评价除了小鼠、大鼠的试验以外,近年尚逐渐开展犬、猴、小型猪等大型动物的试验,把 FOB 试验整合于清醒动物的心血管、呼吸系统安全药理学试验中,进行大型动物行为、运动、感觉等神经系统功能的定性和定量测定,或结合在一般毒性试验中进行。

（二）心血管系统

1. **评价指标**　测定并记录给药前后血压(包括收缩压、舒张压和平均压)、心电图(包括 QT 间期、PR 间期、ST 段和 QRS 波等)和心率等的变化。如药物从适应证、药理作用或化学结构上属于易于引起人类 QT 间期延长类的化合物,如抗精神病类药物、抗组织胺类药物、抗心律失常类药物和氟喹诺酮类药物,应进行深入的实验研究,观察药物对 QT 间期的影响。

2. **试验内容**　常规指标可采用体内、体外、半体内方法,也可采用复极化方法和传导异常方法进行评价。通过血压和心率测定了解药物对血流动力学的影响,通过心电检测、心肌电生理学实验了解药物对心肌电活动及自律功能的影响。

QT 间期试验是研究药物延迟心室复极化作用,可采用心电检测、体外心脏动作电位测定、hERG 通道检测等体内外方法从不同方面对受试物的 QT 间期作用进行研究。试验应选择合适的试验体系或动物种属,体外研究可采用离体心肌细胞、培养心肌细胞系或克隆的人离子通道的异种表达体系、离体心脏标本。整体实验的动物或离体实验的组织来源宜选择兔、雪貂、豚鼠、犬、猪等,不宜选择大小鼠,因大小鼠的心肌复极化离子机制(主要离子流是 I_{to})不同于包括人在内的大动物种属。

3. **主要试验方法**

(1)在体心电检测:一般与呼吸功能检测实验合并进行,常用实验动物为犬、猴和小型猪等,ICH 及我国的指导原则均建议采用遥测技术,动物在清醒、安静、无束缚的生理条件下进行生物指标的采集。

麻醉动物采用直接测压法(动脉插管)检测动物血压变化、体表心电图法进行动物心电描记、气管插管连接呼吸换能器进行呼吸功能测定,主要仪器为多导生理记录仪。

清醒动物遥测技术系在动物清醒状态下记录其生物电信号,包括血压、心电图、呼吸和体温等指标。常用的遥测系统分为植入式和马甲式。植入式遥测系统将植入体(主体、压力导管、电极等)植入动物相应部位,于动物恢复后(大动物术后 2 周、啮齿类动物术后 1 周)进行试验,动物血压、生物电等生理信号由植入体采集并转换成相应的电信号,经无线电接收、数据转换和数据处理获得相关结果。马甲式遥测系统则为无创式遥测,系统将含有放大器和发射器的数据采集盒安装在动物马甲中,通过体表电极和传感器进行清醒状态下动物生理参数的测量。

QT 间期试验的心电检测参数包括:形态、心率、节律、P 波电压、R 波电压、T 波电压、PR 间期、RR 间期、QRS 时间、QT 间期、QTc 间期。

(2)hERG 通道检测:hERG 编码快速型延迟整流钾通道的 α 亚基,该通道电流 I_{Kr} 是心肌细

笔记

胞动作电位 3 相复极的主要外向电流,当 hERG 通道被阻滞时,外向钾离子电流减少导致心肌复极延迟,心电图 QT 间期延长,可引发尖端扭转型室性心动过速(torsade de pointes,TdP)。大多数 TdP 的发生与此有关。ICH 提出将 I_{K_r}/hERG 作为判断药物能否延长心室复极化的重要指标,作为评估 TdP 危险性的主要试验方法。目前主要采用膜片钳电生理试验法进行体外离子通道检测,阳性对照药选用西沙必利或特非那定。近年在人源性干细胞诱导分化的心肌细胞检测 hERG 通道方面的研究也有望为 QT 间期研究提供新的更好的试验方法。

（三）呼吸系统

测定给药前后动物的各种呼吸功能指标的变化,如呼吸频率、潮气量、呼吸深度等。一般与心血管功能检测同批进行,采用多功能生理记录仪(麻醉动物)或遥测系统(清醒动物)或其他动物呼吸功能测定装置记录呼吸功能指标。

四、追加的安全药理学研究

根据已有的信息,分析具体情况选择追加的试验内容,对相关功能指标进行进一步研究。

1. **中枢神经系统**　追加观察受试物对行为、学习记忆、神经生化、视觉、听觉和(或)电生理等指标的影响。

2. **心血管系统**　追加观察受试物对心输出量、心肌收缩作用、血管阻力等心血管功能的影响,并探讨其作用机制。

QT 间期试验中,当非临床研究的结果不一致和(或)临床研究结果与非临床研究结果不一致时,可通过回顾性评价和追加研究进行分析,更深入地了解或提供更多的关于受试物潜在的延迟人心室复极化和延长 QT 间期的作用。追加的研究力求提供更多有关作用强度、作用机制、剂量反应曲线的斜率或最大反应幅度的信息,可以针对某一特殊问题设计试验,各种体外或体内的研究设计都可应用,如离体心脏标本进行动作电位参数测定的进一步试验时 QT 间期延长药物安全性评价体系中的重要组成之一。

3. **呼吸系统**　追加观察受试物对气道阻力、肺动脉压力、血气分析等指标的影响。

五、补充的安全药理学研究

1. **泌尿系统**　观察药物对肾功能的影响,如对尿量、比重、渗透压、pH、电解质平衡、蛋白质、细胞和血生化(如尿素氮、肌酐、蛋白质)等指标的影响。

2. **自主神经系统**　观察药物对自主神经系统的影响,如与自主神经系统有关受体的结合、体内或体外对激动剂或拮抗剂的功能反应,对自主神经的直接刺激作用和对心血管反应、压力反射和心率等指标的影响。

3. **胃肠系统**　观察药物对胃肠系统的影响,如胃液分泌量和 pH、胃肠损伤、胆汁分泌、胃排空时间、体内转运时间、体外回肠收缩等指标的测定。

六、其 他 研 究

其他相关研究主要涉及药物依赖性、骨骼肌、免疫和内分泌功能等,尚未研究药物对上述器官系统的影响并怀疑有影响的可能性时,则应考虑其潜在影响,并做出相应的评价。

第五节　制剂的刺激性、过敏性和溶血性研究

笔记

药物的原形及其代谢物、辅料、有关物质及理化性质(如 pH 值、渗透压等)均有可能引起用药局部毒性(如刺激性和局部过敏性等)和(或)全身毒性(如全身过敏性和溶血性等)的发生,

因此药物在临床应用前应研究其制剂在给药部位使用后引起的相关毒性。经皮肤、黏膜、腔道、血管等非口服途径给药的药物制剂,进行刺激性、过敏性、溶血性试验,是临床前安全性评价的组成部分,用以提示临床应用时可能出现的毒性反应、毒性靶器官、安全范围。受试物制剂应与临床应用制剂一致,符合临床用质量标准规定,研究提示有一定毒性时,应与上市的相同给药途径制剂进行比较研究。

一、刺激性试验

刺激性是指非口服给药制剂给药后对给药部位产生的可逆性炎症反应,给药部位产生的不可逆性组织损伤则称为腐蚀性。刺激性试验(irritation test)是观察动物的给药部位(血管、肌肉、皮肤、黏膜等)接触受试物后是否引起红肿、充血、渗出、变性或坏死等局部反应。

与拟进行临床研究的制剂相同或具有可比性的注射制剂,也可在急性毒性试验、长期毒性试验中进行注射给药部位刺激性的评价。

1. 试验设计原则

应根据受试物的特点采用最可能暴露毒性的给药方法,原则上应与临床用药方案一致。

(1)给药途径和给药部位:一般应选择与临床一致的给药途径和与临床相似的给药部位,并观察对可能接触到受试物的周围组织的影响。多次给药的方式一般参考临床,如每次注射宜在同侧邻近的部位但避免重叠,而多次皮肤给药则应在同一部位重复给药。

(2)组别与剂量:通常采用同体左右侧自身对比法,以溶媒和(或)赋形剂作为阴性对照,必要时采用已上市制剂作对照。

可选择几种不同浓度,至少应包括临床拟用最高浓度。根据临床用药情况、受试动物给药部位的解剖和生理特点来设计给药浓度、剂量与体积,保证受试物在给药部位的有效暴露。皮肤刺激性试验中,给药剂量难以达到时可通过同面积下增加给药频次进行剂量调整,不应通过增加厚度来达到增加给药量的目的。

(3)给药频率与周期:应根据临床用药情况来设定,重复给药的制剂,一般每天给药、连续7~14 天,最长不超过 4 周,注射制剂不超过 7 天。建议进行恢复期观察。

(4)观察指标:通常在每次给药前后以及最后一次给药后一定时间进行肉眼观察,观察期结束时对主试验动物的给药部位和周围组织进行组织病理学检查,其余动物进行恢复期观察和检查,以了解刺激性反应的可逆程度。

给药局部反应的肉眼观察,包括红斑、水肿、充血程度及范围,可计分表示。同时观察动物的一般状态、行为、体征等。给药部位(血管、肌肉和黏膜)进行组织病理学检查,并半定量分析、判断。根据肉眼观察和组织病理学检查的结果进行综合判断,作出刺激性反应阴性或阳性、刺激性反应程度的评价结论以及刺激性恢复情况。

2. 血管刺激性试验　通常选兔,每组不少于 3 只。给药部位根据临床拟用途径确定,一般选用耳缘静脉,多次给药的试验每次注射部位应由远心端略向近心端移动。根据受试药物的特点和刺激性反应情况选择观察时间和剖检时间,末次给药后至少观察 72 小时,恢复期为 14~21 天。

3. 肌肉刺激性试验　通常选兔,也可选用大鼠,每组不少于 3 只。分别在左右两侧股四头肌内注射给药,观察给药后不同时间的局部反应,如充血、红肿等。给药结束后 48~72 小时剖检观察注射局部的刺激反应并评分,进行组织病理学检查,恢复期 14~21 天。根据反应级别和组平均分值,判定刺激等级(表 21-9),若同组反应级差距大于 2,应重新试验。

4. 其他　透皮吸收或皮肤局部给药制剂应进行皮肤刺激性试验;眼、直肠、阴道、呼吸道、口腔、耳道等部位局部给药制剂,进行相应的黏膜刺激性试验;受试物的化学结构或制剂组成或文献资料提示具有光毒性作用的可能性时,宜进行皮肤给药光毒性试验。

笔记

表 21-9　肌肉刺激反应分级标准和评价等级

反应分级标准		平均分值和等级	
刺激反应	反应级	平均分值	等级
无明显变化	0	0.0~0.4	无
轻度充血,0.5cm×1.0cm 以下	1	0.5~1.4	轻微
中度充血,0.5cm×1.0cm 以上	2	1.5~2.4	轻度
重度充血,伴肌肉变性	3	2.5~3.4	中度
出现坏死,有褐色变性	4	3.5~4.4	重度
出现广泛性坏死	5	4.5 及以上	严重

二、过敏性试验

过敏性试验是观察动物接触受试物后的全身或局部过敏反应。进行何种过敏性试验应根据药物特点、适应证、给药方式、过敏反应发生机制、影响因素等确定。发挥全身作用的药物通常需考察 Ⅰ 型过敏反应,如注射剂需进行主动全身过敏试验和被动皮肤过敏试验,透皮吸收剂需进行主动皮肤过敏试验;皮肤、黏膜、吸入给药制剂的过敏反应及光过敏性反应采用相应合适的试验方法;Ⅱ 和 Ⅲ 型过敏反应可结合在重复给药毒性试验中观察,如症状、体征、血液系统、免疫系统及相关的病理组织学改变等。

过敏性试验可选择多个剂量,至少应包括临床最高给药浓度。设立阳性对照组和阴性对照组,必要时采用已上市制剂作对照。

1. **主动全身过敏试验（active systemic anaphylaxis，ASA）**　原理:药物作为抗原致敏,产生抗体,当同样药物再次进入机体,抗原与 IgE 抗体结合形成复合物,刺激肥大细胞、嗜碱性细胞释放活性介质,出现全身性过敏反应症状。

通常选用体重为 300~400g 的豚鼠,每组动物数至少 6 只。阳性对照组给予牛血清白蛋白或卵白蛋白或已知致敏阳性物质。受试物及对照品注射给药(隔日 1 次,共 3 次,0.5ml)进行致敏。各组动物分为两批,分别于末次注射后第 14 天、第 21 天快速静脉注射致敏剂量的两倍进行攻击,观察是否出现全身性过敏反应症状,判断过敏反应程度(表 21-10)和发生率。受试物组动物在激发后若发现有过敏反应症状时,可取健康未致敏豚鼠 2 只,静脉注射激发剂量的受试物,观察有无类似过敏反应症状,以利于排除假阳性过敏反应。

表 21-10　全身致敏性评价标准

级数	症状	过敏反应强度
0	正常	阴性
1~4	不安宁、竖毛、发抖、搔鼻	弱阳性
5~10	喷嚏、咳嗽、呼吸急促、排尿、排粪、流泪	阳性
11~19	呼吸困难、哮鸣音、紫癜、步态不稳、跳跃、喘息、痉挛、旋转、潮式呼吸	强阳性
20	死亡	极强阳性

2. **被动皮肤过敏试验（passive cutaneous anaphylaxis，PCA）**　原理:采用致敏动物的血清(内含大量的 IgE 或 IgG 抗体)注射于正常动物,血清中富含的抗体 Fc 端与局部皮肤肥大细胞的 Fcε 受体结合,使其被动致敏。当再次静脉注射该药物进行抗原攻击时,抗原与局部肥大细胞表面的抗体 Fab 端结合,引起抗体分子结构改变,肥大细胞释放过敏介质,使局部血管的通透

笔记

性增加,注入的伊文思蓝染料可渗出于皮丘,形成蓝斑。

主动致敏和被动致敏使用的两批动物可为同种动物,亦可为异种动物,其 PCA 反应分别称为同种 PCA 反应和异种 PCA 反应。IgG 和 IgE 抗体在致敏后不同时间出现,一般 IgG 在 4 小时内出现,而 IgE 在 24 小时(小鼠)或 48 小时后(豚鼠)出现。常规 PCA 试验一般进行多次致敏,检测 IgE 抗体的反应。

被动皮肤过敏试验常用大鼠,亦可采用小鼠或豚鼠,主动致敏动物每组 4～6 只,被动致敏/激发动物每组至少 6 只。动物分组同 ASA,进行动物致敏(隔日给药,致敏 3～5 次,可加入等量佐剂避免假阴性反应),末次致敏后第 10～14 天制备致敏血清。激发时动物备皮、分区,皮内注射不同稀释度的致敏血清 0.1ml 先行被动致敏,24 或 48 小时后,静脉注射与致敏剂量相同的激发抗原加等量的 0.5%～1% 伊文思兰染料共 1ml。激发注射 30 分钟后测量皮肤内层的蓝斑大小,直径大于 5mm 者为阳性。进行各组阳性反应率或抗体效价(呈阳性反应的最高稀释倍数)的比较和评价,也可固定的血清稀释倍数后以色斑的大小为指标。

3. **主动皮肤过敏试验**(active cutaneous anaphylaxis,ACA)　试验通过观察皮肤重复接触受试物后,机体免疫系统反应在皮肤上的表现,即过敏反应及其强度。通常选豚鼠,进行 3 次致敏(第 0、7 和 14 天),末次致敏后 14 天激发,观察 72 小时内皮肤过敏反应情况。

试验应设受试物组、阳性对照药组和阴性或赋形剂对照组,阳性药可选择 2,4-二硝基氯代苯(1% 的致敏浓度和 0.1% 的激发浓度)。应保证受试物与皮肤的良好接触,膏剂或液体受试物一般不稀释,若受试物为固体粉末,则需与适量水或赋形剂混匀。每组 10 只动物,背部脱毛,致敏接触阶段将受试制剂在局部适当范围涂布并固定,保持 6 小时。激发给药 6 小时后去除受试物,对红斑和水肿程度进行评分(表 21-11),同时观察动物是否有哮喘、站立不稳或休克等全身过敏反应。以各组皮肤红斑或水肿或全身过敏反应的动物数所占比例计算致敏发生率,对致敏性作出评价:致敏发生率 10% 以内为无致敏性,10%～30%、31%～60%、61%～80%、81%～100% 分别为轻、中、高和极度致敏性。

表 21-11　皮肤反应评分标准

分值	红斑	水肿
0	无红斑	无水肿
1	轻度(勉强可见)	轻度(勉强可见)
2	中度(明显可见)	中度(明显可见,边缘高出周围皮肤)
3	重度红斑	重度(皮肤隆起 1mm,轮廓清楚)
4	紫红色斑到轻度焦痂形成	严重(皮肤隆起 1mm 以上或有水泡或破溃)

三、溶血性试验

溶血性试验(hemolysis test)是观察受试物是否能够引起溶血和红细胞凝聚等反应,溶血性反应包括免疫性溶血与非免疫性溶血。凡是注射剂和可能引起免疫性溶血或非免疫性溶血反应的其他药物制剂均应进行溶血性试验。

溶血试验包括体外试验和体内试验,常规采用体外试管法评价药物的溶血性,若结果为阳性,应与相同给药途径的上市制剂进行比较研究。必要时进行动物体内试验,如出现溶血时,应进行进一步研究。

1. **试管观察法(肉眼观察法)**

(1)血细胞悬液的配制:取兔血或羊血数毫升,放入含玻璃珠的三角烧瓶中振摇 10min,去除纤维蛋白原。加入约 10 倍量生理盐水,1000～1500r/min 离心 15min,重复洗涤 2～3 次,至上清

笔记

液无色后,红细胞用生理盐水配成2%的悬液。

(2)受试物的制备:血管内注射剂一般以临床使用浓度作为受试溶液;非血管途径的注射剂,按临床使用浓度用生理盐水1:3稀释后作为受试溶液。

(3)试验方法:取洁净试管7支,按表21-12依次加样,1~5号为不同稀释度受试物管,6号为阴性对照管,7号为阳性对照管,混匀后立即置37℃±0.5℃恒温孵育。头1小时每隔15分钟观察1次,1小时后每隔1小时观察1次,一般观察3小时。

表21-12　溶血试验加样表(ml)

管号	1	2	3	4	5	6	7
2%红细胞	2.5	2.5	2.5	2.5	2.5	2.5	2.5
受试物	0.5	0.75	1.0	1.5	2.0	–	–
生理盐水	2.0	1.75	1.5	1.0	0.5	2.5	–
蒸馏水	–	–	–	–	–	–	2.5

(4)结果判断和评价:反应结果分为无溶血、红细胞凝聚(振摇后不能分散)、部分溶血和全溶血。当阴性对照管、阳性对照管反应正常,若受试物管中的溶液在3小时内不发生溶血和凝聚,则受试物可以注射使用;若受试物管中的溶液在3小时内发生溶血和(或)凝聚,则受试物不宜注射使用。

2. **其他试验方法**　为了更精确检查注射剂的溶血性,可在常规方法基础上进行进一步试验。如采用分光光度法进行波长545nm处比色检查,以避免肉眼观察造成的判断偏差;体外红细胞计数法可避免有色注射剂对颜色比较的干扰。上述方法均可进行溶血百分率的计算,溶血率大于5%判为溶血阳性。

体内试验法则直接计数动物给药前后红细胞数量,计算注射剂的溶血百分率并进行比较。或结合长期毒性试验进行,在试验中注意观察溶血反应的有关指标(网织红细胞、红细胞数、胆红素、尿蛋白,肾脏、脾脏、肝脏继发性改变等)。

(林　菁)

笔记

5-羟色胺　185

Bliss 法　224

B 细胞　101

cAMP 超射　182

DNA-蛋白质交联　152

DNA 加合物　152

DNA 损伤修复　153

GLP 机构　221

GLP 认证　221

GLP 实验室　216

G 蛋白　182

hERG 通道　233

K 淋巴细胞　102

N-乙酰对苯醌亚胺　37

P-糖蛋白　22

P 物质　73

QT 间期　233,234

T 细胞　101

Ⅰ型肺泡上皮细胞　65

Ⅱ型肺泡上皮细胞　65

A

阿片类中毒三联症　200

安全范围　4

安全药理学　230

氨苯砜综合征　133

胺碘酮　68

昂丹司琼　185

B

半胱氨酰白三烯　67

半抗原-载体复合物　107

半数致死量　2,222,224

半衰期　30

伴随毒代动力学　229

被动皮肤过敏试验　236

变态反应　4

标准操作规程　219

表观分布容积　21,30

表观遗传　153

表皮　124

丙氨酸氨基转移酶　37

病例对照研究　202

补充的安全药理学研究　231,234

补体　102

哺乳动物长期致癌试验　156

哺乳动物短期致癌试验　155

哺乳动物培养细胞基因突变试验　171

不可逆毒效应　6

不良反应诊断系统　197

C

长期毒性试验　226

长期毒性作用　4

长时程抑制　179

长时程增强　179

肠蠕动减少　76

肠蠕动增加　76

超敏反应　67,103

超声心动图　61

成纤维细胞　65

成瘾　200

程序外 DNA 合成试验　174

迟发型过敏反应　107

迟发性毒性作用　5

迟发性神经毒性　83

重复给药毒性试验　226

处方事件监测　201

传导阻滞　56

磁共振技术　62

刺激性试验　235

促癌物　150

促肾上腺皮质激素释放因子　95

促胰液素　73

催促戒断实验　186

D

代偿性适应 182
代谢 24
代谢型谷氨酸受体 184
单次给药毒性试验 221
单核细胞 68
胆囊收缩素 73
胆汁淤积 39
蛋白质加合物 152
刀豆素 A 111
低血压 60
颠换型突变 166
点突变 166
电解质 62
毒代动力学 18,27
毒素 3
毒物 3
毒效应量反应 3
毒效应质反应 3
毒性 2
毒性靶部位 2
毒性靶器官 2
毒性靶组织 2
毒性反应 4
对照品 220

E

恶心 74
耳毒性 85
耳毒性药物 196
二室开放模型 28
二室模型 28

F

发育毒性 5
发育生物体死亡 162
芳香族氨基化合物 116
房室模型 28
非临床安全性评价 1
非临床评价 214
非线性动力学 29
非遗传毒性致癌物 150

非甾体抗炎药 67,75
肥大细胞 102
肺纤维化 67
分布 21
峰浓度 29
峰时间 29
伏隔核 178
辅助性 T 细胞 102
负性强化效应 177
复发 177
复方磺胺甲噁唑 108
腹痛 74
腹胀 74

G

钙调素 182
甘丙肽 73
肝坏死 38
肝微粒体酶 25
肝细胞 35
肝细胞坏死 37
肝纤维化 40
肝腺泡 35
肝血窦 35
感觉神经元 79
高铁血红蛋白血症 115
高血压 60
功能观察组合试验 232
功能缺陷 163
功能实验室 217
供试品 220
共刺激信号 108
骨髓抑制作用 118
固定剂量法 224
固定性药疹 195
光变态反应 131
光毒性反应 131
光敏反应 131
果蝇伴性隐性致死试验 172
过敏性肝炎 40
过敏性试验 236

H

海人藻酸受体 184

核心组合　231,232

横纹肌溶解　197

红斑狼疮样综合征肺炎　68

红人综合征　134

呼吸肌麻痹　66

化学诱变剂　167

还原型辅酶Ⅱ　66

还原型谷胱甘肽　66,115

环孢素　103

黄斑　143

磺胺类　104

恢复期　227,228

活性氮　8

活性氧　8

活跃转录单位优先选择　210

J

机构负责人　218

肌钙蛋白　62

肌红蛋白　62

肌肉刺激性试验　235

肌酸激酶　62

基因类药物　204

基因突变　5

基因治疗　209

基因组　168

急性毒性试验　221

急性毒性作用　4

甲状腺的碘摄取　92

甲状腺功能减退　93

甲状腺激素的分泌　92

甲状腺激素的合成　92

假复层柱状上皮　64

尖端扭转型室性心动过速　234

间接毒性作用　2

间接诱变剂　167

间接致癌物　150

奖赏　177

结构异常　163

姐妹染色单体交换　175

解离常数　21

戒断综合征　177

金字塔法　226

近似致死剂量　222,224

精神活性药物　180

精神药品　180

精神依赖性　177

肼屈嗪　109

局部毒性　6,234

巨噬细胞　65

巨幼细胞贫血　117

菌群失调性肠炎　76

K

卡托普利　67

亢进　94

抗菌药物　76

抗凝血药　76

抗体　102

抗体依赖型细胞毒过敏反应　105

抗原呈递细胞　102

抗肿瘤药　75

可逆性毒效应　5

渴求　177

库普弗细胞　35,102

溃疡　74

L

蓝斑核　184

狼疮样肾炎　49

朗格汉斯细胞　102

累积剂量设计法　226

离子型谷氨酸受体　184

利多卡因　107

利坦色林　185

粒细胞减少症　118

量毒效关系　3

临床合理用药　1

临床研究　1

临床药物毒理学　190

淋巴细胞　68

零级动力学　29

硫化血红蛋白　116

氯米芬　161

M

麻醉药品　180

马兜铃酸肾病　50

免疫毒性　100

免疫辅佐细胞　102

免疫复合物介导的过敏反应　105

免疫功能低下　100

免疫球蛋白　102

免疫抑制　103

免疫应答　101

敏化　177

莫罗单抗-CD3　103

母体毒性　163

N

脑啡肽　73

内生肌酐清除率　51

黏膜　124

黏膜免疫系统　126

凝血因子的合成　120

O

呕吐　74

P

排泄　25

胚胎毒性　163

皮肤过敏症状　196

屏障功能　125

破骨细胞　102

普鲁卡因　104

普鲁卡因胺　109

Q

荨麻疹　104

前额叶皮质　178

强化　177

强迫觅药行为　182

青霉素　104

全身毒性　6,234

R

染色体畸变　5

溶酶体酶　66

溶血性试验　237

乳酸脱氢酶　37,62

闰盘　53

S

塞来昔布　107

沙利度胺　1,164

上皮细胞　64

上下法　225

上消化道出血　74

身体依赖性　177

神经胶质细胞　79

神经内分泌神经元　79

神经元　79

肾间质损伤　48

肾乳头损伤　47

肾小管和集合小管损伤　47

肾小球损伤　47

生长改变　162

生长抑素　73

生理房室动力学模型　30

生理依赖性　177

生物技术药物　204

生物制品　204

生物转化　25

生殖毒性　5

视黄醛类　164

视神经损害　85

视网膜　143

室性期前收缩　58

嗜酸性粒细胞　67

受体激酶　182

树突　79

树突细胞　102

数据互认体系　216

睡眠协同试验　232

速发型过敏反应　104

速发性毒性作用　5

髓鞘　79

髓鞘水肿　84

T

胎儿乙内酰脲综合征　165

胎盘屏障 22
糖皮质激素 103
糖皮质激素类药物 75
特殊毒性作用 4
特异质 5
替代试验 187
天冬氨酸氨基转移酶 37,62
条件性位置偏爱模型 185
条件性位置偏爱试验 188
筒箭毒碱类药物 66
脱髓鞘作用 84

W

微核试验 173
微核形成 5
微粒体混合功能氧化酶系 65
微生物回复突变试验 170
维生素 A 164
卫星组 229
胃肠黏膜溃疡 75
胃动素 73
胃泌素 73

X

西罗莫司 103
系统性红斑狼疮 109
系统性红斑狼疮样综合征 109
细胞毒性 T 细胞 101
细胞恶性转化 153
细胞介导的过敏反应 106
细胞染色体畸变试验 173
细胞色素 P450 25
细胞因子 103
细胞转化试验 155
下丘脑-腺垂体-甲状腺轴 92
下丘脑-腺垂体-肾上腺轴 92
下丘脑-腺垂体-性腺轴 92
显性致死试验 174
限度试验 224,225
腺苷酸环化酶 182
消化道出血 75
消化性溃疡 75
硝酸盐类 115

小胶质细胞 102
协调平衡运动试验 232
心包炎 58
心电图 61
心电向量图 61
心动过缓 56
心动过速 56
心肌病 56
心肌梗死 56
心肌损害 55
心肌细胞 53
心肌炎 58
心理依赖性 177
心力衰竭 56,57
心律失常 56,57
心室颤动 58
心输出量 63
心脏瓣膜病 59
心脏毒性 55
兴奋收缩耦联 53
星形细胞 35
行为敏化试验 189
杏仁核 178
胸腺 100
序贯法 225
嗅结节 178
血管刺激性试验 235
血管活性肠肽 73
血管神经性水肿 195
血浆蛋白结合 21
血浆清除率 30
血脑屏障 22
血栓性血小板减少性紫癜 119
血小板减少症 109
血药浓度 28
血液毒性 113

Y

眼药物毒性 143
遥测技术 233
药害事件 1
药时曲线下面积 30
药物安全性评价 214

药物辨别试验 188
药物不良反应 4
药物超敏反应综合征 133
药物成瘾 177
药物毒理学 1
药物滥用 178
药物性心肌病 58
药物依赖性 177
药物作用的两重性 7
药用纳米材料毒理学 212
药源性白血病 119
药源性剥脱性皮炎 195
药源性腹泻 75
药源性喉头水肿 67
药源性肌病 85
药源性疾病 4
药源性脑炎 84
药源性荨麻疹 195
药源性溶血性贫血 116
药源性消化性溃疡 191
药源性血管炎 60
药源性周围神经病 85,86
药疹 129
一般毒性 221
一般药理学 230
一级动力学 29
一室开放模型 28
一室模型 28
一氧化氮 185
医院集中监测系统 201
胰多肽 73
移码突变 166
遗传毒理学 166
遗传毒性 5
遗传毒性致癌物 150
乙醇 160
乙酰胆碱 185
异速增大方程 31
异维 A 酸 164
异烟肼 109
抑癌基因 153
抑胃肽 73
抑制性 T 细胞 101
有毒 2

诱导实验 187
诱发突变 167
原癌基因 152
运动神经元 79

Z

甾体激素溃疡 75
早早孕丢失 162
真皮 124
镇痛剂肾病 48
整合位点偏好性 210
正性强化效应 177
支气管哮喘 104
脂肪肝 39
直接毒性作用 2
直接抗原物质 107
直接诱变剂 167
直接致癌物 150
质量保证 221
质量保证部门 218
质量保证体系 221
治疗指数 3
致癌性 5
致畸剂 5
致畸性 5
致畸指数 163
致突变 5
致突变作用 166
中脑-皮质-边缘多巴胺奖赏系统 178
中脑腹侧背盖区 178
中性粒细胞 68
终毒物 8
周围神经病 83
轴突 79
轴突运输 81
主动皮肤过敏试验 237
主动全身过敏试验 236
贮存库 21
专题负责人 218
转换型突变 166
追加的安全药理学研究 231,234
锥体外系综合征 85
自动记录数据库 201

自发呈报系统　201

自发突变　167

自然戒断实验　186

自然杀伤细胞　101,102

自身给药试验　187

自身免疫性肝炎　109

自身免疫性疾病　103

自主活动试验　232

组织病理学　62

组织低氧血症　115

最大给药量　222,224

最大耐受量　2,222

最小毒性反应剂量　222

最小致死剂量　222

最小中毒量　3